カラダを柔らかくして
あらゆる悩みを解決!

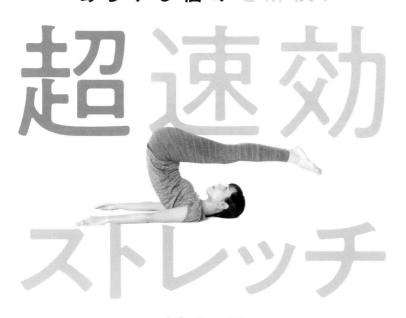

超速効ストレッチ

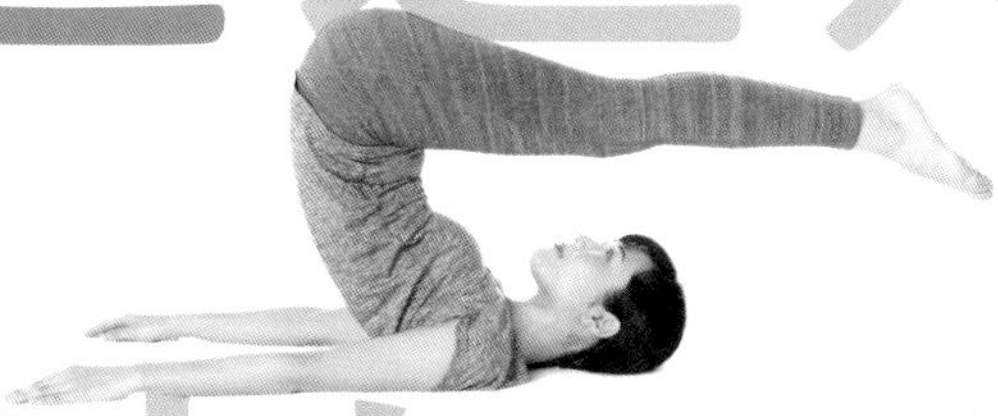

村山 巧
柔軟美トレーナー

マガジンハウス

あらゆるカラダの悩みをストレッチで〝解決〟に導きます！

私は柔軟美®トレーナーとして、全国各地で柔軟性向上のストレッチセミナーを開催しています。大変ありがたいことに新体操やチアダンスチーム、フィギュアスケート関係者など、柔軟性を必要とする多くのみなさまを指導するご縁をいただいております。

私の指導するストレッチは、**「筋膜アプローチ」**と**「脳科学アプローチ」**という、2つの科学的な手法を使っています。

詳しい説明は本文内に譲りますが、旧来のストレッチには、これらに重点を置いたものはほとんどありませんでした。

これでは、効率的に柔らかいカラダを作ることはなかなか難しく、また時間もかかってしまいます。

そのため私は、２つの科学的な手法を使って、全国各地で柔軟指導を始めました。その結果、**２万人以上の方を柔軟なカラダに導くことができました。**おかげさまで現在、国内や海外からの柔軟指導のオファーを数多くいただいている状況です。

この本は、そんな**２つの科学的なアプローチを使った柔軟指導を応用・進化させて、カラダのあらゆる悩みを最速で解決しよう**というものです。

日々のデスクワークやスマホの使いすぎによるつらい**肩・腰のこりや痛み**、あるいは**下半身のむくみをとりたい**、**姿勢をよくしたい**、**疲労をとりたい**、**柔らかくなりたい**など、さまざまなカラダのお悩み別にどんなストレッチを行えばよいか、**目的別にプログラムを組んで紹介**しています。

私のストレッチの最大の特徴は、そのどれもが、**すぐに効果を実感できる**という点です。従来の「ギュ～」と伸ばすストレッチでは、到底達成できないスピードでカラダを変えていくことができます。

まずは、本書で紹介している脳科学アプローチから始めてみてください。**わずか12秒でカラダが変わること**を実感していただけると思います。カラダが硬い人でも、いやむしろカラダが硬い人のほうがより効果を実感できることでしょう。

もちろん、立ったまま床に手をペタっとつけるような柔軟性を手に入れることも十分可能です。

すべてのストレッチは、**ＱＲコードで読み取れる動画付き**で紹介しておりますので、正しい動きをすぐに確認することができます。

また、本自体も**パカッと１８０度開く**ので、ストレッチ中も床に置きながら実践できます。**「正しいフォームこそがカラダを変える最短ルート」**です。どちらも、ぜひ利用してみてください。

この本を読んで、みなさんがこれまでに体感したことのない速さで究極の柔軟性を手に入れつつ、日々の不調や疲れが消え、快適な毎日をおくることができれば、これほどうれしいことはありません。

わ ず か な 時 間 で 絶 大 な 効 果 ！

柔軟王子のストレッチで カラダの悩みを解決！

Before & After

「まさか、こんなに即効性があるなんて…」。国内外で2万人以上を柔軟に導いてきた村山式のストレッチを体験すると、みなが口をそろえたようにこの言葉を発します。その衝撃の効果をご覧あれ！

＊結果には個人差があります

本書で紹介するストレッチを
正しい動きで行えば、
必ずや効果を
実感できるでしょう！

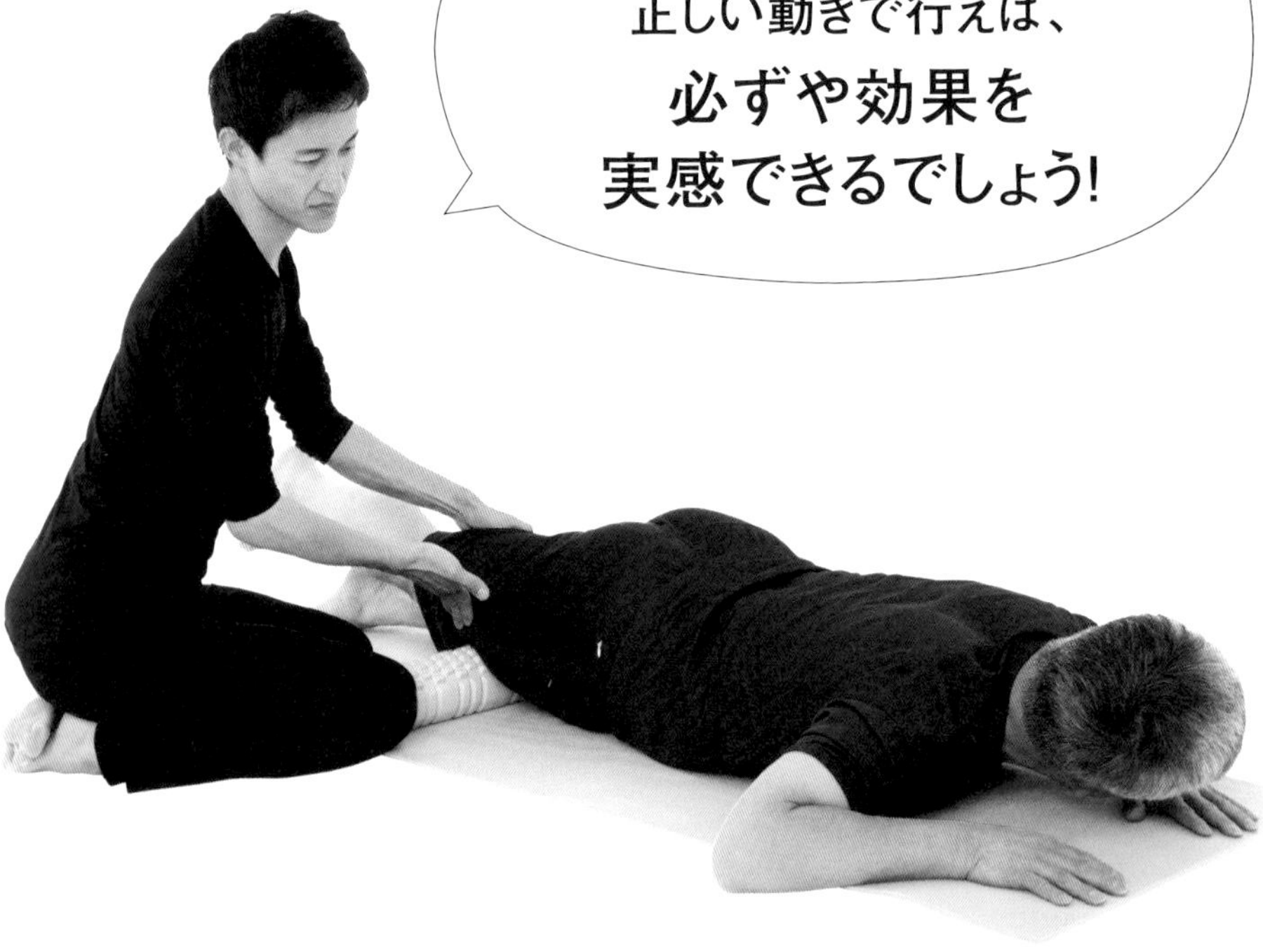

腰痛改善!
”カチコチ”腰が
曲がるように!

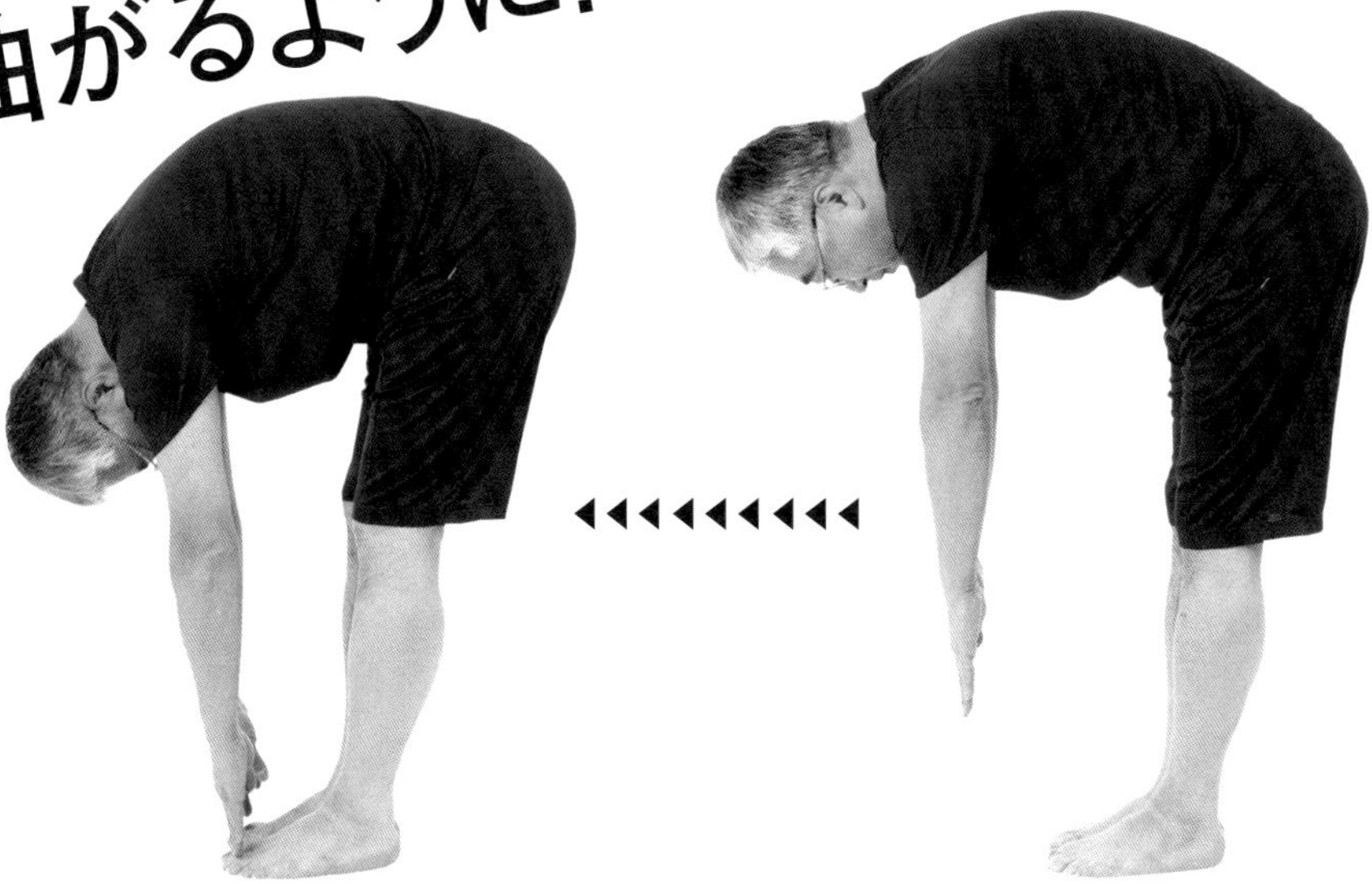

No.1

野上徹さん
（59歳）

職業
会社員

運動経験
とくになし

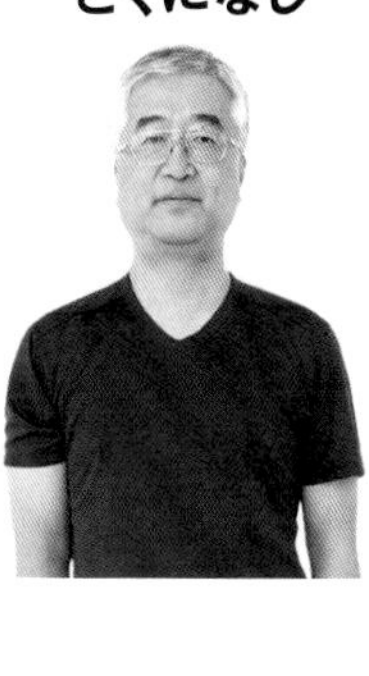

数年前にぎっくり腰を患い、慢性的な腰痛に悩まされていた野上さん。さっそく本書の腰痛改善ストレッチを中心に継続して行ってもらいました。
まず、驚いたのは柔軟性がすぐに高まったことでした。ほどなくして、立位体前屈で指が床に付くようになったといいます。「簡単な動きをするだけでこんなに柔らかくなるとは」と目を丸くしていました。
最初はこわごわやっていたストレッチも、その即効性からどんどんやるのが楽しくなり、ついにはストレッチが習慣化することで、腰の痛みやこりも軽減していきました。いまでは、腰に柔軟性を取り戻すことができ、腰痛も改善することができたそうです。

実際に
行ったストレッチ

足裏・もも・腰など

→34ページ
→88ページ

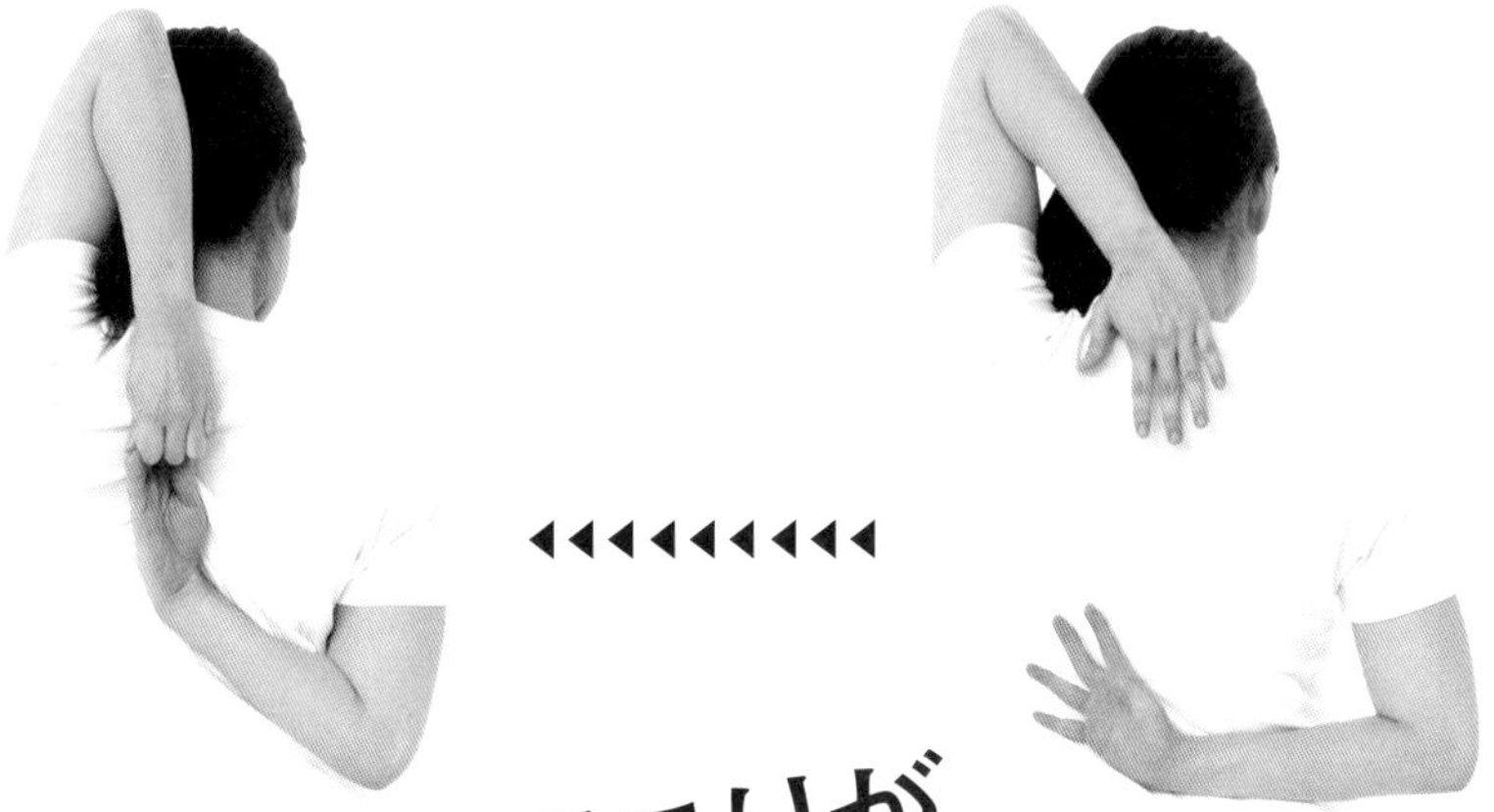

つら〜い肩こりが改善！肩の柔軟性がよみがえった！

No.2

山本晴歌さん
（32歳）

職業
会社員

運動経験
ヨガ

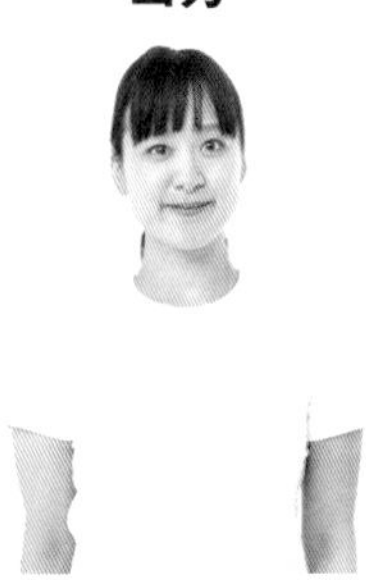

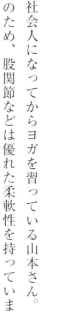

社会人になってからヨガを習っている山本さん。そのため、股関節などは優れた柔軟性を持っていました。しかし、意外なところに弱点が……。毎日の事務仕事で、肩や背中に慢性的なこりを感じているというのです。

そこで、本書で紹介している肩こりに効くストレッチプログラム、および、仕事の合間にできるストレッチプログラムを実践してもらったところ、すぐに「背中握手」ができるほど、肩の柔軟性が戻り、肩こりが楽になりました。「わずか5分ほどのストレッチでしたが、肩が軽くなりました。これなら毎日続けられそう！」と、その即効性と簡単さに驚きを隠せない様子でした。

実際に行ったストレッチ

胸・肩・背中など

→28ページ
→74ページ

夢だった前後開脚を達成！冷え性も改善！

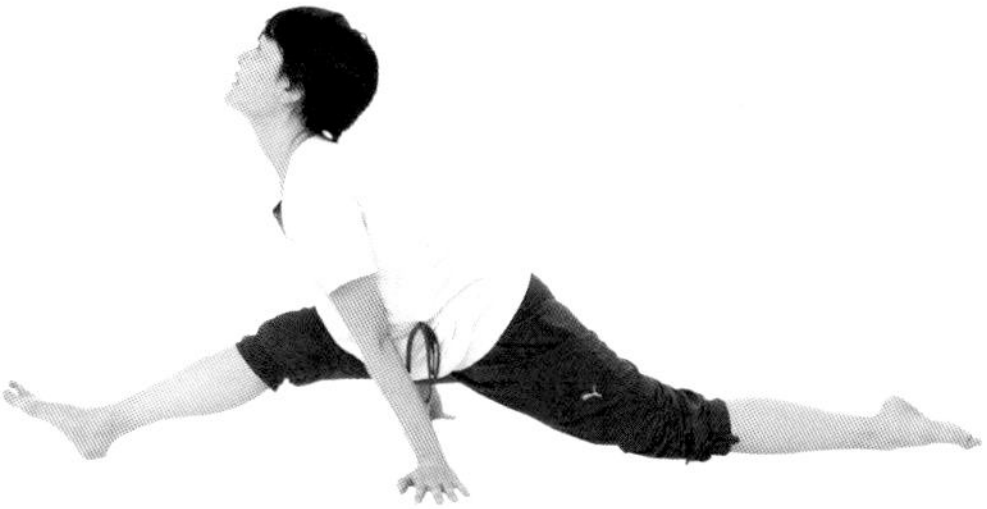

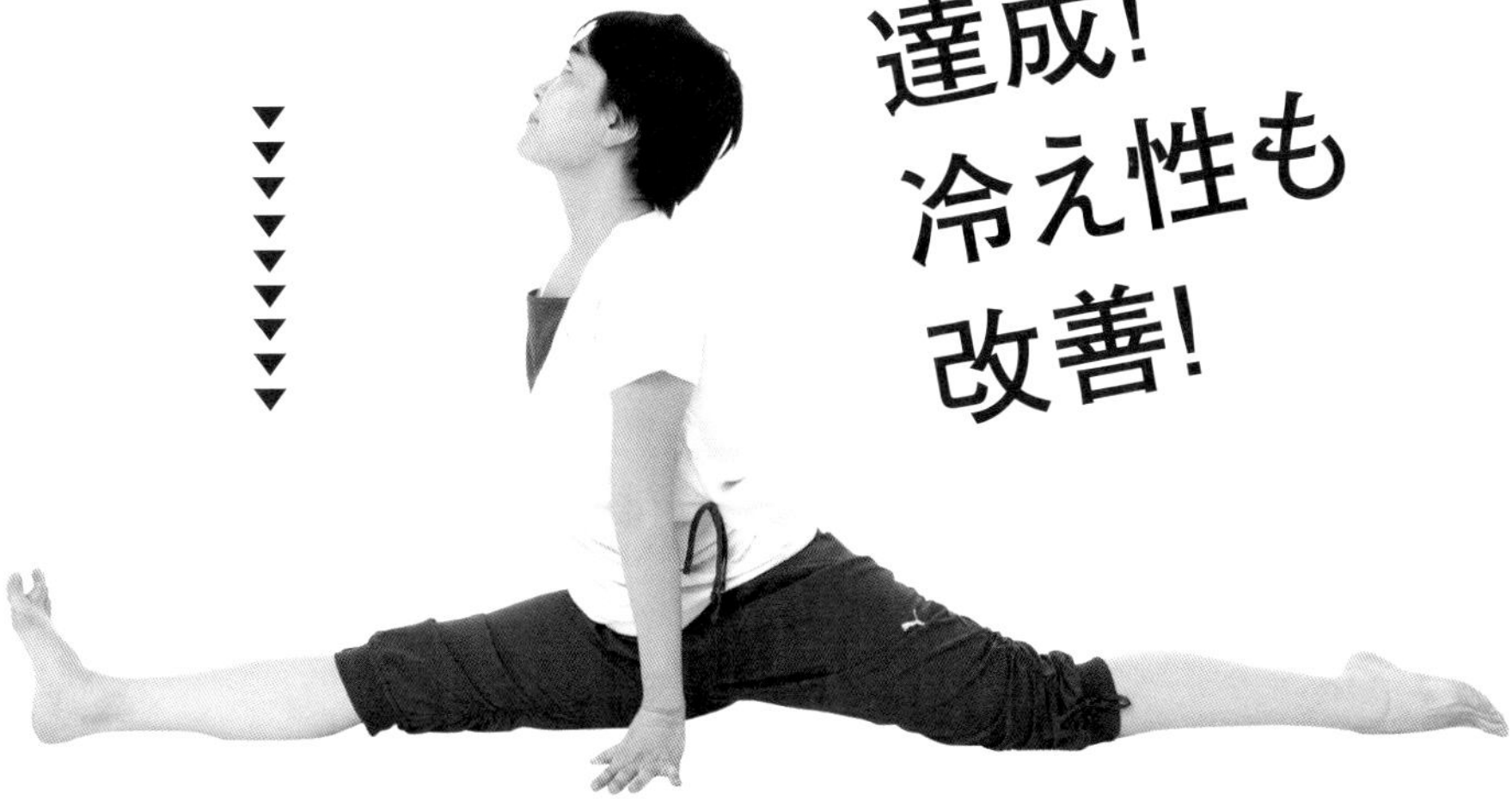

No.3

廣井章子さん
（45歳）

職業
自営業

運動経験
とくになし

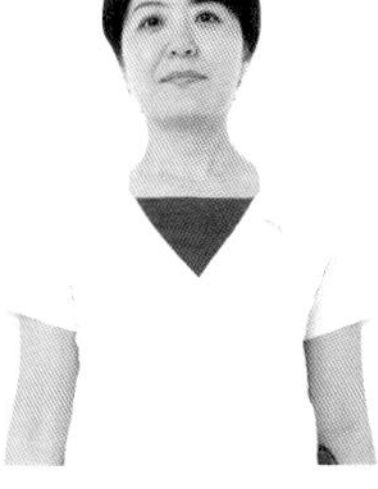

彼女のひそかな夢は前後開脚を達成すること。一時ブームになった時に「ベタッと開脚」にもトライしてみたものの、その時はすぐに挫折してしまったといいます。そこで今回は、股関節を柔軟にするストレッチに挑戦してもらいました。

「はじめのうちは痛いと感じることがありましたがすぐに慣れて、いわゆる『イタ気持ち良い感じ』へと変化しました」という廣井さん。数分後には、人生ではじめて前後開脚を達成し、「魔法みたい」と感激していました。

股関節まわりのこりをほぐすと、冷え性やむくみ改善の効果もあります。廣井さんにとっては、一石二鳥のストレッチになりました。

実際に
行ったストレッチ

股関節・足裏・ももなど

→68ページ
→94ページ

Contents

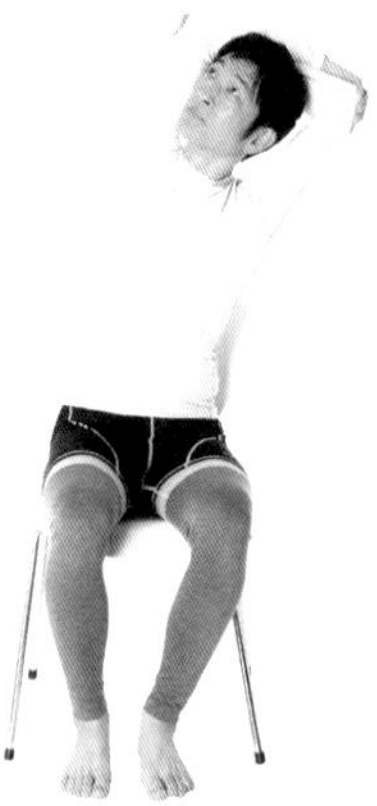

カラダがよみがえる！

最速で効く！目的別ストレッチプログラム

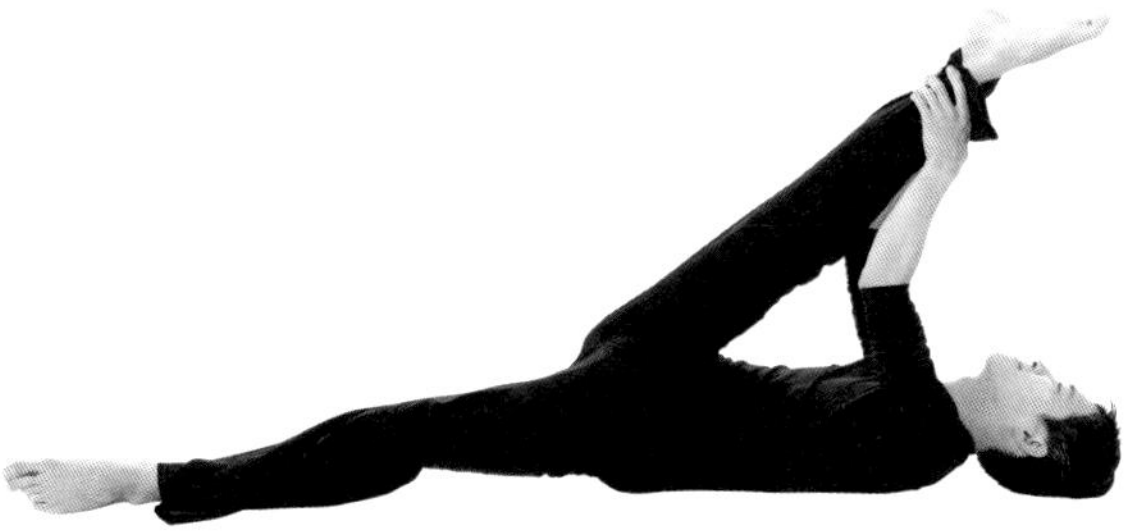

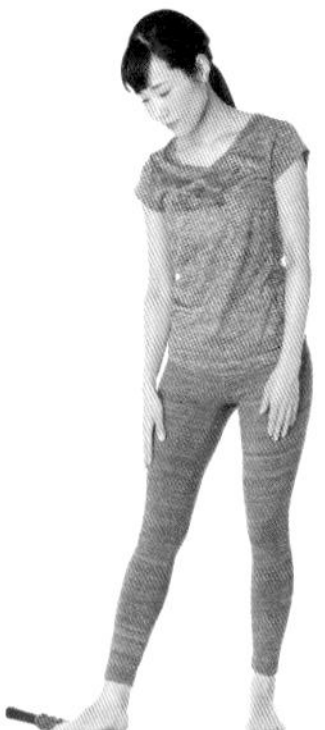

特別編 Let'sチャレンジ! より柔軟性を高めたい人のための上級ストレッチ講座

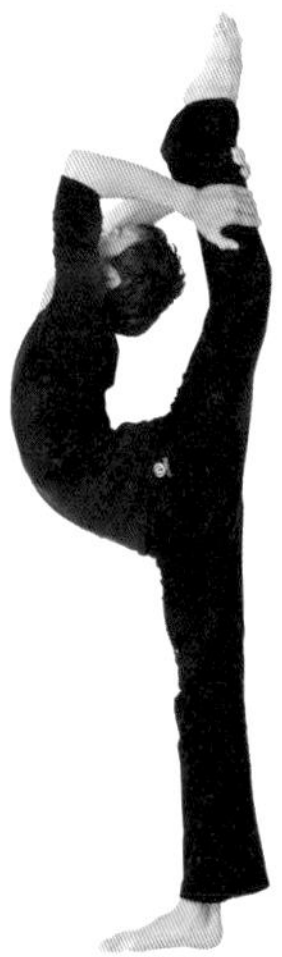

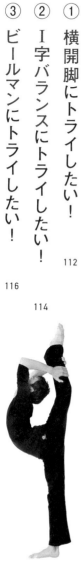

＊不安定な姿勢になる場合は転倒に注意し、
壁などを利用して安全に行ってください。
＊体調が悪い時やケガをしている時、あるいは加療中、
妊娠中、飲酒後などは、ストレッチを行わないでください。
＊万が一、ストレッチをしていて痛みや体調不良を感じた場合は、
ただちに中止して専門医にご相談ください。

MURAYAMA method

そもそも、なぜカラダが硬いといけないの?

「カラダが硬くても普通に日常生活を送ることができています。なんの不自由もありません。カラダが硬くて何がいけないのでしょうか?」

そう思われる方もいらっしゃるかもしれません。

でも、カラダが硬いと自覚しているにもかかわらず、そのまま何もしないで生活を続けるのは、とても危険なことです。

実は、**人間のカラダは年齢を重ねるにつれ、日々、硬化していきます。**この状態を放置しておくと、どうなるでしょう。

知らずしらずのうちに**関節の可動域が狭まり、**パフォーマンス

MINI COLUMN

ストレッチ習慣を身につけるために

ストレッチは、トレーニングウェアに着替えてマットを敷かなければできないものではありません。もっと気軽に考えてみましょう。日々忙しいという方には「スキマ時間」の活用がおすすめ! 仕事の合間にちょっとカラダを伸ばしてみませんか(74ページ参照)。これを繰り返すだけで、ストレッチ習慣が身につきます。

が低下してしまうのです。

と同時に姿勢が崩れ背中に丸みを帯び、見栄えが悪くなるだけではなく、ケガをしやすくもなってしまいます。

逆に、日々ストレッチを行っていたらどうでしょう。カラダの硬化を防ぐことができ、**年齢を重ねても若い頃のパフォーマンスが維持できます。**さらに、血液循環も良化することで代謝量アップも期待できますから、太りにくくなり健康状態のキープも難しくないでしょう。

また、ストレッチを習慣化させることで生活のリズムも構築できます。もし心が乱れている、イライラしていると感じたならば、ストレッチをやってみてください。カラダがほぐされていく過程で平常心を取り戻せるはずです。「カラダと心」の対話を続けながら、豊かな人生を送りましょう。

ストレッチを習慣化すれば 柔軟性はいつまでも維持できる!

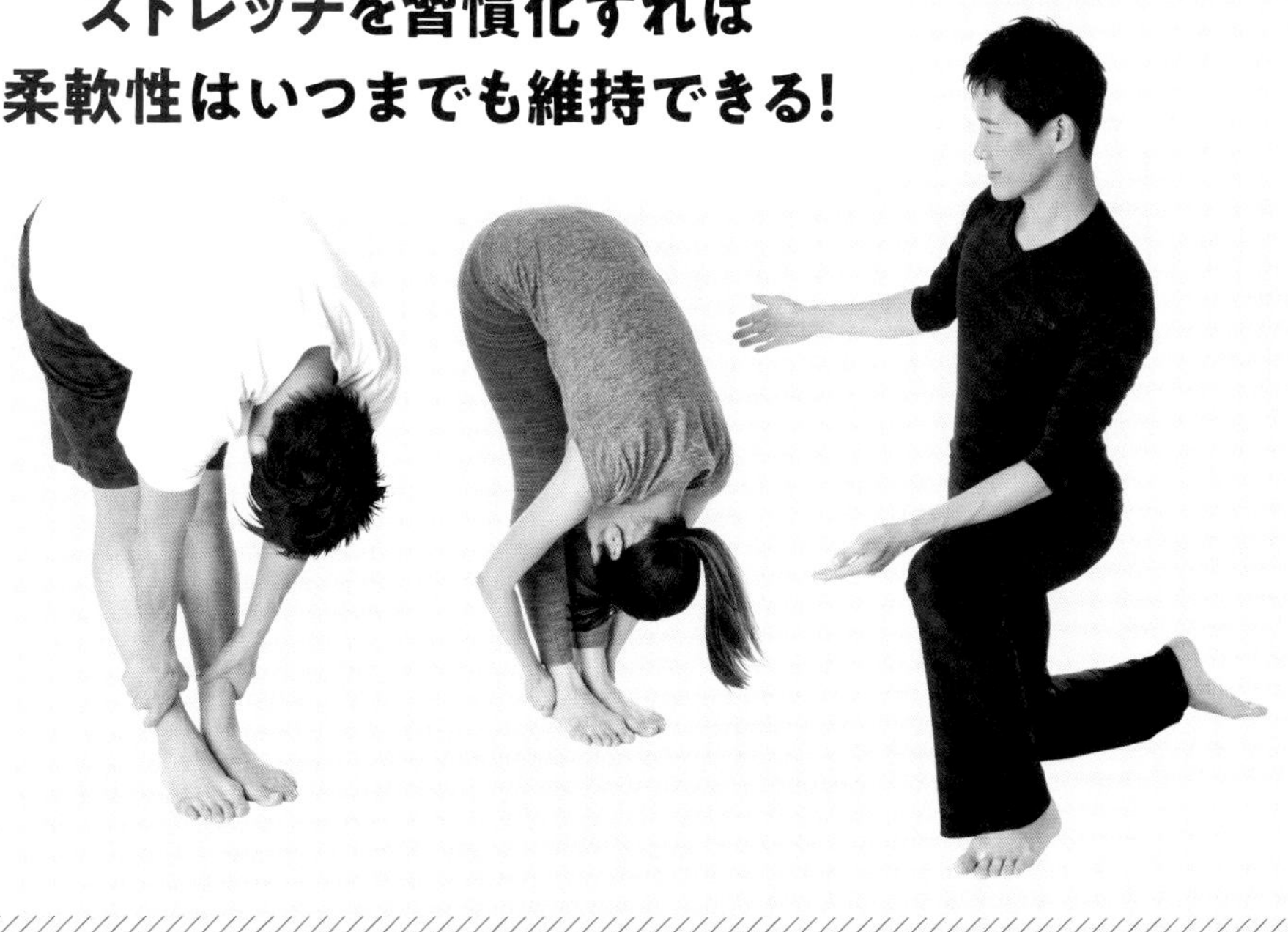

最短最速で効果を生み出す「トップギアストレッチ」とは

本書で紹介する「トップギアストレッチ」は、最短最速で柔軟性を向上させることにこだわり生まれたものです。私が新体操やチアリーディングなど、高度な柔軟性を要求される方々にストレッチ指導を続けるなかで進化させた**「筋膜アプローチ」**と**「脳科学アプローチ」**という**2つのメソッドを使ったストレッチ手法**です。

その秘密は従来のストレッチ本が見落としてきた、「物理的なブレーキ」と「心理的なブレーキ」の2つにフォーカスした点にあります。それぞれのブレーキを筋膜アプローチと脳科学

Fascia approach
筋膜アプローチ

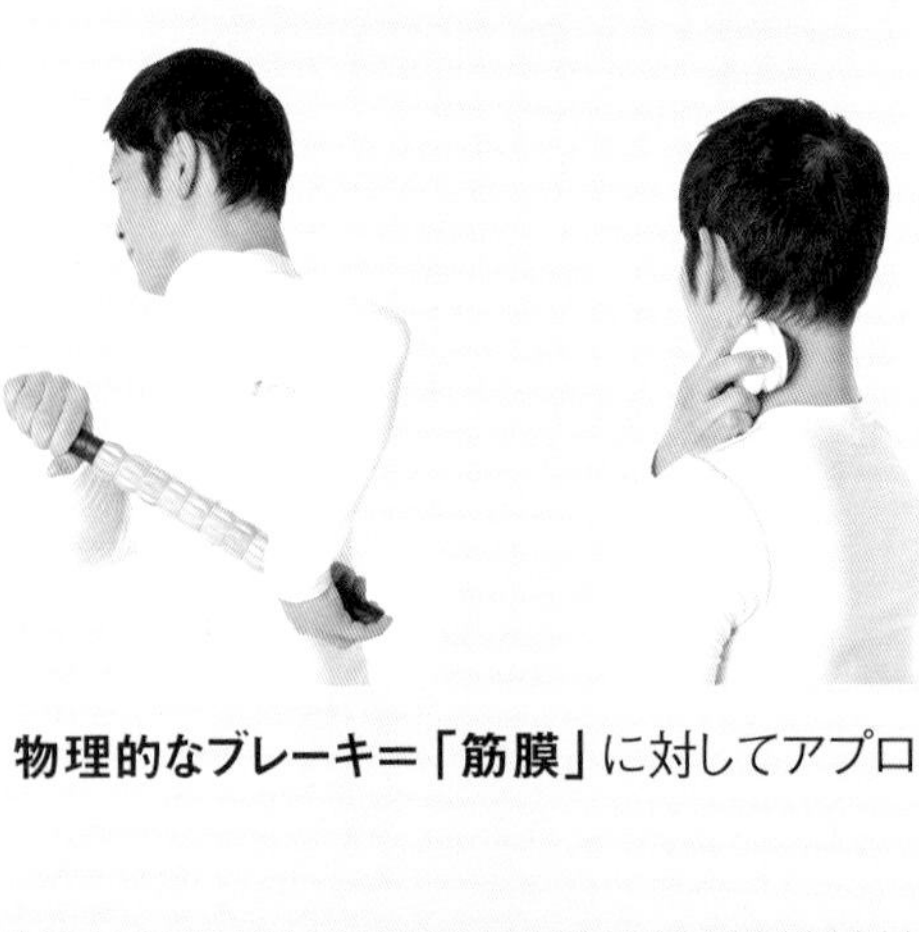

物理的なブレーキ＝「筋膜」に対してアプローチ!

アプローチによって弱め、または無効化することで、ごく短時**間で驚きの成果を出す**というものです（新体操の大会前に柔軟指導を行い、目覚ましい結果を残すことができたというケースも多々あります）。

車にたとえると、ブレーキを踏まずにギアをトップに入れて、限界までスピードを出してストレッチをすることで、最速で効果を出すというイメージのため、私は「トップギアストレッチ」と呼んでいます。

このストレッチであれば、**カラダの本来の動きを取り戻すことができるため、柔軟性はもちろん、さまざまな部位のこりや痛みを取り除くことができる**というわけです。

「筋膜」や「脳科学」という言葉を聞くと、難しい印象を持たれるかもしれませんが、実際の動きはとても単純でどなたでも無理なく取り組んでいただけるはずです。それでは、その具体的な内容を簡単にご説明していきましょう。

Brain science approach

脳科学アプローチ

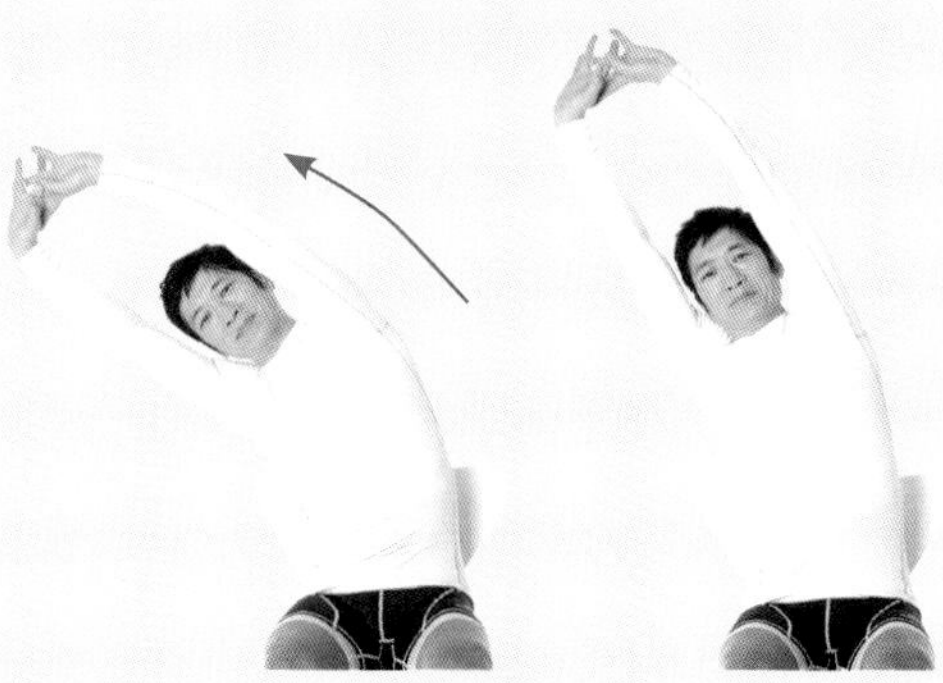

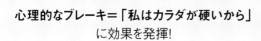

心理的なブレーキ＝「私はカラダが硬いから」
に効果を発揮!

2秒抵抗

＋

2秒脱力

×

3回

最短12秒で
効果を実感!

物理的なブレーキを無効にする「筋膜アプローチ」

筋膜とは、筋肉と皮膚の間にあって全身の筋肉を覆っているものです。ちょうど、ボディスーツのようなものとお考えください。カラダの表層から深層までを立体的に包み込んでおり、**全身の組織を支える「第二の骨格」**と言われるほど重要な役割を持っています。

もともと自在に伸び縮みする筋膜ですが、ずっと座っていたり、スマホを見続けていたりすると、普段の生活のなかでどんどんゆがんでいきます。ゆがみを放置すると筋膜は固まってしまい、**筋膜自体が物理的なブレーキとなり、筋肉や関節の動**

MINI COLUMN

筋膜アプローチは輪ゴムといっしょ!?

筋膜は一時的に柔らかくなってもすぐに戻ってしまいます（体感的には1時間で5割ほど戻り、24時間後には元通り）。しかし、毎日繰り返し行うことで筋膜は次第にゆるんできます。ちょうど、輪ゴムを引っ張ってもすぐ元通りになりますが、何度も引っ張ると輪ゴム自体がゆるんで力をかけなくても伸びてしまうのと同じです。

きが悪くなってしまいます。

そこで、筋膜のゆがみを正常に戻すことで筋肉や関節を正しく動けるようにする手法が「筋膜リリース」です。この動きを行うことで筋膜が整えられ姿勢がよくなる、可動域が広くなる、カラダのバランスが整えられる、疲労物質が除去されるなど、うれしい効果がたくさんあります。

本書では、筋膜リリースに基づくエクササイズを「筋膜アプローチ」と呼んでいます。

筋膜は全身でつながっていますので、1か所が固着すると全身の動きが制限されてしまいます。たとえば、91ページ上段でご紹介している動きのように、足裏をほぐすだけで上体をラクに倒すことができるようになります。

筋膜アプローチの基本は「やや強めに押し伸ばす」です。柔軟性向上のためには〝つまり〟を感じる部分をやや強めに圧迫しながら大きく動かすのが効果的です。

筋膜は「第二の骨格」

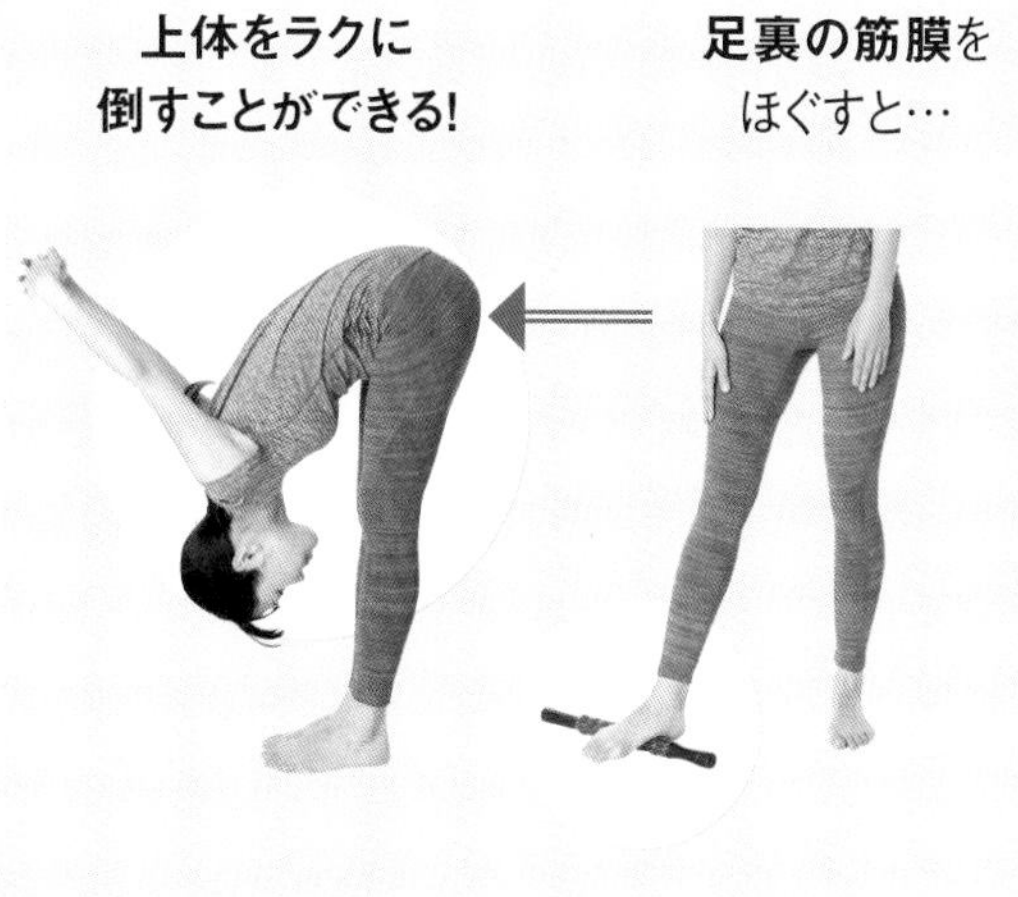
足裏の筋膜をほぐすと…
上体をラクに倒すことができる!

筋膜が全身でつながっていることを実感できる!

心理的なブレーキを無効にする「脳科学アプローチ」

人間の脳は、現状維持を好む傾向があります。たとえば、あなたは「私はカラダが硬いから」が口グセのようになっていませんか？ そんなあなたは、無意識のうちに「カラダの硬い私」が当たり前だと思ってしまっています。

これでは、ストレッチをしても深層心理で「私はこれ以上、開脚なんてできるわけがない」と思ってしまっているため、**カラダは無意識のうちに心理的なブレーキをかけてしまうのです。**

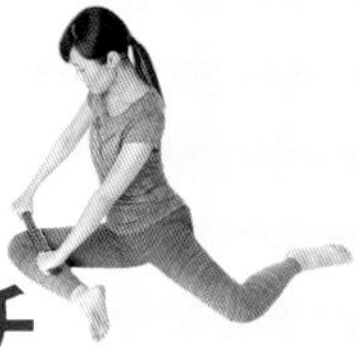

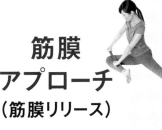

筋膜アプローチ（筋膜リリース）

×

脳科学アプローチ（PNFストレッチ）

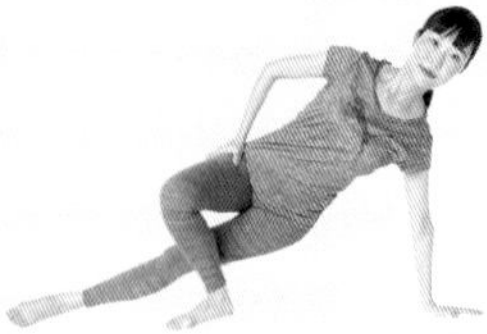

そこでまず、「無意識のブレーキ」をはずすことが重要です。しかし、無意識のブレーキというのは自分ではブレーキをかけていることすら自覚がないのですからひと工夫が必要です。**このブレーキをはずすために有効なのが、「PNF《ピーエヌエフ》ストレッチ」と呼ばれる手法**です。

PNFとは、リハビリの世界で発達した筋コンディショニングの手法のひとつです。一般的にはストレッチを行う筋肉を一度強く筋収縮をさせ、その後に脱力することで、短時間で筋肉や関節が本来持っている可動域を覚醒させる手法を指します。

これは、脳の無意識的な反射作用を利用したもので、脳科学の知識がベースとなっています。そのため、**本書ではPNFに基づくストレッチを「脳科学アプローチ」**と呼んでいます。

最短最速での成果を約束する!
トップギアストレッチ

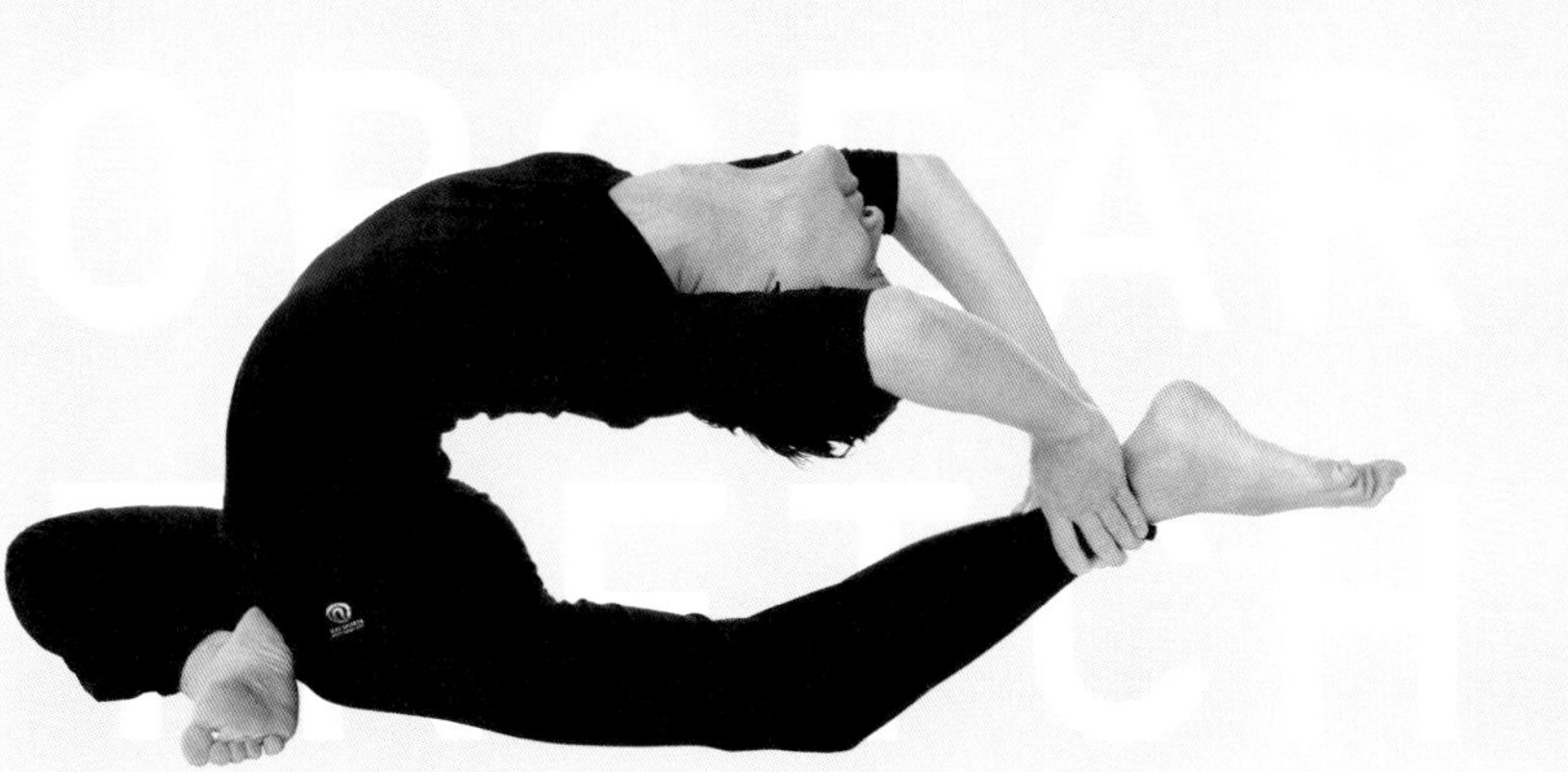

フォームローラー

表面の凹凸が筋膜を押しほぐします。細身の筒状で子どもでも持ち運びしやすいサイズです（直径10㎝、長さ30㎝、400g）。

バスタオルを巻いたビール瓶等で代用することも可能です。

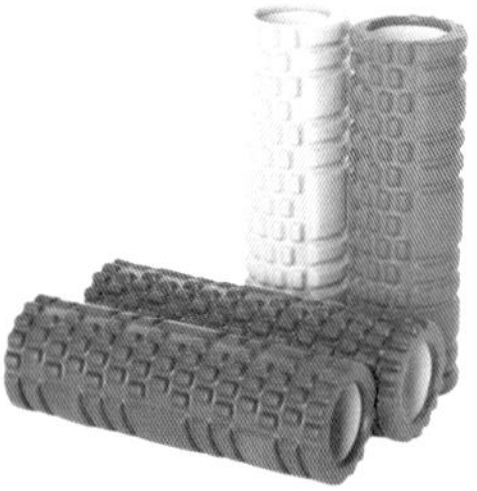

マッサージボール

ボール部分が独立して自在に回転する特殊な構造。濡れても良いのでお風呂でも手軽にマッサージができます（直径6.5㎝、130g）。

ゴルフボール等で代用することも可能です。

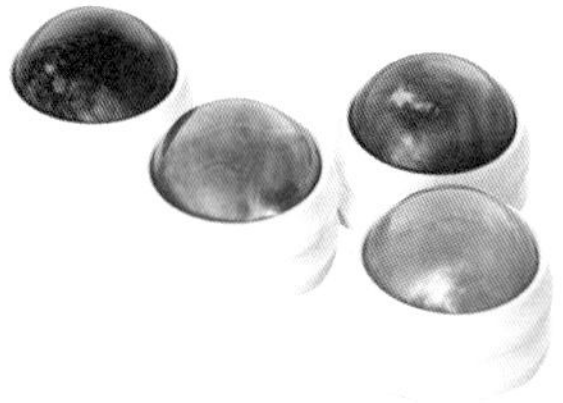

本書のストレッチで使う道具はコレだけ!

＊ご紹介しているアイテムはビラボディ（https://hyper-body.com/）が運営するネット通販でお求めいただけます。

大判ゴムバンド

自分の力にあわせて適度な弾力で負荷をかけることができます。ストレッチだけでなく筋力トレーニングにも使えます（幅15㎝、長さ150㎝）。

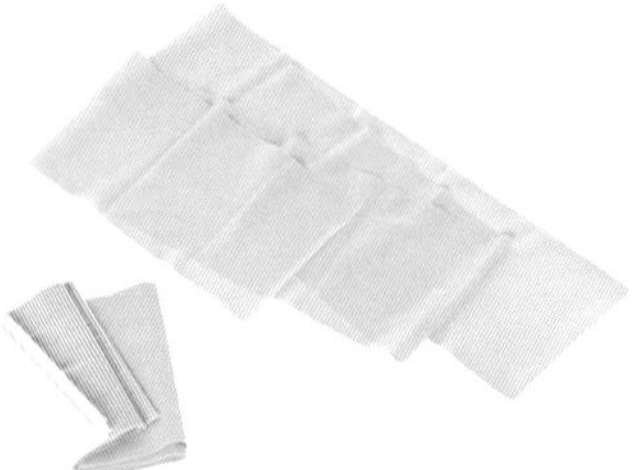

マッサージスティック

9つのパーツがそれぞれ自在に回転するため、部位に合わせてマッサージができます（直径4㎝、長さ44㎝、300g）。

ラップの硬い芯等で代用することも可能です。

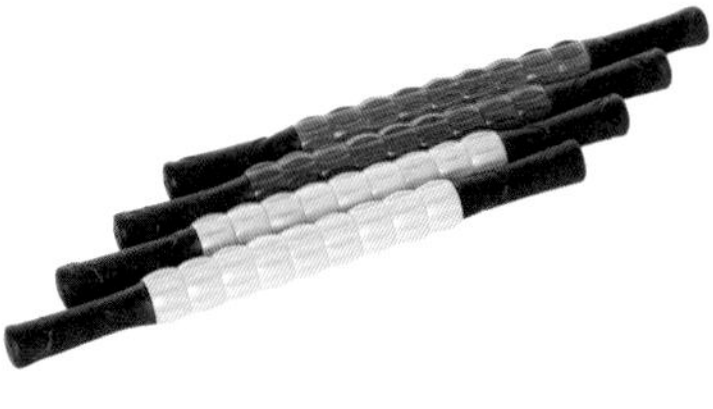

＊仕様は変更されることがあります

ストレッチを行う際に意識しておきたい筋肉

より効果的にストレッチを行うためには、伸ばしている箇所を意識しながら行うことが必要です。下の図を見て、どの部分の筋肉を伸ばしているのか、確認してみましょう。

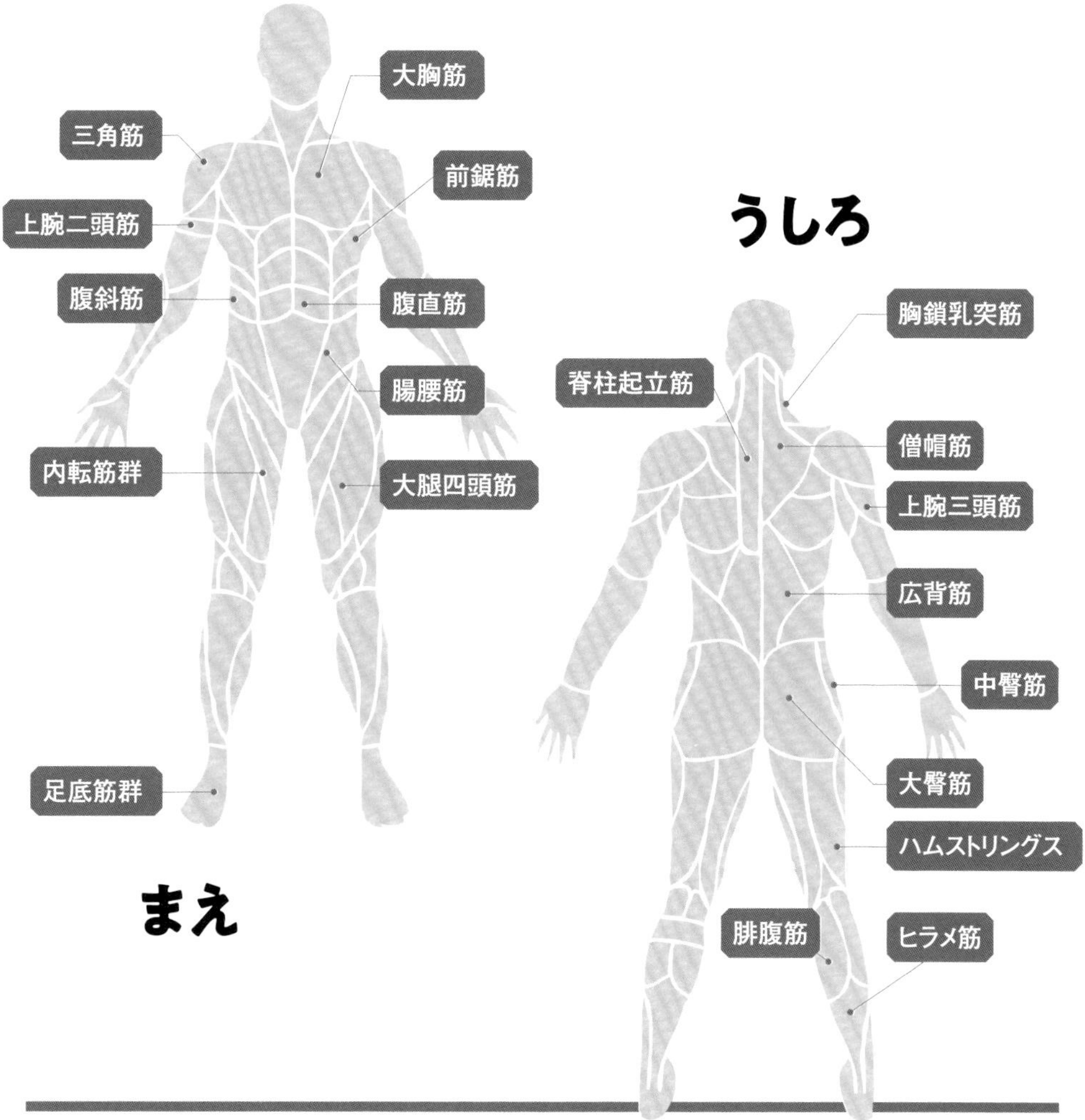

①
肩こりを
予防・改善したい

→28ページ

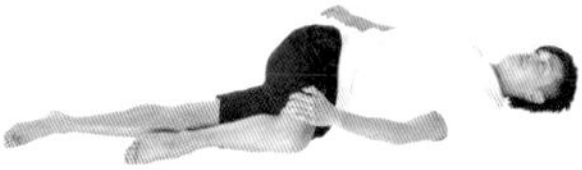

②
腰痛を
予防・改善したい

→34ページ

みがえる！

効く!
トレッチ
ラム

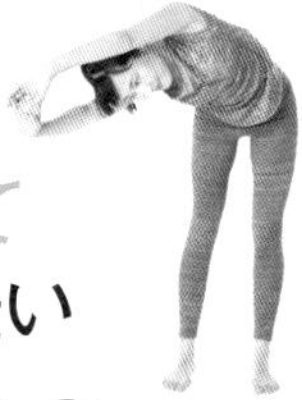

③
ねこ背を治して
姿勢をよくしたい

→40ページ

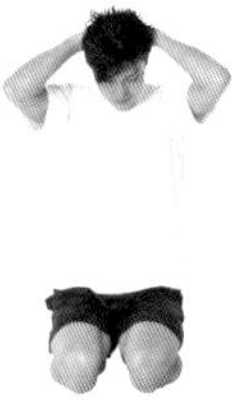

④
グッスリと眠り、
疲れをとりたい

→48ページ

⑤
代謝のよい
カラダを目指したい

→54ページ

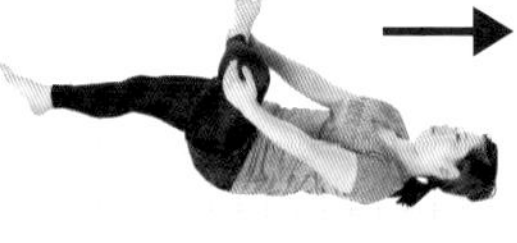

⑥
ケガをしにくい
カラダにしたい

→60ページ

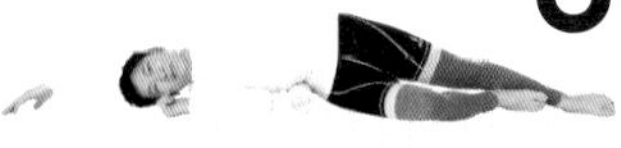

⑪
股関節を柔軟に
しておきたい

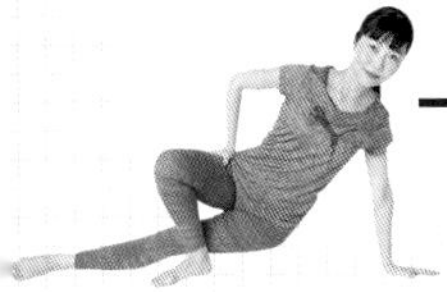

→ 94ページ

⑫
ランニングを
長く楽しく続けたい

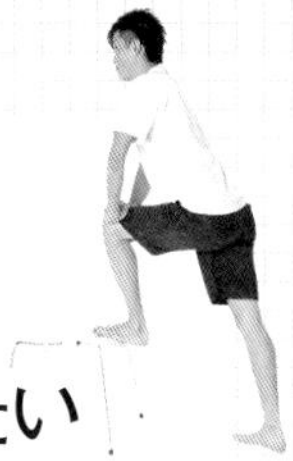

→ 100ページ

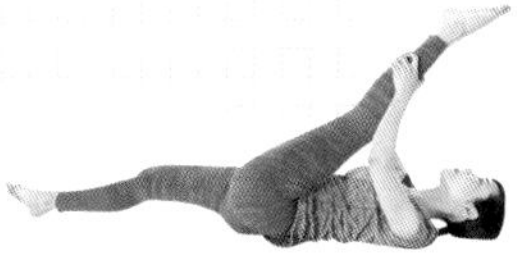

⑩
立ったままペタッと
手を付けたい

→ 88ページ

カラダが

最速
目的別
プロ

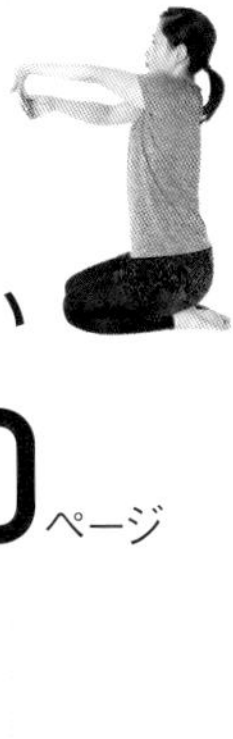

⑨
冷え性を
予防・改善したい

→ 80ページ

とくに相談を受けることの多い12の悩みを解消するトップギアストレッチをご紹介します。その後に厳選ストレッチを行えば、さらにその効果が高まるでしょう

⑧
仕事の合間に
カラダをケアしたい

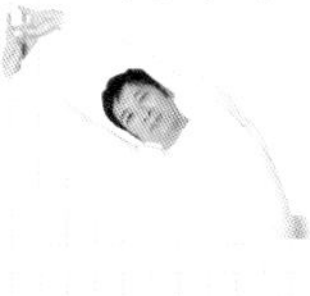

→ 74ページ

⑦
下半身のむくみを
解消したい

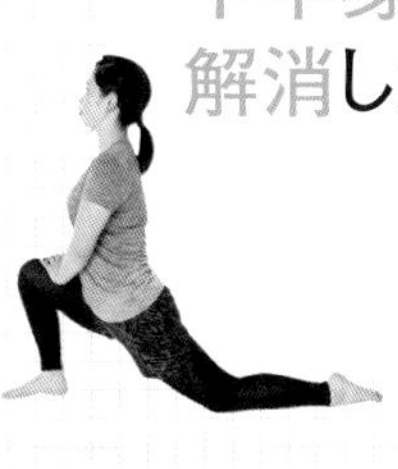

→ 68ページ

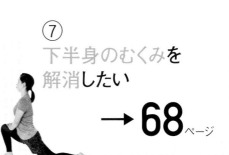

何を目指すか、目的に合わせて今日から始めよう！

目的別のストレッチプログラムを12項目、用意しました。あなたの要望、悩みに合わせて今日から始めてみてください。

各プログラムは左ページで紹介しているように、3種目で1セットとなっています。

▼①**〈脳科学アプローチ〉**

▼②**〈筋膜アプローチ〉**

▼③**〈厳選ストレッチ〉**

①と②を行うだけでも十分な効果が得られます。さらなる効果を求める方は、③にもトライしましょう。

モデル紹介

村山式のストレッチ指導を受け、実際に柔軟になった方々にモデルになってもらいました

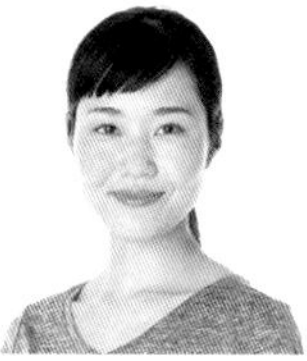

阿部舞佳さん

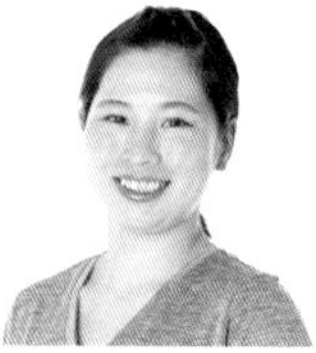

武林優香さん

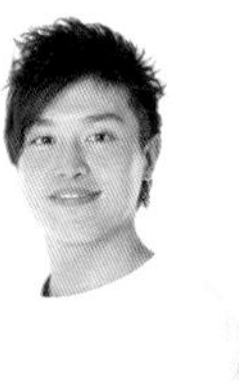

武藤智広さん

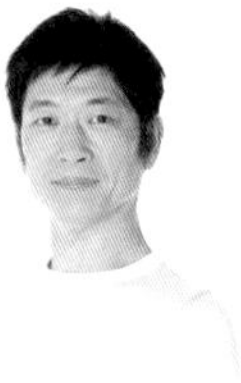

早田孝司さん

本書の見方・読み方

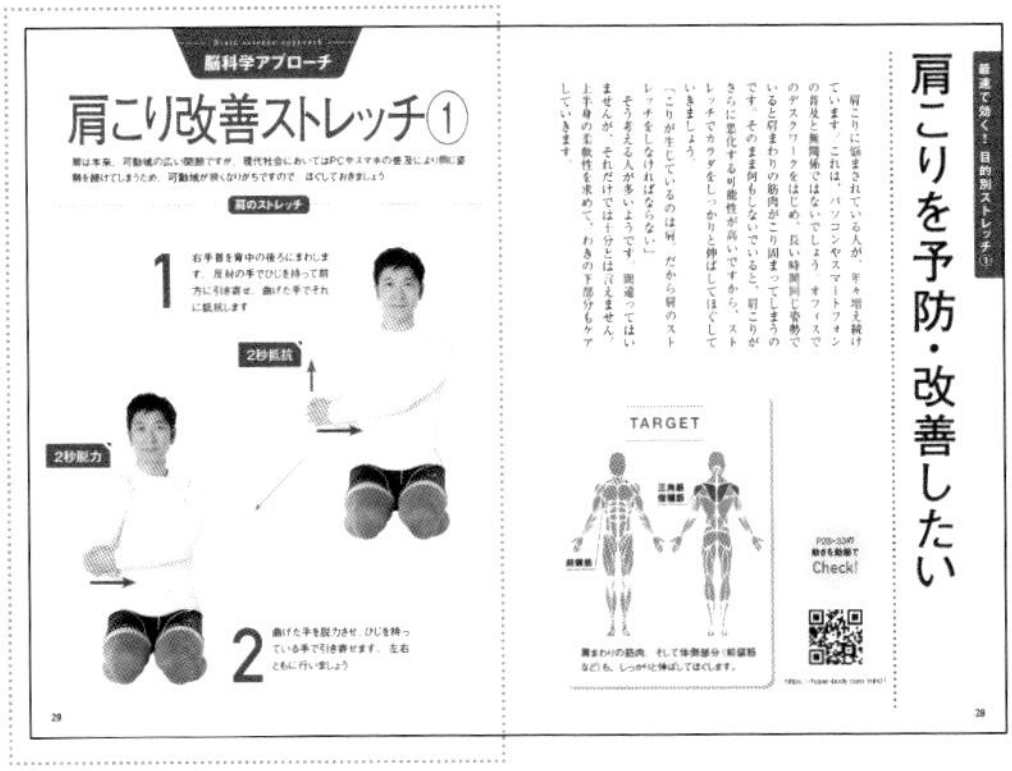

脳科学アプローチ

筋肉を強く収縮させた後に弛緩させるPNFストレッチを紹介。

物理的に力を加える方向

抵抗する or 意識する方向

伸びる箇所

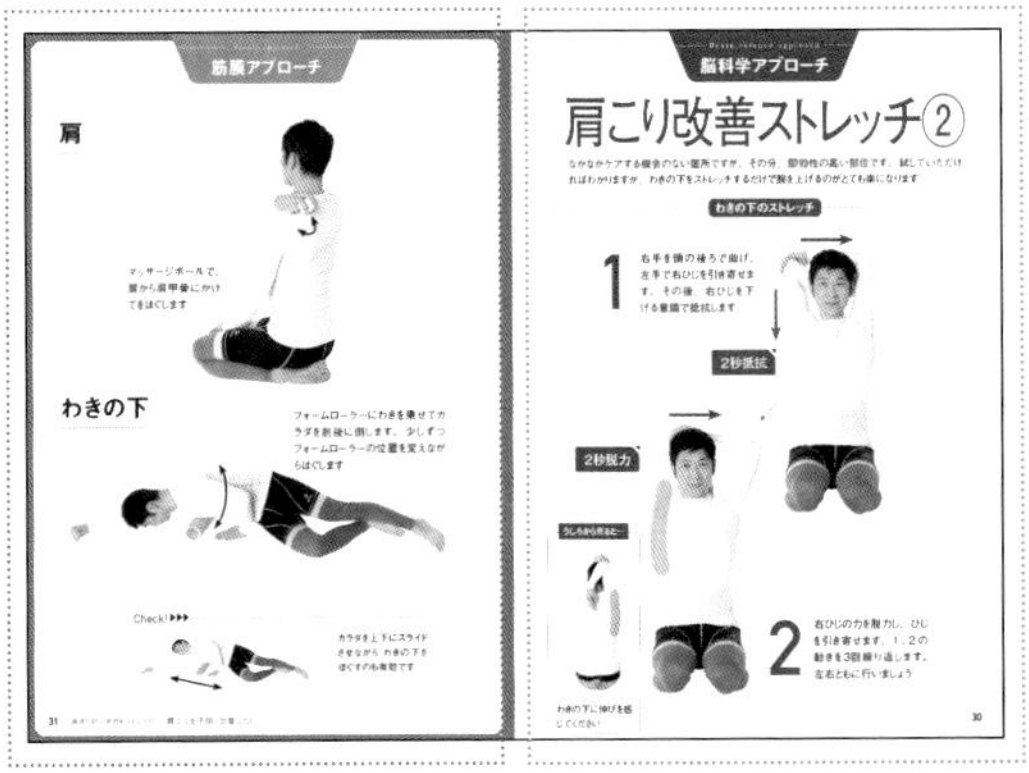

筋膜アプローチ

全身を覆う筋膜のゆがみを正常な状態に戻します。

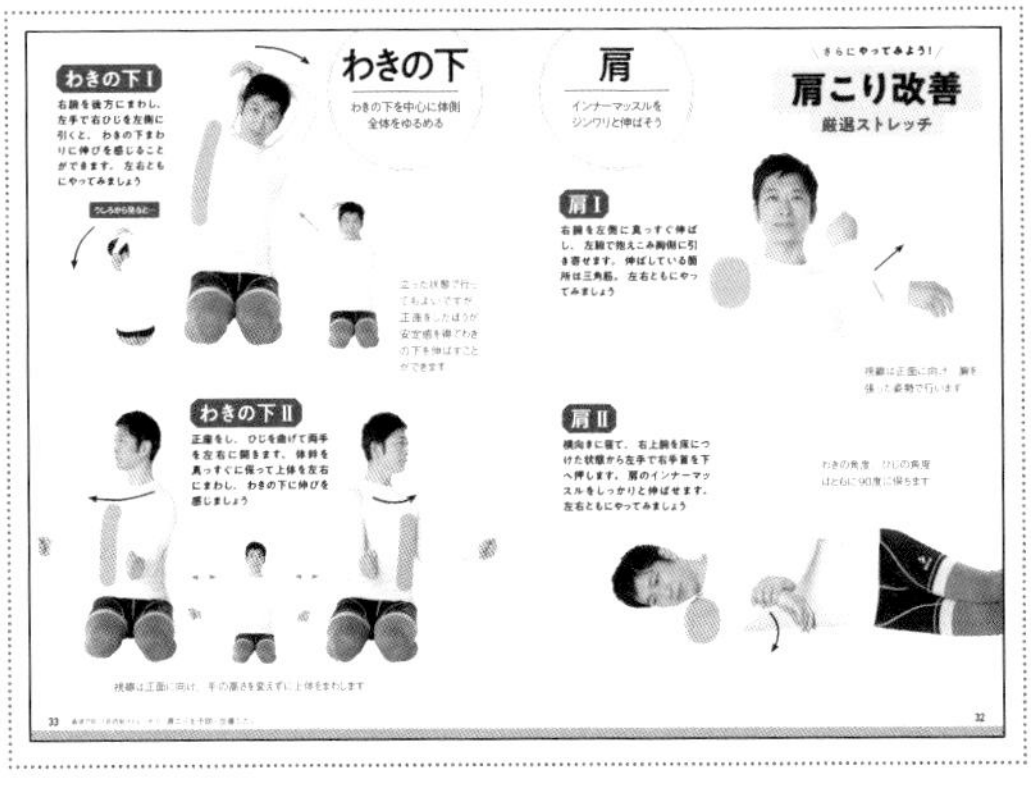

厳選ストレッチ

「脳科学アプローチ」「筋膜アプローチ」の後にやってみましょう。各部位を伸ばす時間は15～20秒が目安です。

肩こりを予防・改善したい

肩こりに悩まされている人が、年々増え続けています。これは、パソコンやスマートフォンの普及と無関係ではないでしょう。オフィスでのデスクワークをはじめ、長い時間同じ姿勢でいると肩まわりの筋肉がこり固まってしまうのです。そのまま何もしないでいると、肩こりがさらに悪化する可能性が高いですから、ストレッチでカラダをしっかりと伸ばしてほぐしていきましょう。

「こりが生じているのは肩。だから肩のストレッチをしなければならない」

そう考える人が多いようです。間違ってはいませんが、それだけでは十分とは言えません。上半身の柔軟性を求めて、わきの下部分もケアしていきます。

TARGET

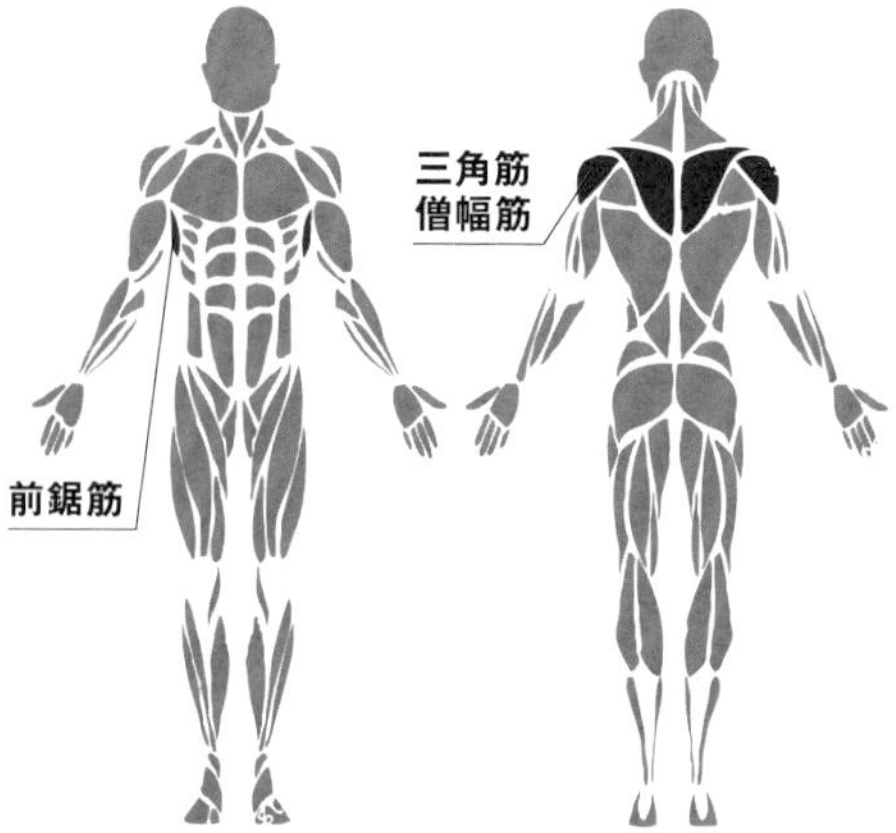

肩まわりの筋肉、そして体側部分（前鋸筋など）も、しっかりと伸ばしてほぐします。

P28~33の動きを動画でCheck!

https://hyper-body.com/mh01

肩こり改善ストレッチ①

肩は本来、可動域の広い関節ですが、現代社会においてはPCやスマホの普及により同じ姿勢を続けてしまうため、可動域が狭くなりがちですので、ほぐしておきましょう

肩のストレッチ

1 右手首を背中の後ろにまわします。反対の手でひじを持って前方に引き寄せ、曲げた手でそれに抵抗します

2秒抵抗

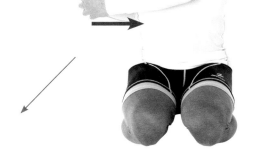

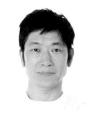

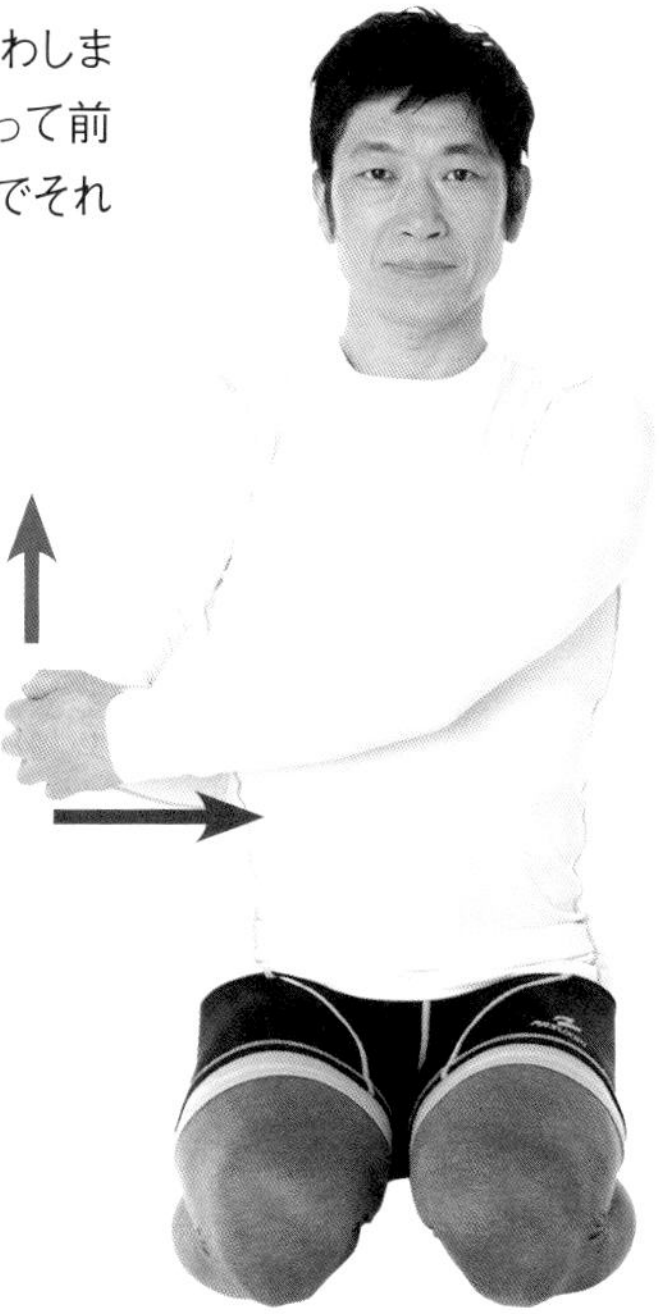

2秒脱力

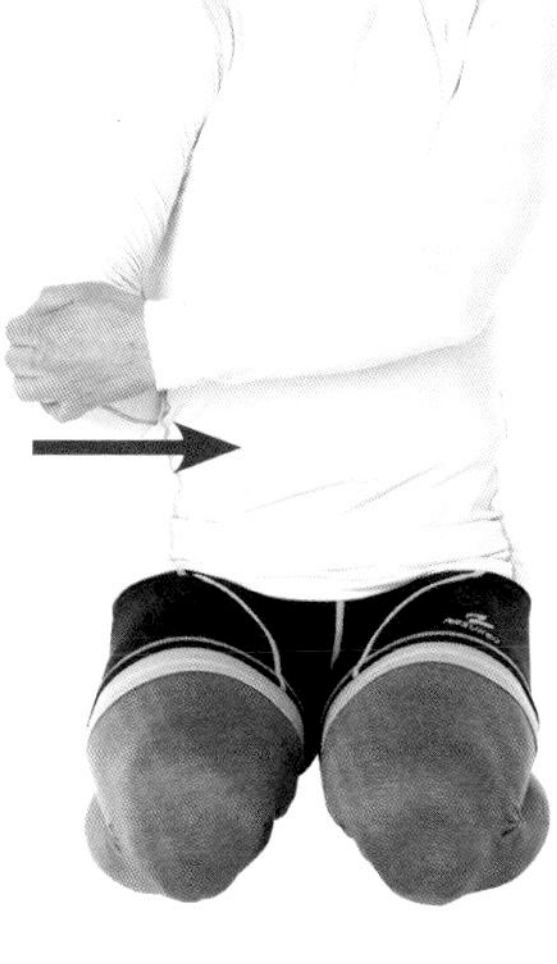

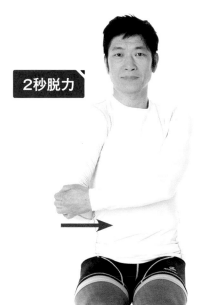

2 曲げた手を脱力させ、ひじを持っている手で引き寄せます。左右ともに行いましょう

Brain science approach

脳科学アプローチ

肩こり改善ストレッチ②

なかなかケアする機会のない箇所ですが、その分、即効性の高い部位です。試していただければわかりますが、わきの下をストレッチするだけで腕を上げるのがとても楽になります

わきの下のストレッチ

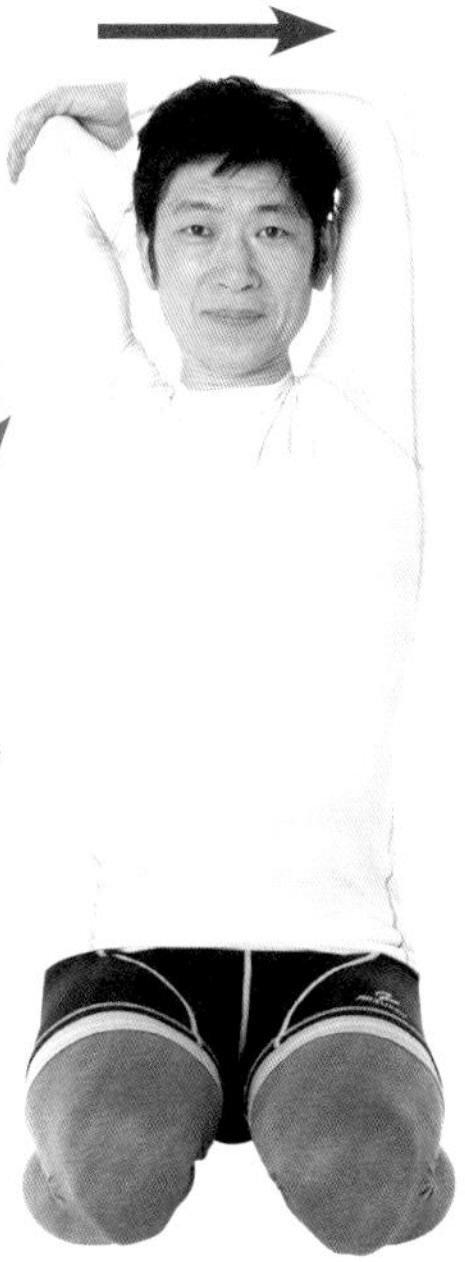

1 右手を頭の後ろで曲げ、左手で右ひじを引き寄せます。その後、右ひじを下げる意識で抵抗します

2秒抵抗

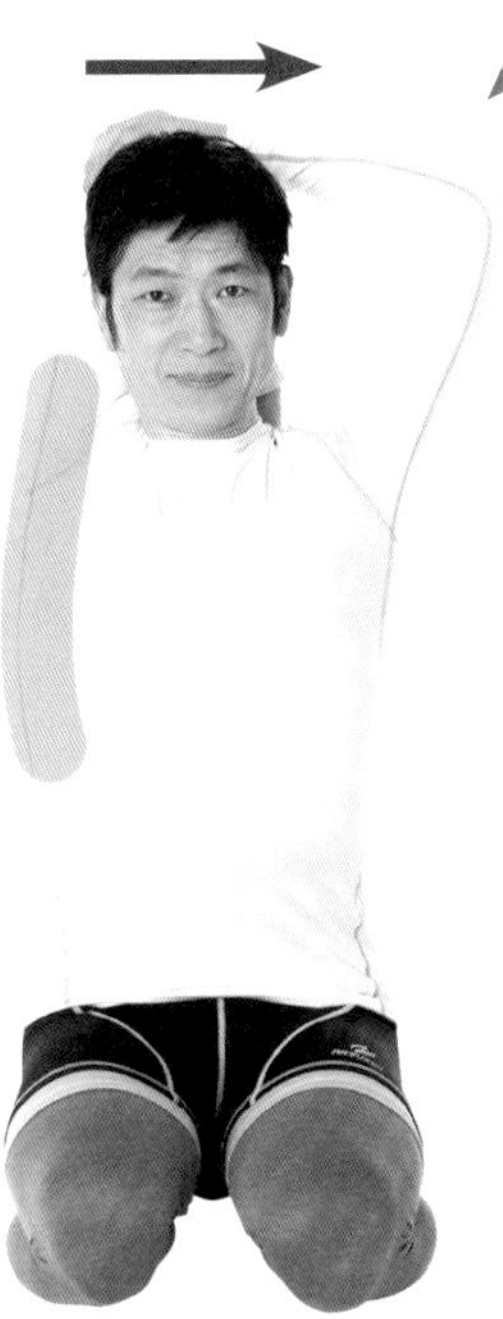

2秒脱力

2 右ひじの力を脱力し、ひじを引き寄せます。1、2の動きを3回繰り返します。左右ともに行いましょう

うしろから見ると…

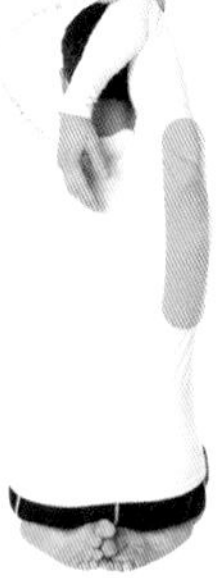

わきの下に伸びを感じてください

肩

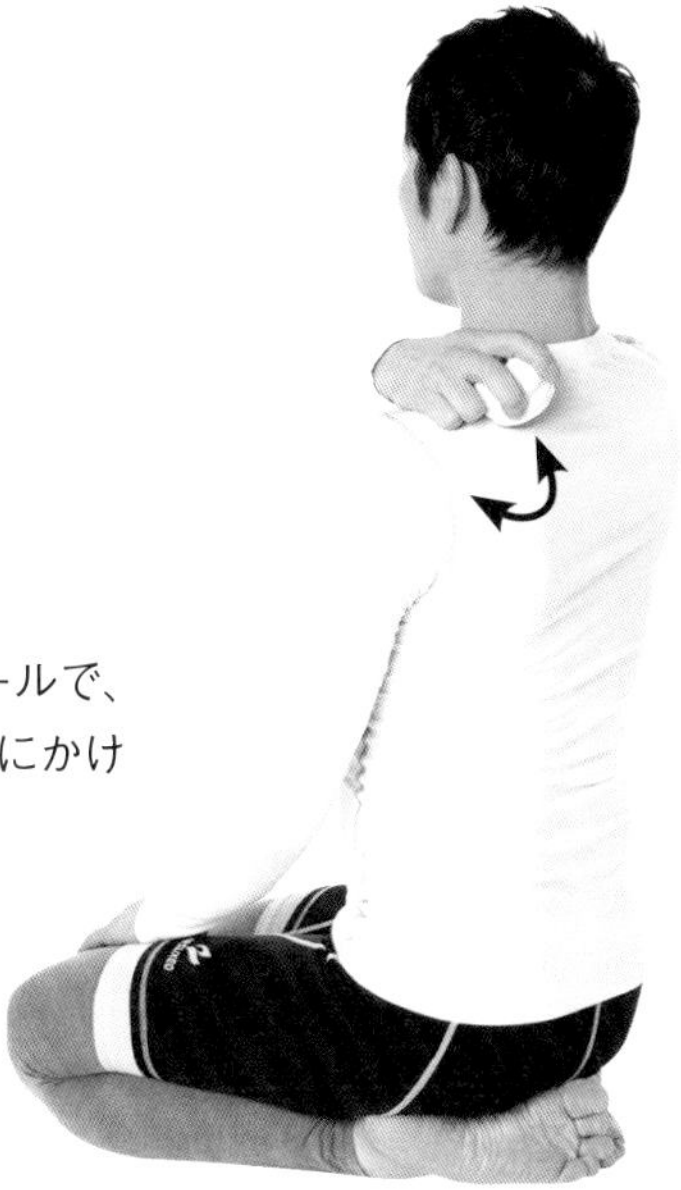

マッサージボールで、
肩から肩甲骨にかけ
てをほぐします

わきの下

フォームローラーにわきを乗せてカラダを前後に倒します。少しずつフォームローラーの位置を変えながらほぐします

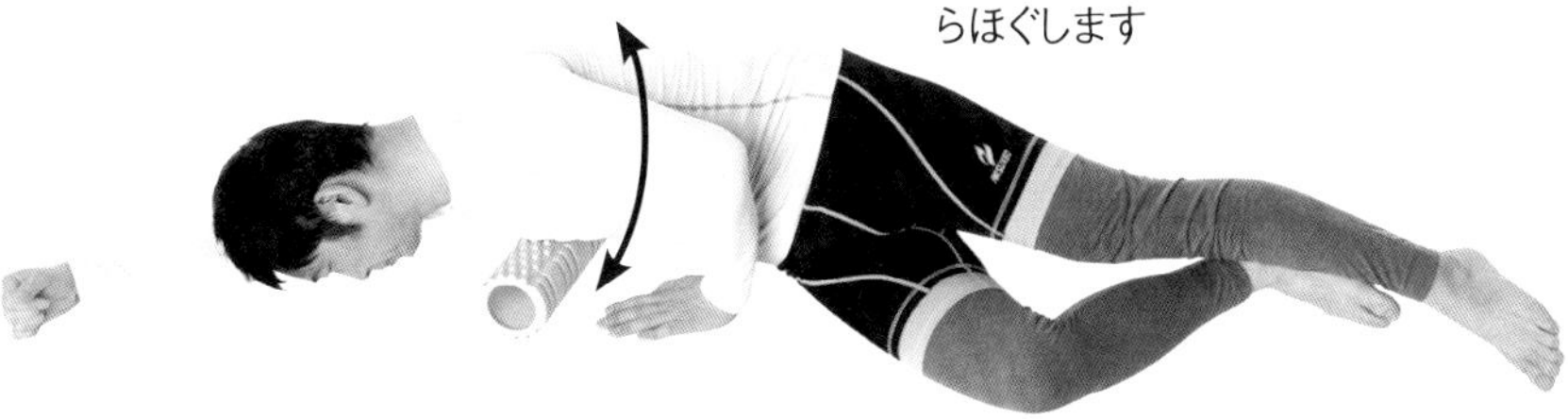

Check! ▶▶▶

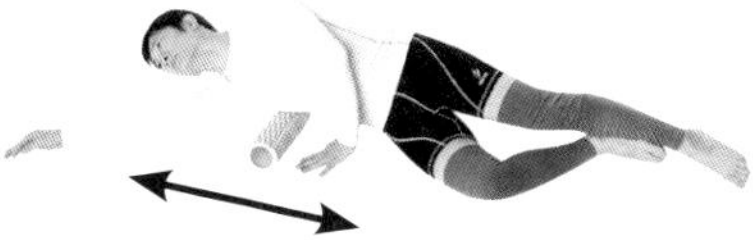

カラダを上下にスライドさせながら わきの下をほぐすのも有効です

肩

インナーマッスルを
ジンワリと伸ばそう

＼さらにやってみよう！／

肩こり改善

厳選ストレッチ

肩Ⅰ

右腕を左側に真っすぐ伸ばし、左腕で抱えこみ胸側に引き寄せます。伸ばしている箇所は三角筋。左右ともにやってみましょう

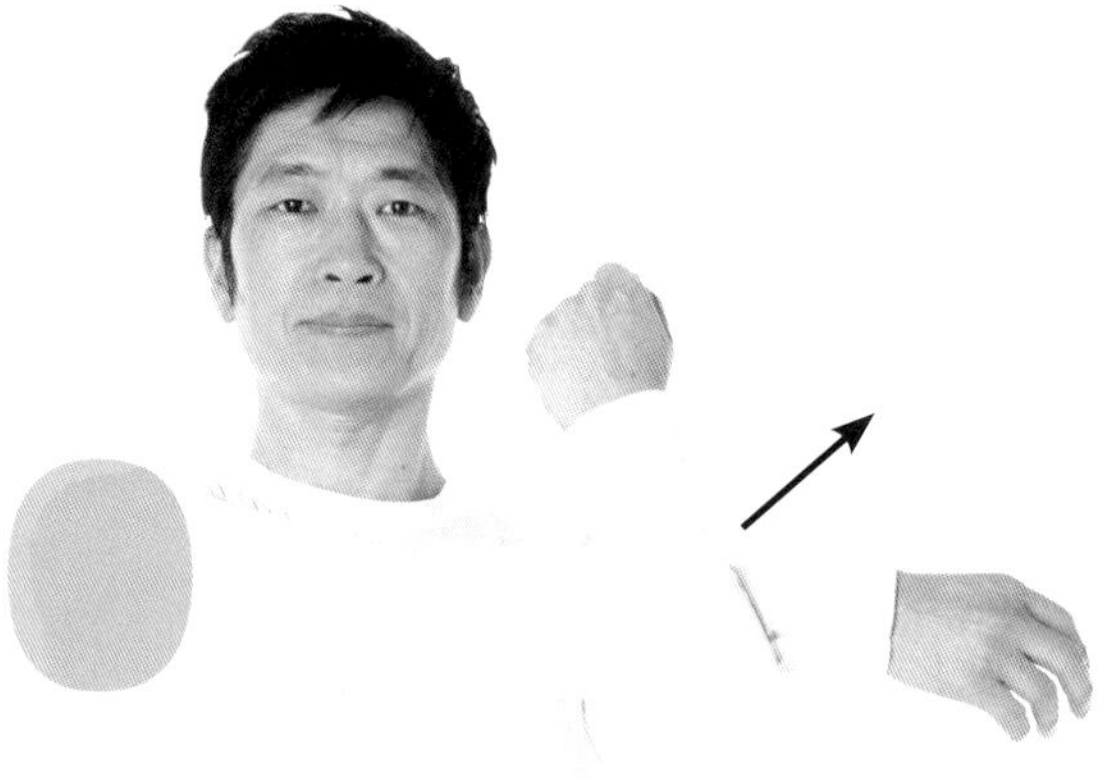

視線は正面に向け、胸を張った姿勢で行います

肩Ⅱ

横向きに寝て、右上腕を床につけた状態から左手で右手首を下へ押します。肩のインナーマッスルをしっかりと伸ばせます。左右ともにやってみましょう

わきの角度、ひじの角度はともに90度に保ちます

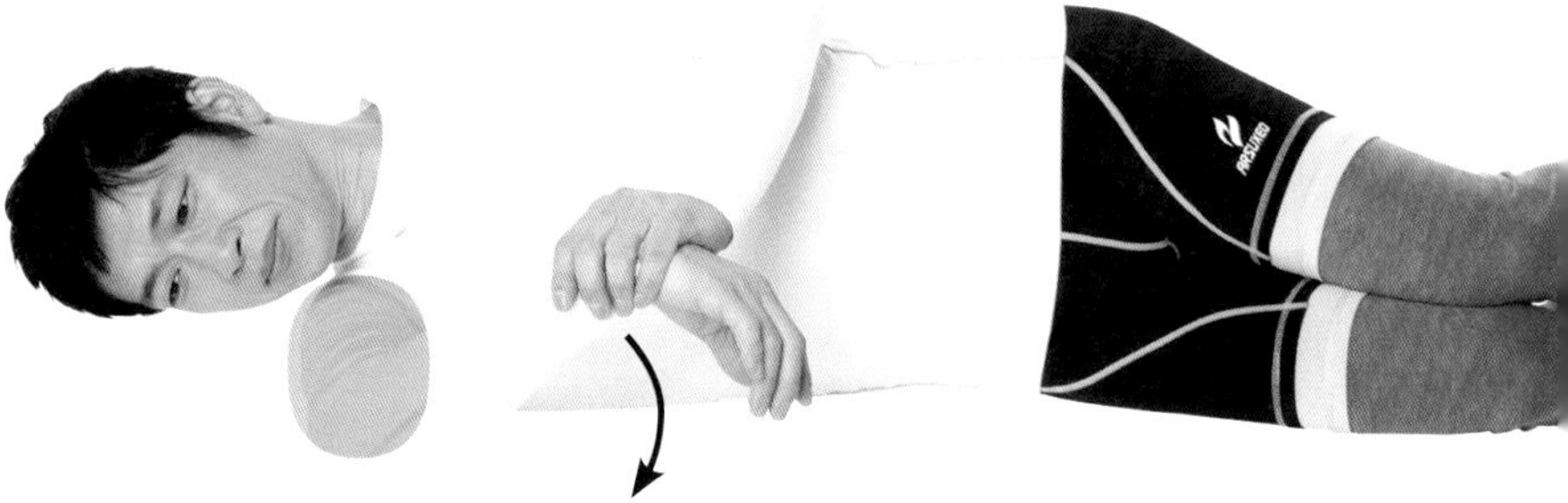

わきの下

わきの下を中心に体側
全体をゆるめる

わきの下Ⅰ

右腕を後方にまわし、左手で右ひじを左側に引くと、わきの下まわりに伸びを感じることができます。左右ともにやってみましょう

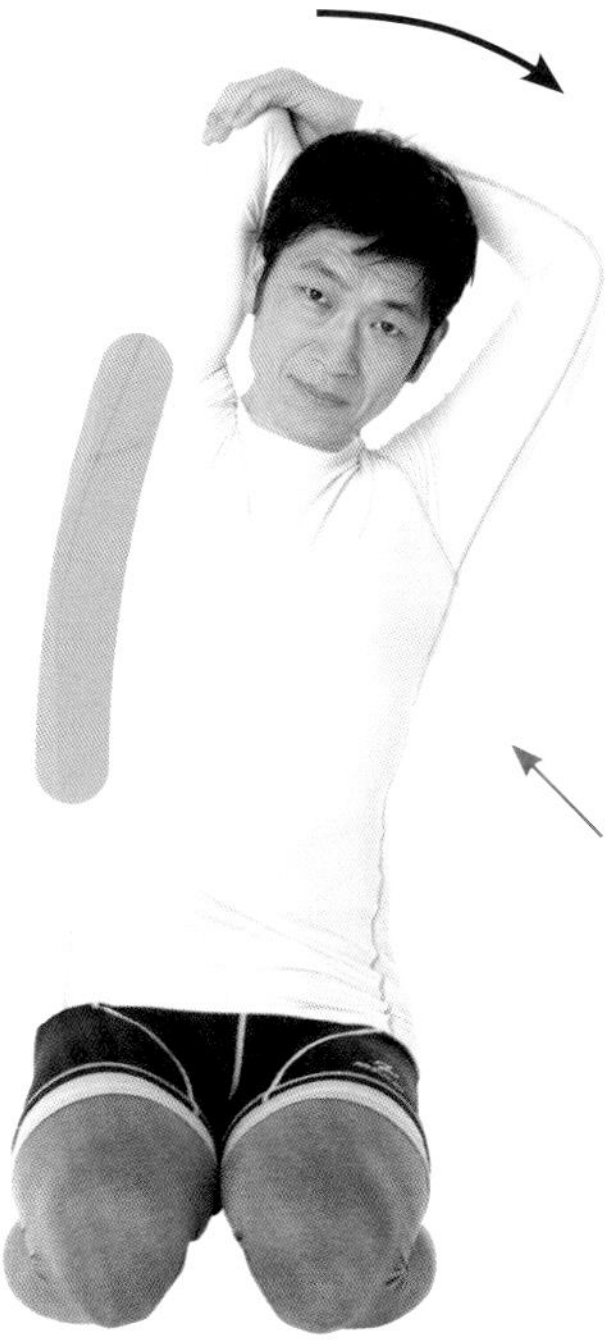

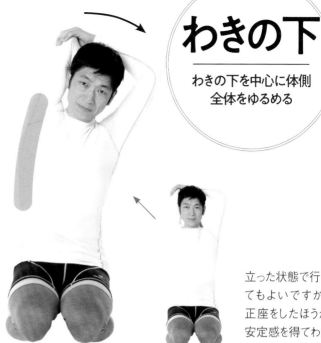

うしろから見ると…

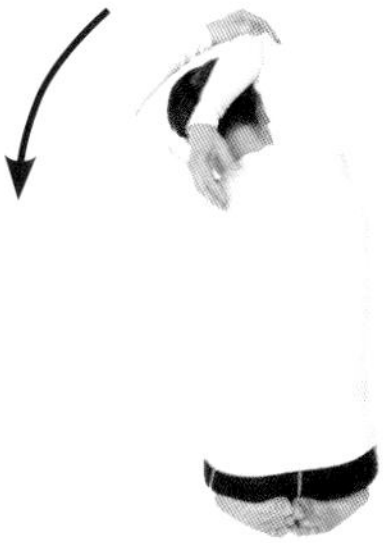

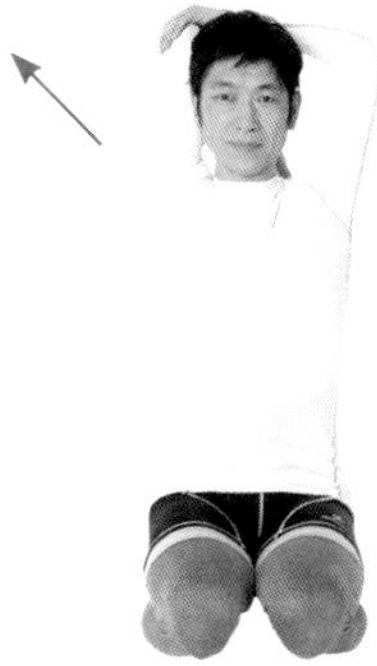

立った状態で行ってもよいですが、正座をしたほうが安定感を得てわきの下を伸ばすことができます

わきの下Ⅱ

正座をし、ひじを曲げて両手を左右に開きます。体幹を真っすぐに保って上体を左右にまわし、わきの下に伸びを感じましょう

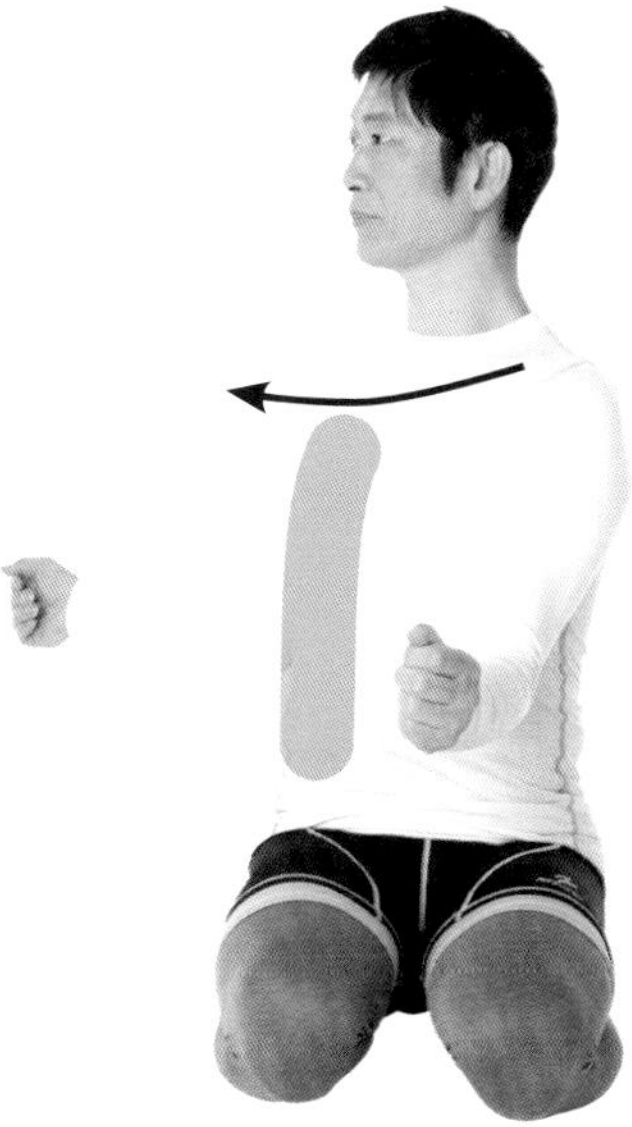

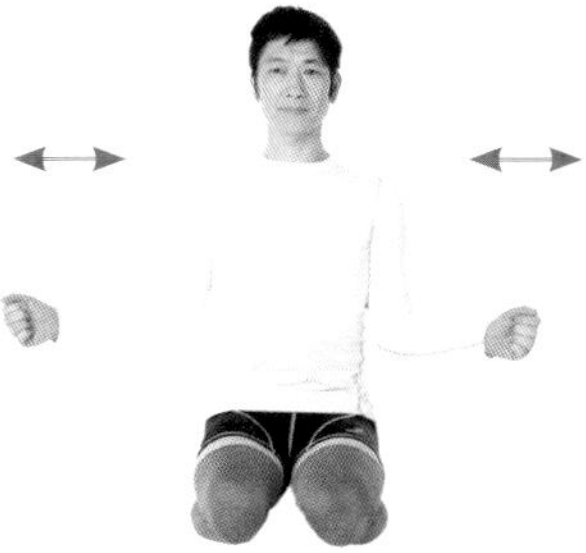

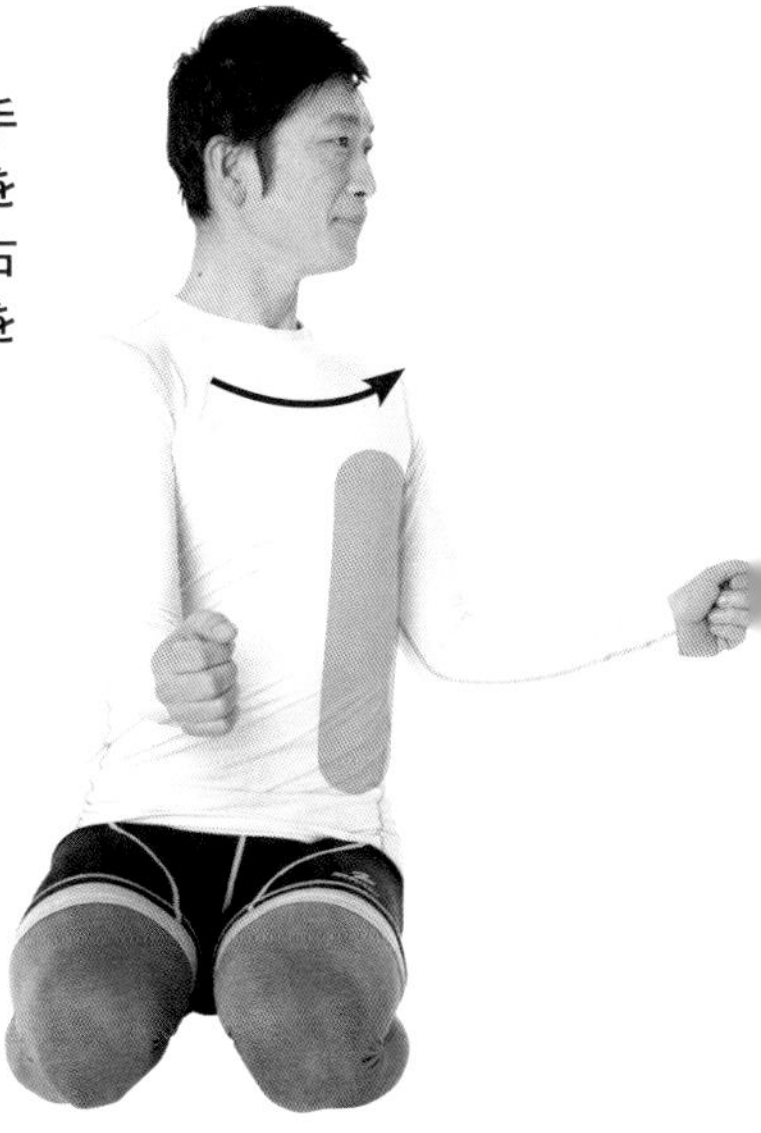

視線は正面に向け、手の高さを変えずに上体をまわします

腰痛を予防・改善したい

腰痛には、さまざまな要因がありますから、ストレッチを続けることによって予防できるとは限りません。

しかし、外因性による腰痛であれば、予防・解消においてストレッチはとても有効で、体側部を常に柔らかく保っておけば、腰に過度な負担をかけることを防げます。

とはいえ、どんなに気をつけていてもカラダを傷めてしまうことはあります。たとえば、突然の「ぎっくり腰」。この場合でも、常にストレッチを行い、柔軟性を保っていた人と何もしないでカラダを硬くしてしまっていた人では回復具合に大きな差が生じます。

ここでは、腰に直結する〈お尻の筋肉〉と〈背中の筋肉〉を伸ばしてほぐしましょう。

TARGET

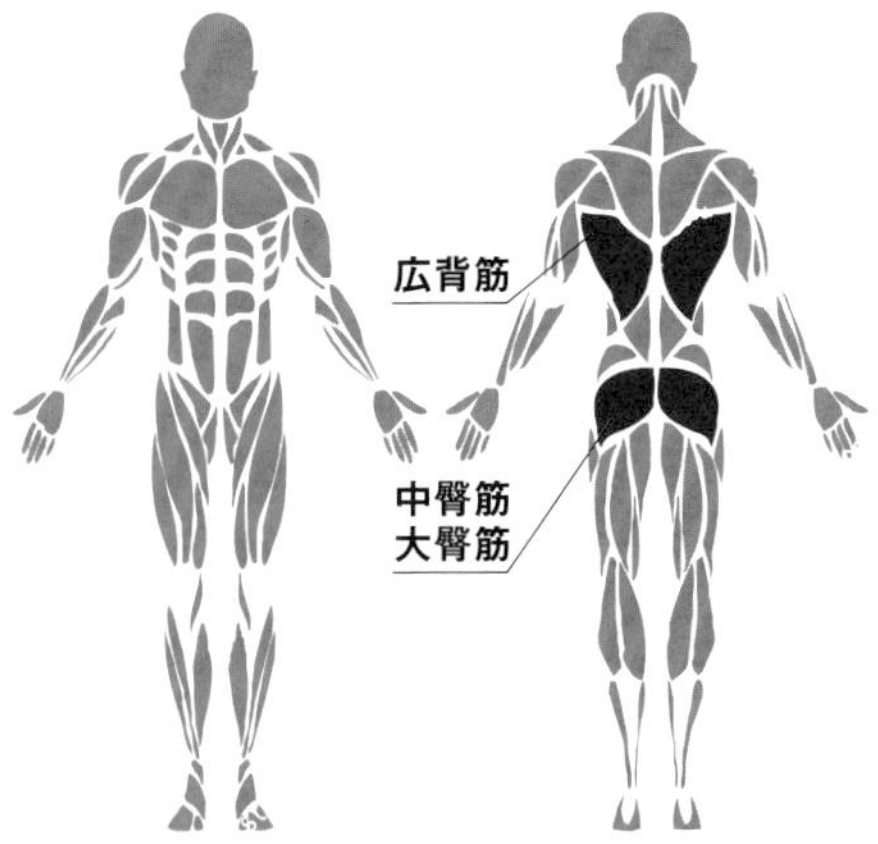

背中とお尻、太もも裏側…主にカラダの後面に柔軟性を宿していきます

P34~39の
動きを動画で
Check!

https://hyper-body.com/mh02

Brain science approach

脳科学アプローチ

腰痛改善ストレッチ①

お尻の筋肉は、姿勢の維持や歩く、走る、足を振り上げるなど、重要な役割を担います。下半身太りや垂れ尻の原因にもなるので、しっかり伸ばしておきましょう

お尻のストレッチ

1 仰向けでひざを立てて右足をクロスし、右ひざを左手で押さえます。これに対して足の力でひざを持ち上げるように抵抗します

2秒抵抗

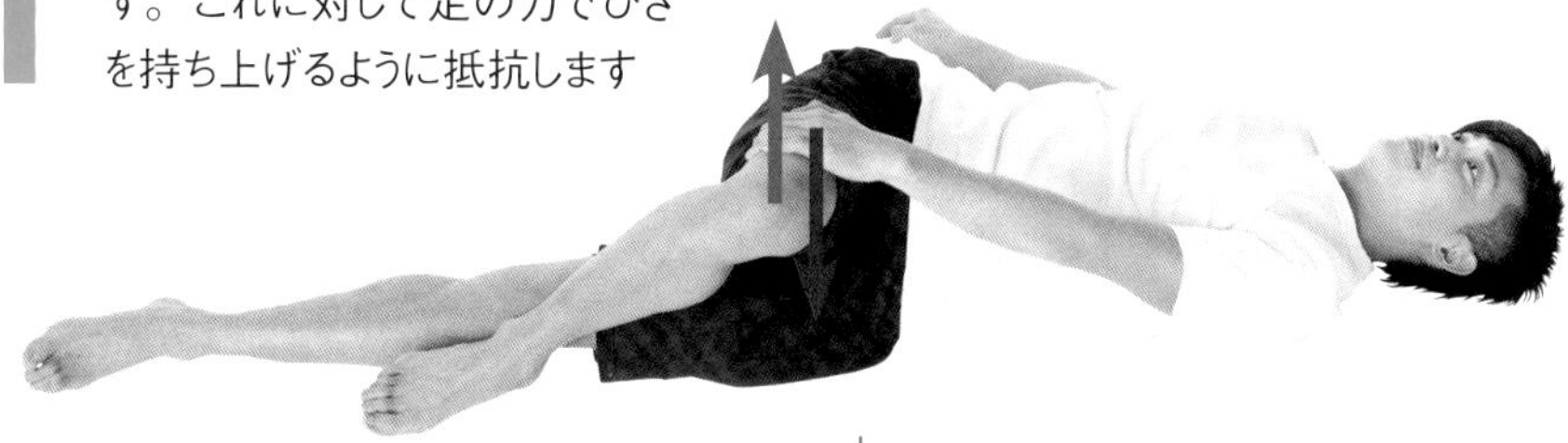

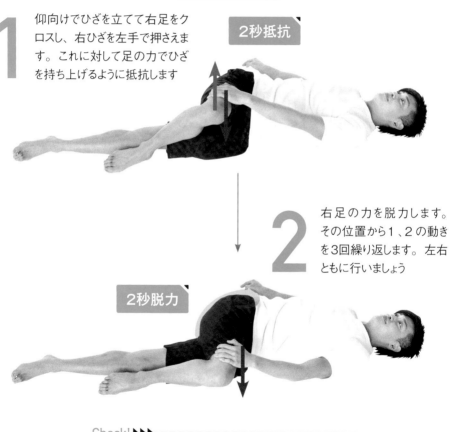

2 右足の力を脱力します。その位置から1、2の動きを3回繰り返します。左右ともに行いましょう

2秒脱力

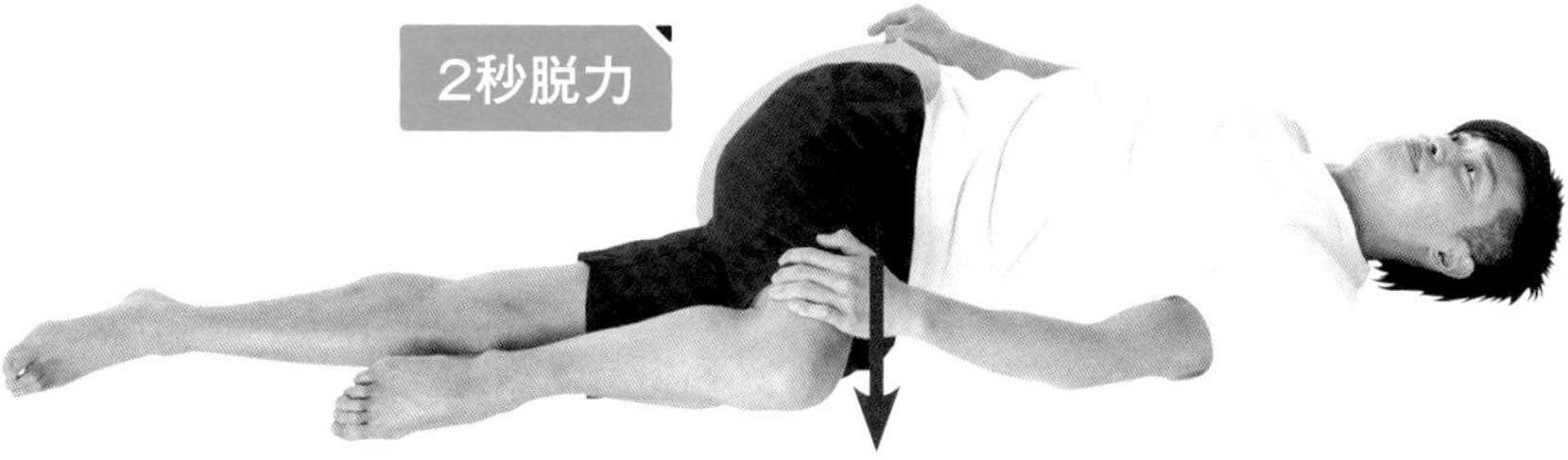

Check! ▶▶▶

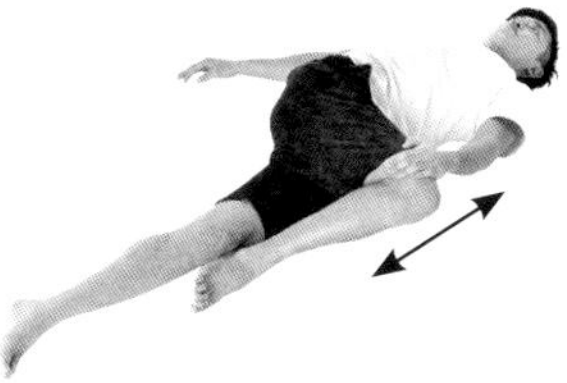

曲げたひざの位置を上下に変えることで、伸びる場所が変わります

Brain science approach

脳科学アプローチ

腰痛改善ストレッチ②

運動の機会が少ない人、柔らかいソファーにだらりと座る人、ねこ背でスマホを続ける人などはとくに、日常生活で背中がどんどんこり固まっていきますので入念にケアしましょう

背中のストレッチ

1 あぐらで座り、斜め上に強く背伸びをします。この時、お尻が浮かないように注意しましょう

2 上半身を脱力し、カラダの重みに任せて上半身を倒します。その位置から1、2の動きを3回繰り返しましょう

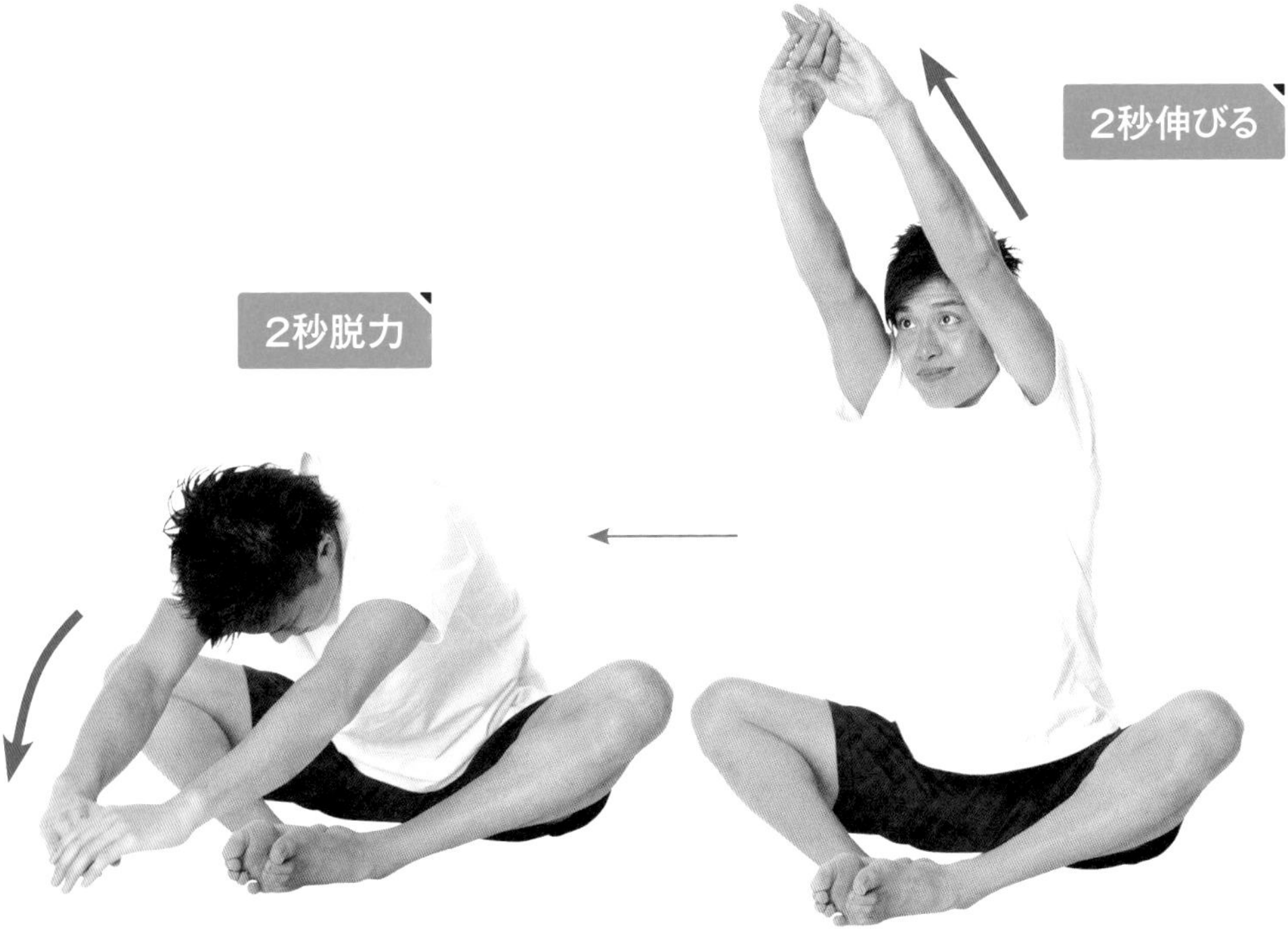

Check! ▶▶▶

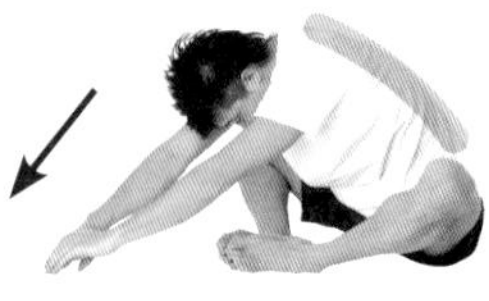

手をより遠くへ伸ばす意識で行うと背中がよく伸びます

お尻

1
マッサージボールにお尻のえくぼ（左右にあるくぼみ）部分を乗せ、足を曲げて持ち上げます

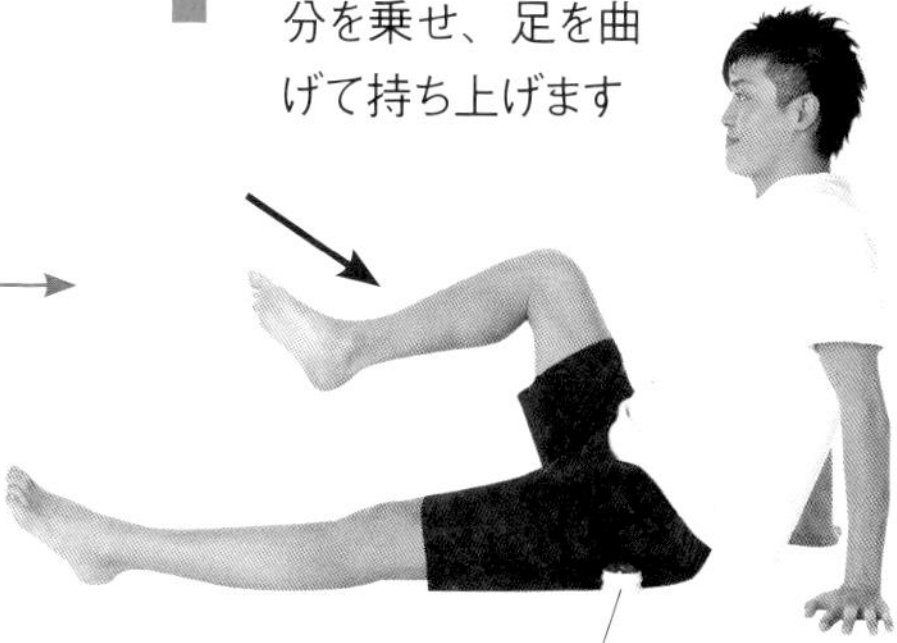

2
上げた足を伸ばします。余裕があれば両足を上げて曲げ伸ばすと、より効果が高まります

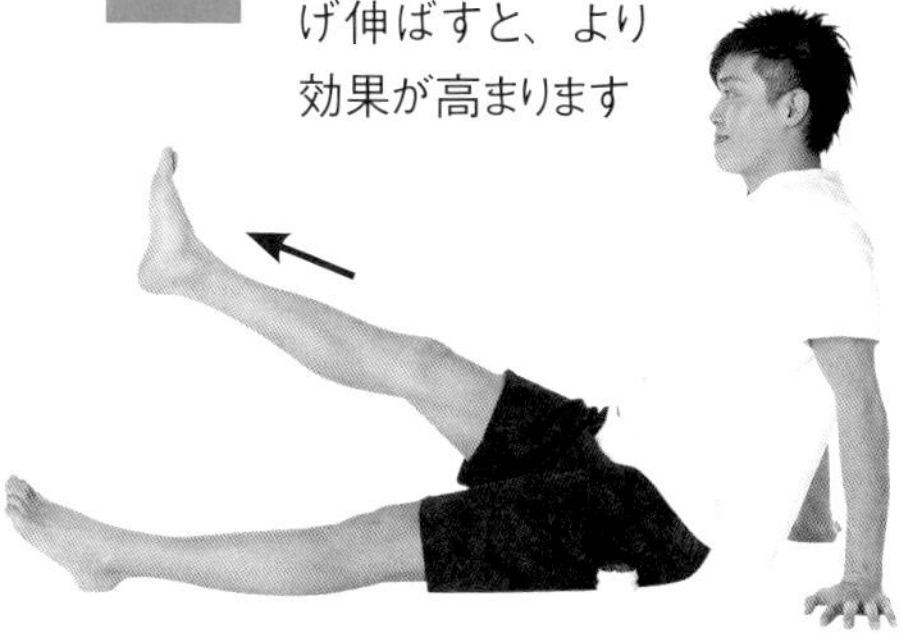

背中

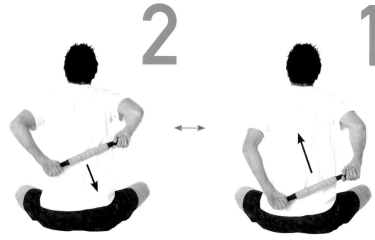

1

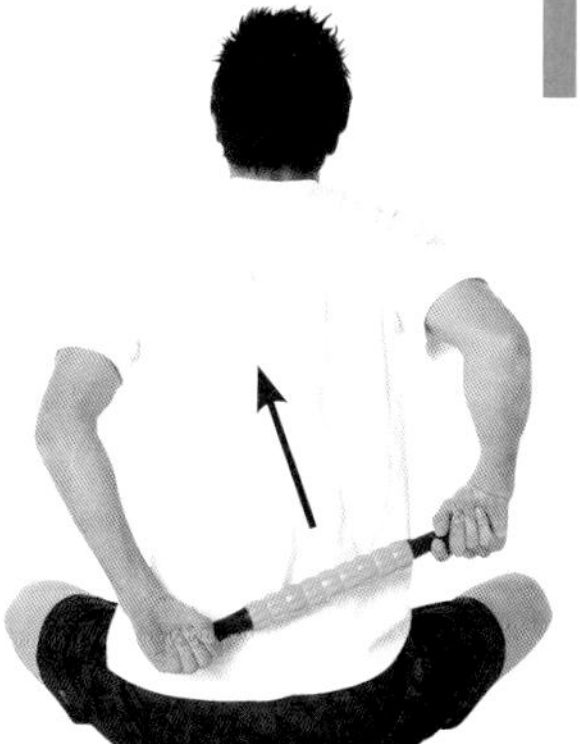

マッサージスティックで背中全体をほぐします

2

スティックの位置を変えながら、まんべんなくゆるめます

お尻・もも裏側

ももの裏側から、
お尻にかけて伸ばす!

＼さらにやってみよう!／

腰痛改善

厳選ストレッチ

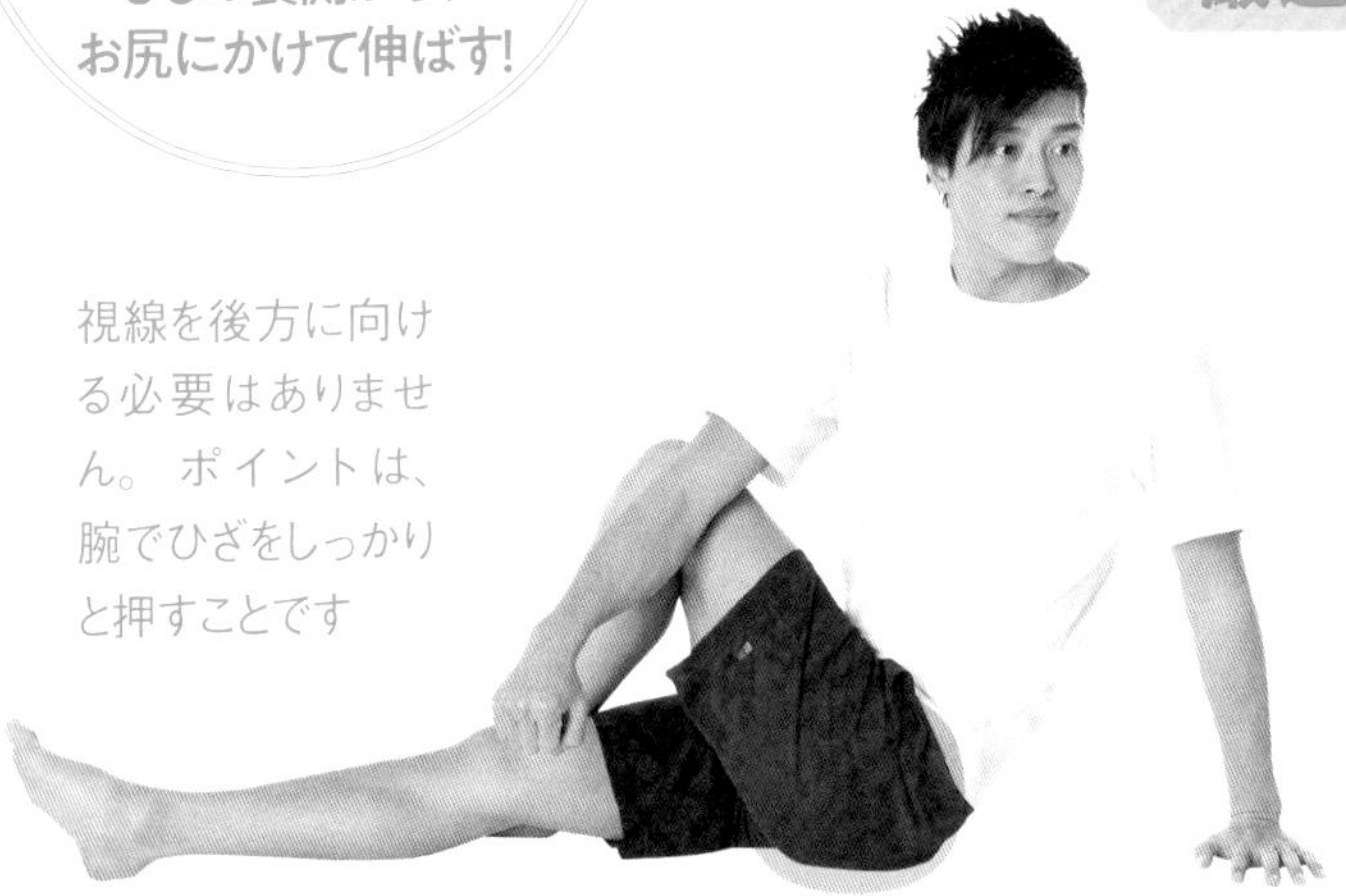

視線を後方に向ける必要はありません。ポイントは、腕でひざをしっかりと押すことです

お尻・もも裏側Ⅰ

床に座り、右足を真っすぐ前に伸ばして、左足をひざを曲げて交差させます。右ひじで左足を押すことでお尻の左部分をしっかりと伸ばしましょう。左右ともに行います

お尻・もも裏側Ⅱ

仰向けに寝て全身の力を抜き両手で両ひざを抱えます。この姿勢からひざを胸に引き付けましょう。お尻からもも裏にかけてと腰を同時に伸ばせます

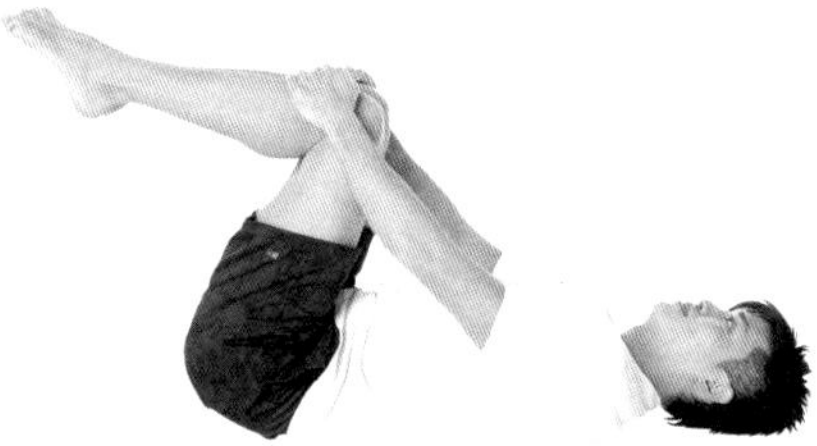

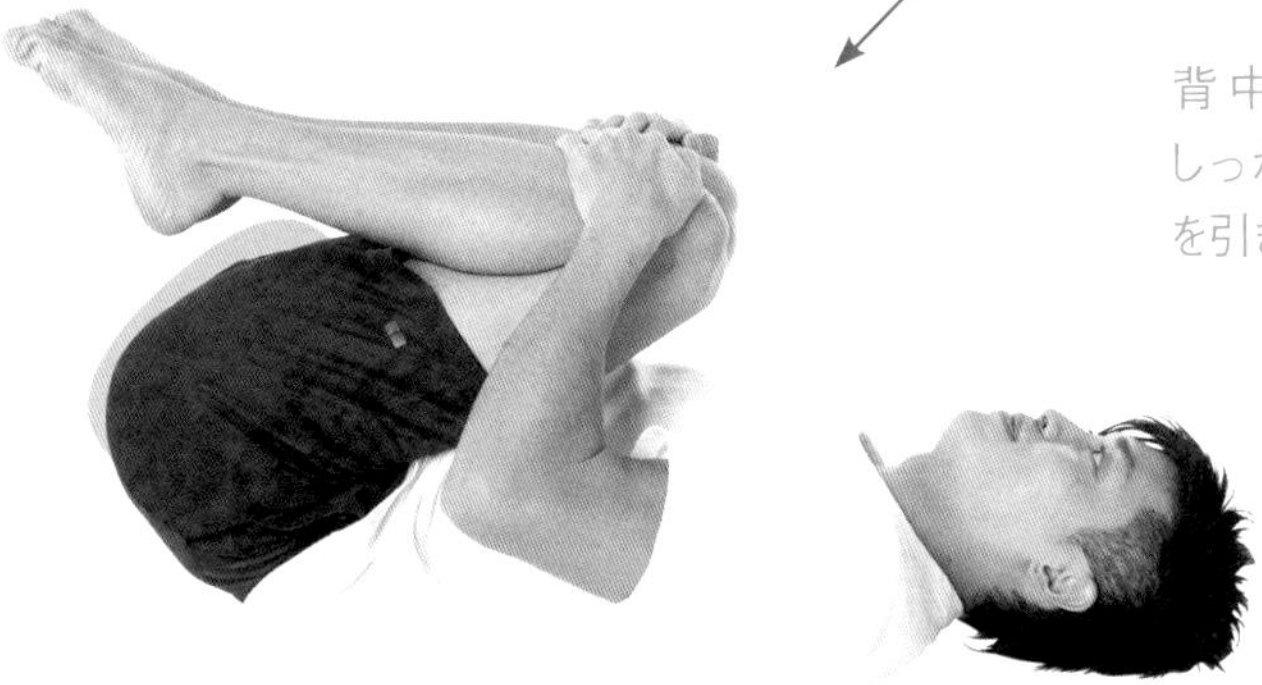

背中を浮かせずに、しっかりと両手でひざを引き寄せます

背中

カラダの背面を
心地よく伸ばす!

背中Ⅰ

床に仰向けに寝て両手を頭の上で組んだ状態から両足を振り上げてつま先を床につけます

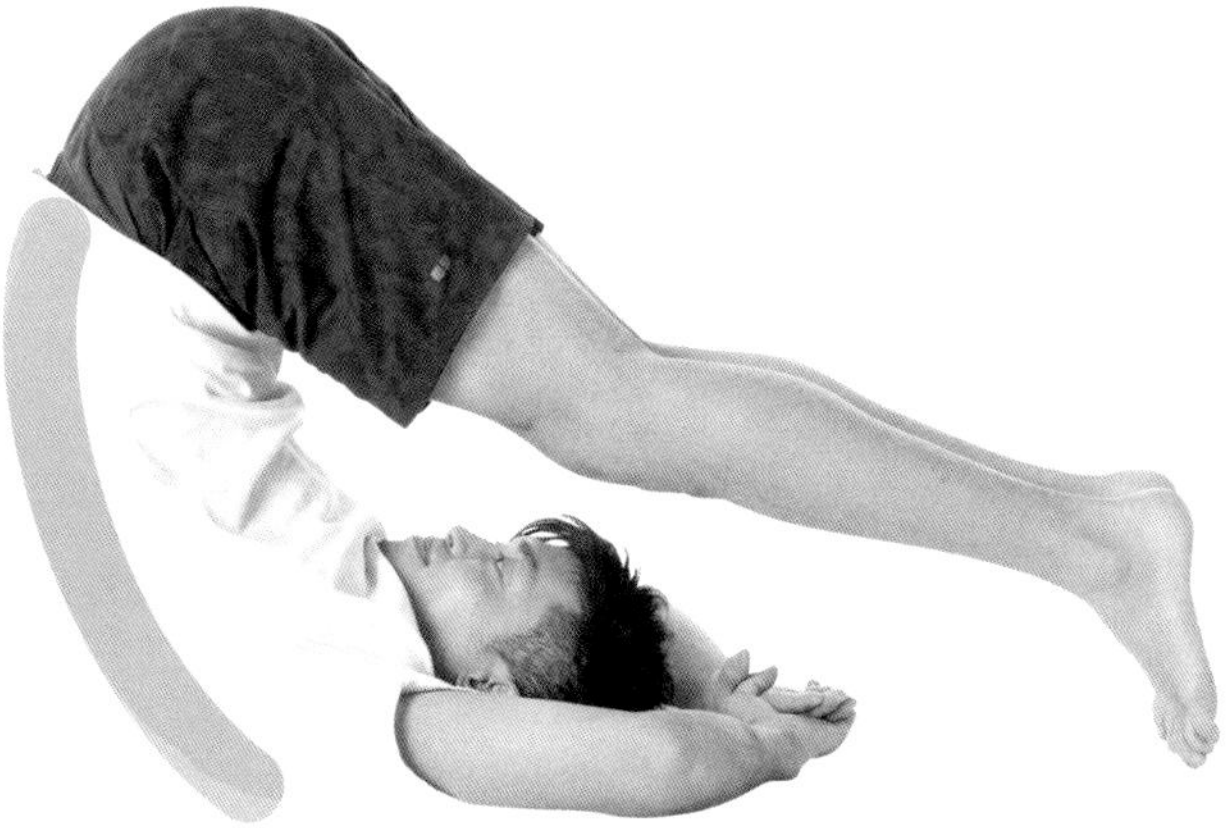

視線はおへそに向けて背中の伸びをしっかりと感じます

床につかなくてもOK!

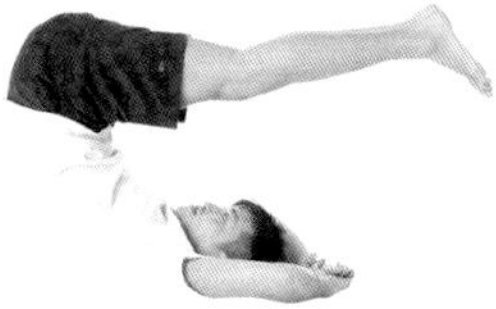

背中Ⅱ

通称「ドッグ&キャット」。4点ポジション（両手、両足を床につけた状態）から背中を丸めて反らします。背中の動きを意識してゆっくりと繰り返しましょう

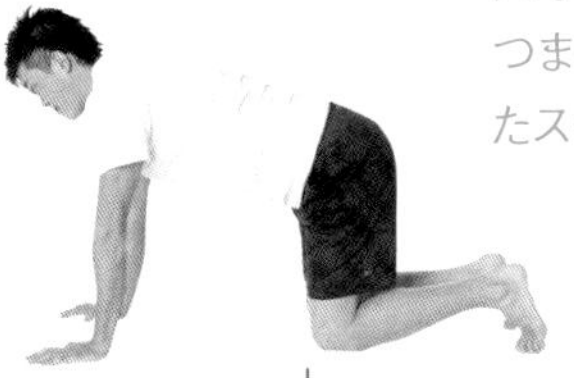

両手、両ひざ、両つま先を床につけたスタート姿勢

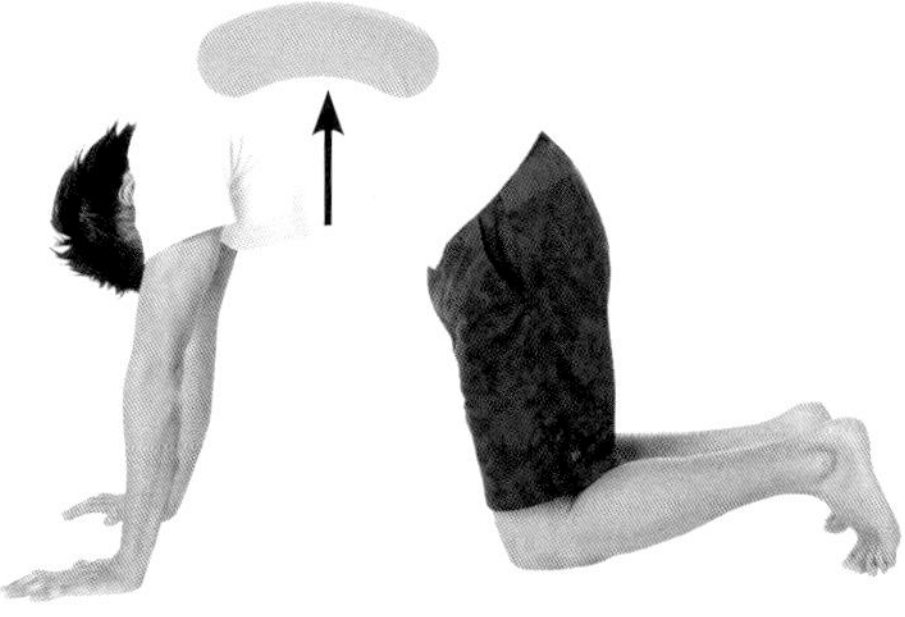

猫のポーズ。視線をおへそに向けて背中を丸めます

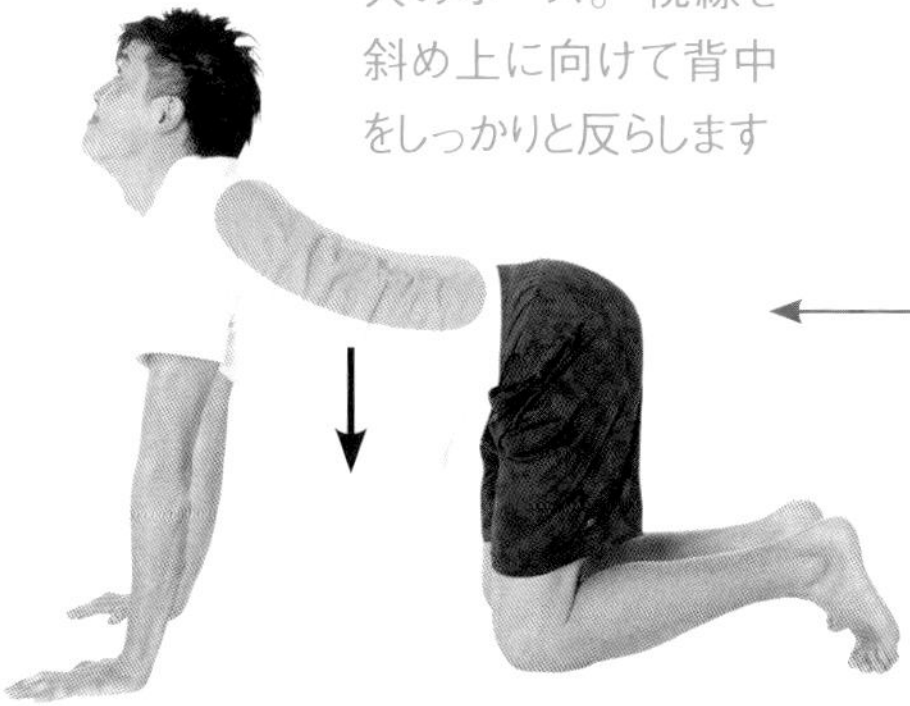

犬のポーズ。視線を斜め上に向けて背中をしっかりと反らします

ねこ背を治して姿勢をよくしたい

同じ体重、同じ体形の人であっても、姿勢がいいか悪いかで見栄えが大きく異なります。そのことに、あなたは気づいていますか？

視線を正面、あるいはわずかに上に向けて背すじを伸ばしてさっそうと歩くのと、姿勢を下に向け腰を落とし、背中を丸めてしまってねこ背でいるのとでは、ボディラインに雲泥の差を生じさせてしまいます。体重を落としたい、ダイエットをしたいと考えるなら、その前に姿勢を変えましょう。

まずは、ボディラインを整えることに役立つストレッチを紹介します。姿勢をよくするための基本は背すじを真っすぐに保ち、胸を開くこと。そのために背中〜胸の筋肉を、しっかりと伸ばしてほぐします。

TARGET

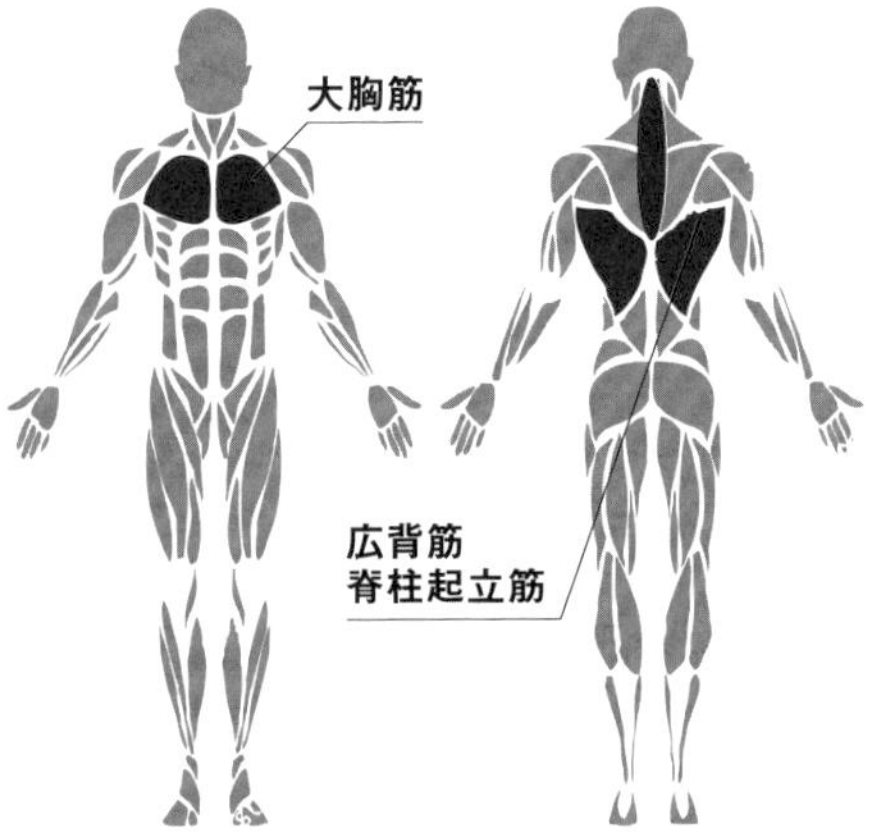

上半身表裏の筋肉をしっかりと伸ばしてほぐし、なめらかなボディを実現します

P40~45の動きを動画でCheck!
https://hyper-body.com/mh03

ねこ背改善ストレッチ①

パソコン作業や勉強・事務作業といった日々のデスクワークでこり固まりがちな背中に気持ちのよい伸びを実感できるストレッチを紹介します

背中のストレッチ

1

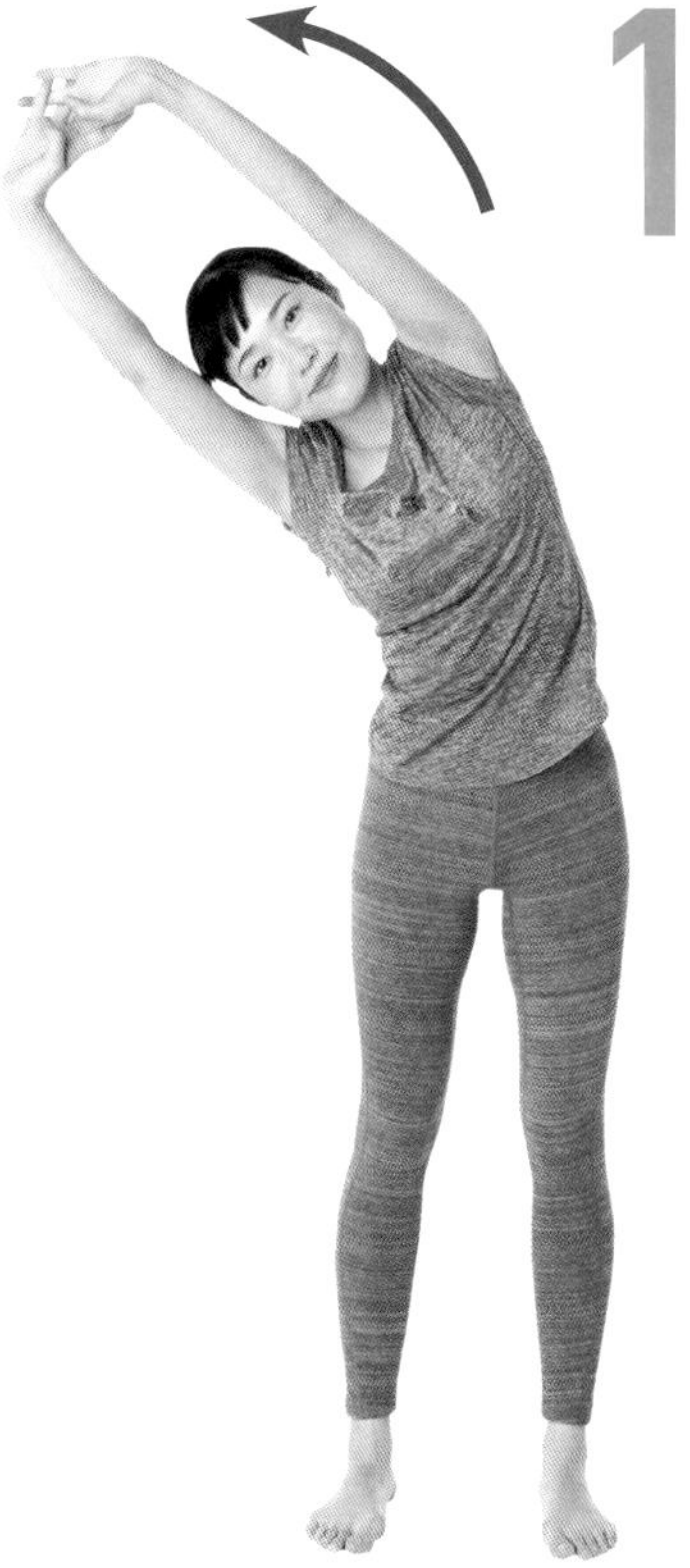

2秒伸びる

斜め前方に力一杯背伸びをして、反対側の背中が伸びるのを感じます

2

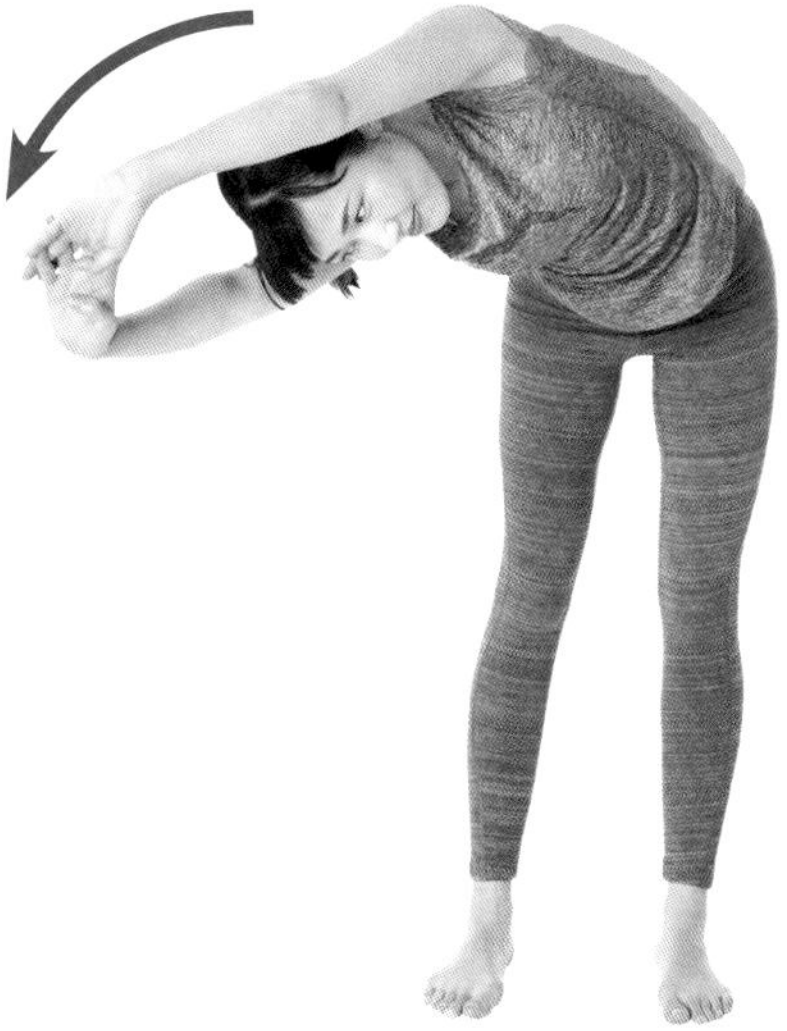

2秒脱力

上半身を脱力し、カラダの重みに任せて倒します。その位置から1、2の動きを3回繰り返します。左右ともに行いましょう

Brain science approach

脳科学アプローチ

ねこ背改善ストレッチ②

胸がこり固まると、ねこ背気味になり姿勢も悪くなります。大胸筋を伸ばすことですっきりとした姿勢を手に入れましょう

胸のストレッチ

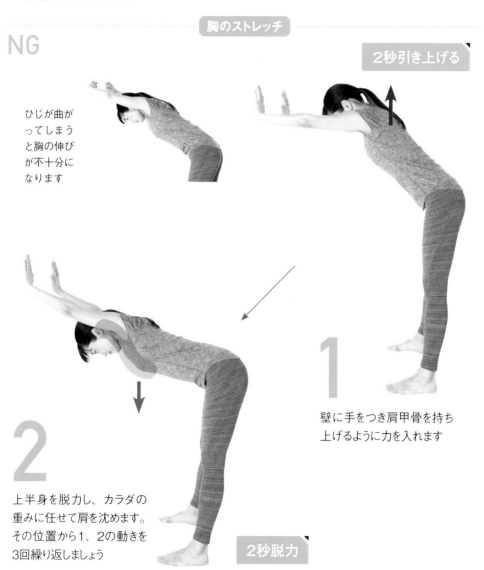

NG

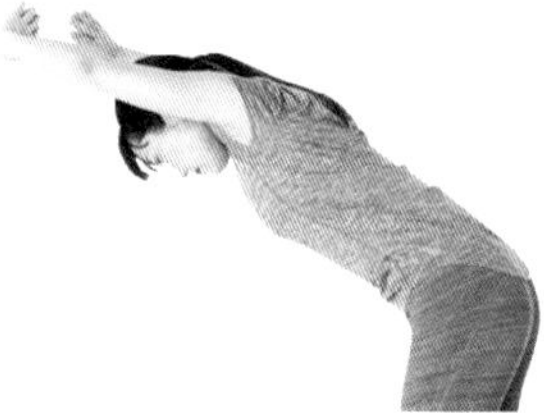

ひじが曲がってしまうと胸の伸びが不十分になります

2秒引き上げる

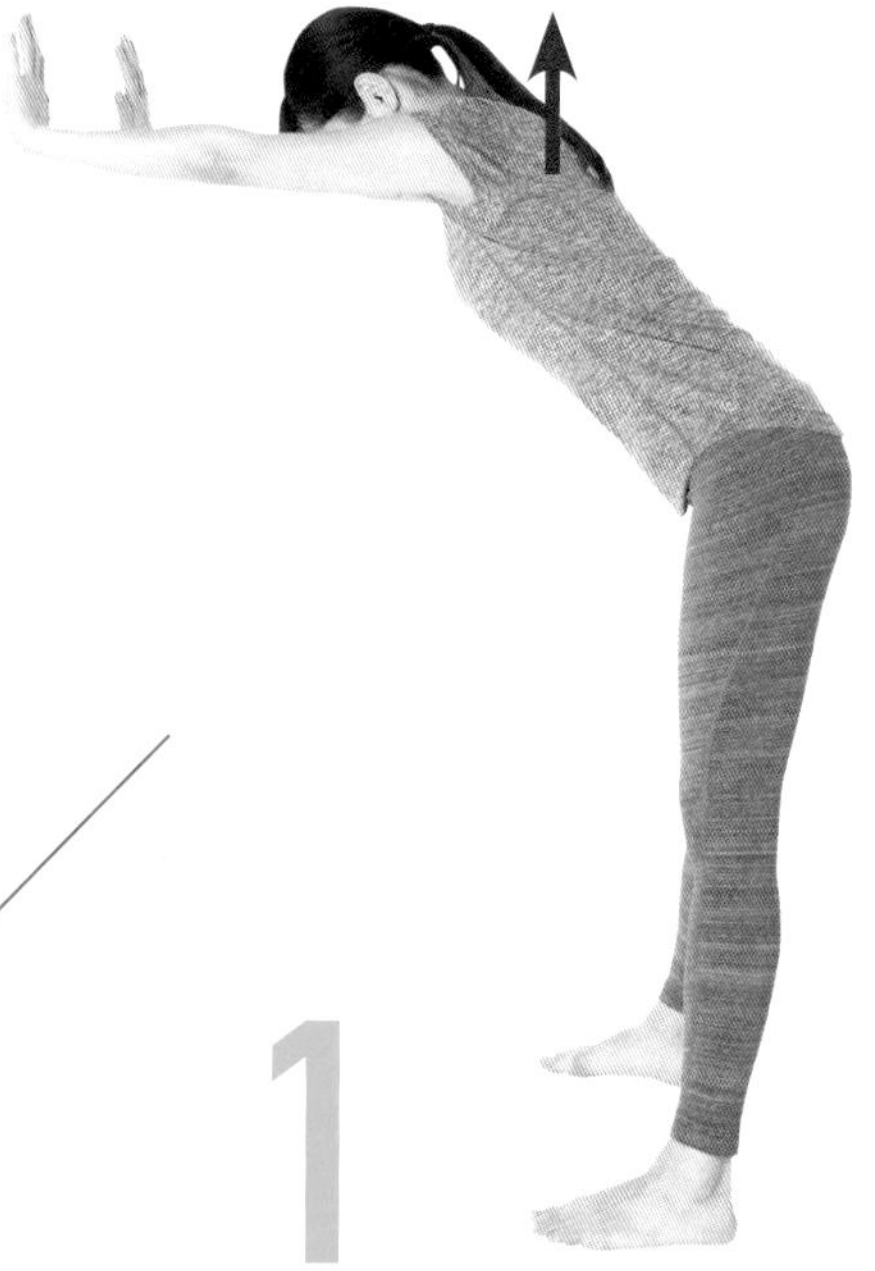

1

壁に手をつき肩甲骨を持ち上げるように力を入れます

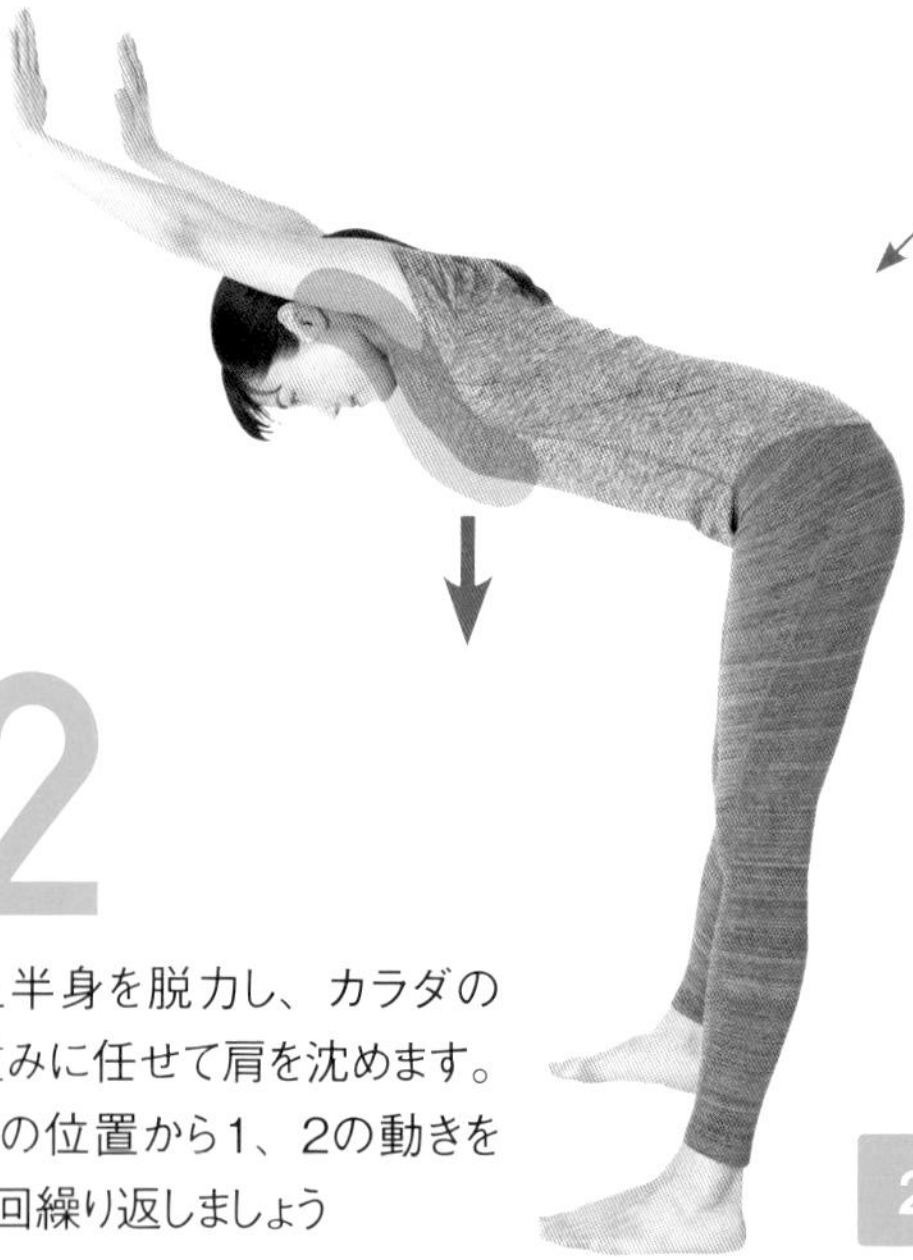

2

上半身を脱力し、カラダの重みに任せて肩を沈めます。その位置から1、2の動きを3回繰り返しましょう

2秒脱力

背中

仰向けでフォームローラーに背中を乗せ、ひざを左右に倒します。フォームローラーの位置を上下に動かしながら、背中全体をゆるめます

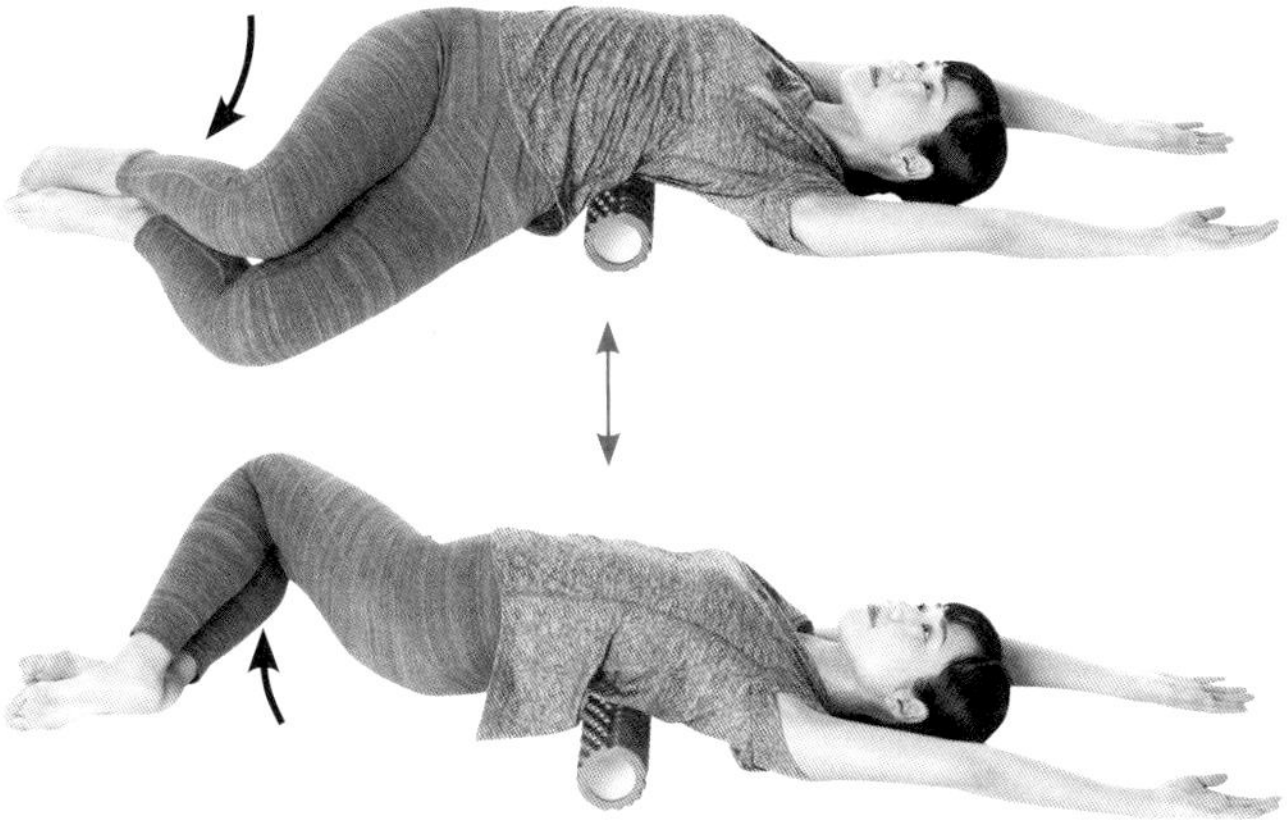

胸

うつ伏せでフォームローラーに左胸をのせ、伸ばした腕を左右に動かします。左右ともに行います

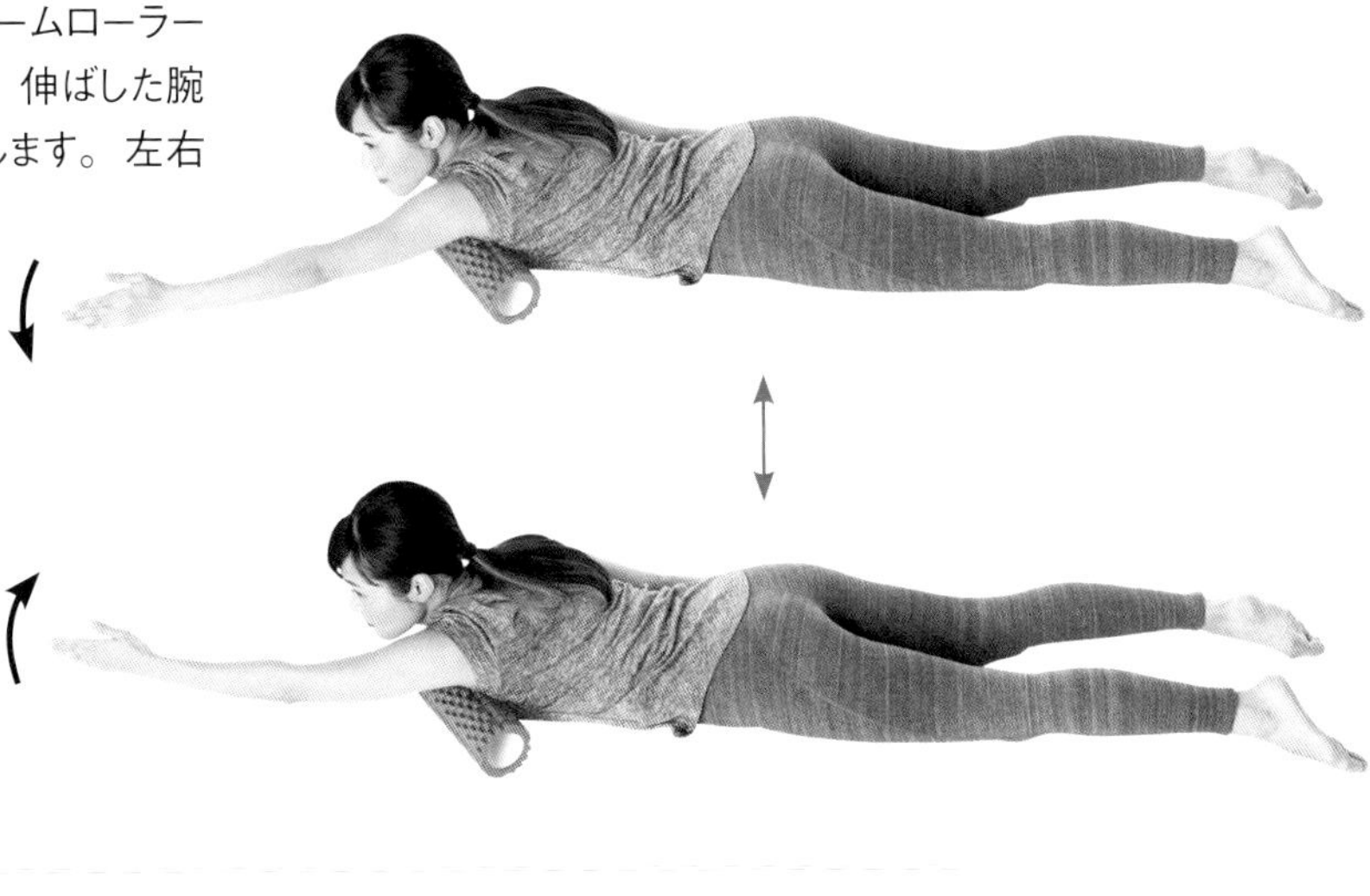

Check! ▶▶▶

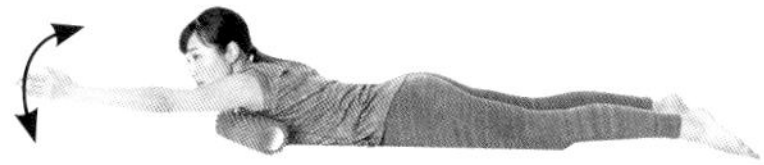

腕を持ち上げて大きく回すように動かすと、より刺激が強くなります

背中

背筋を伸ばすことは
正しい姿勢の基本!

＼さらにやってみよう!／

ねこ背改善
厳選ストレッチ

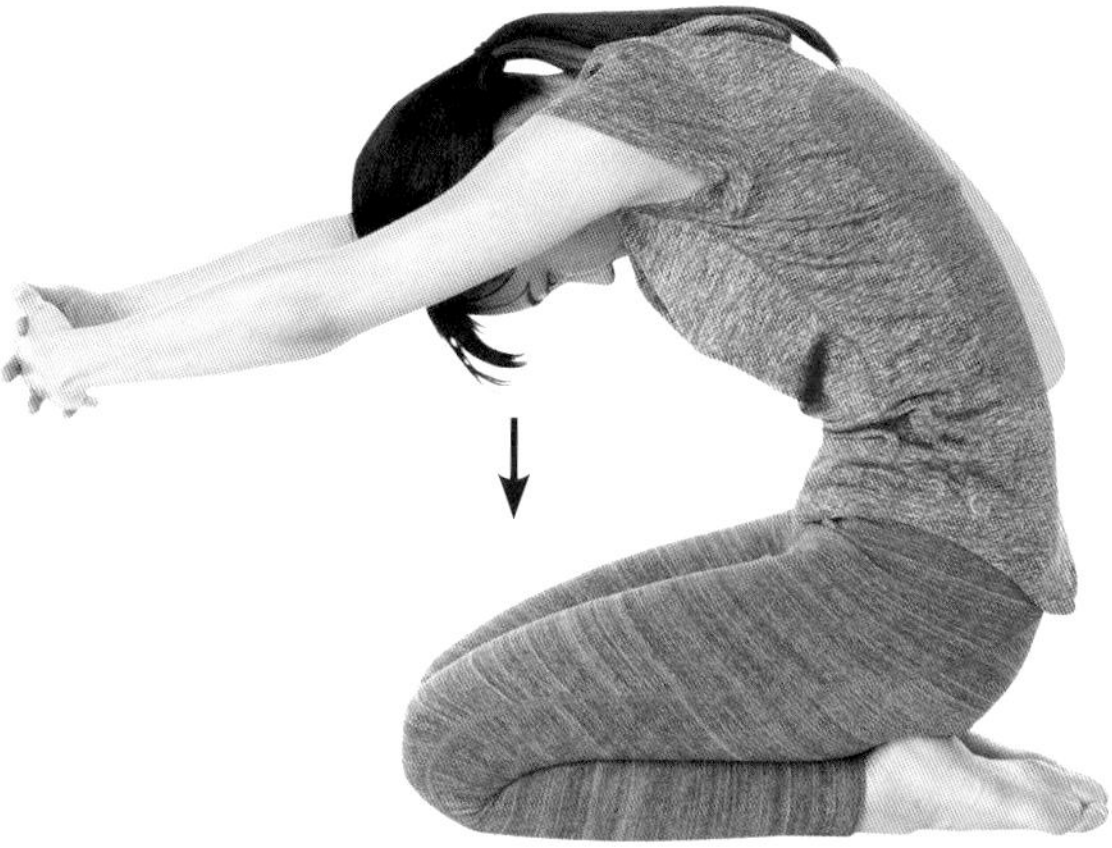

背中Ⅰ

正座をし、指を組んだ両腕を前方に伸ばして背中を丸めていきます。頭を下げると背中に十分な伸びを感じられます

肩甲骨が左右に開くことを意識しながらやってみましょう

背中Ⅱ

仰向けになり、両足をそろえて頭方向に投げ出します。つま先を床につけた姿勢をキープ。背中に伸びが感じられます

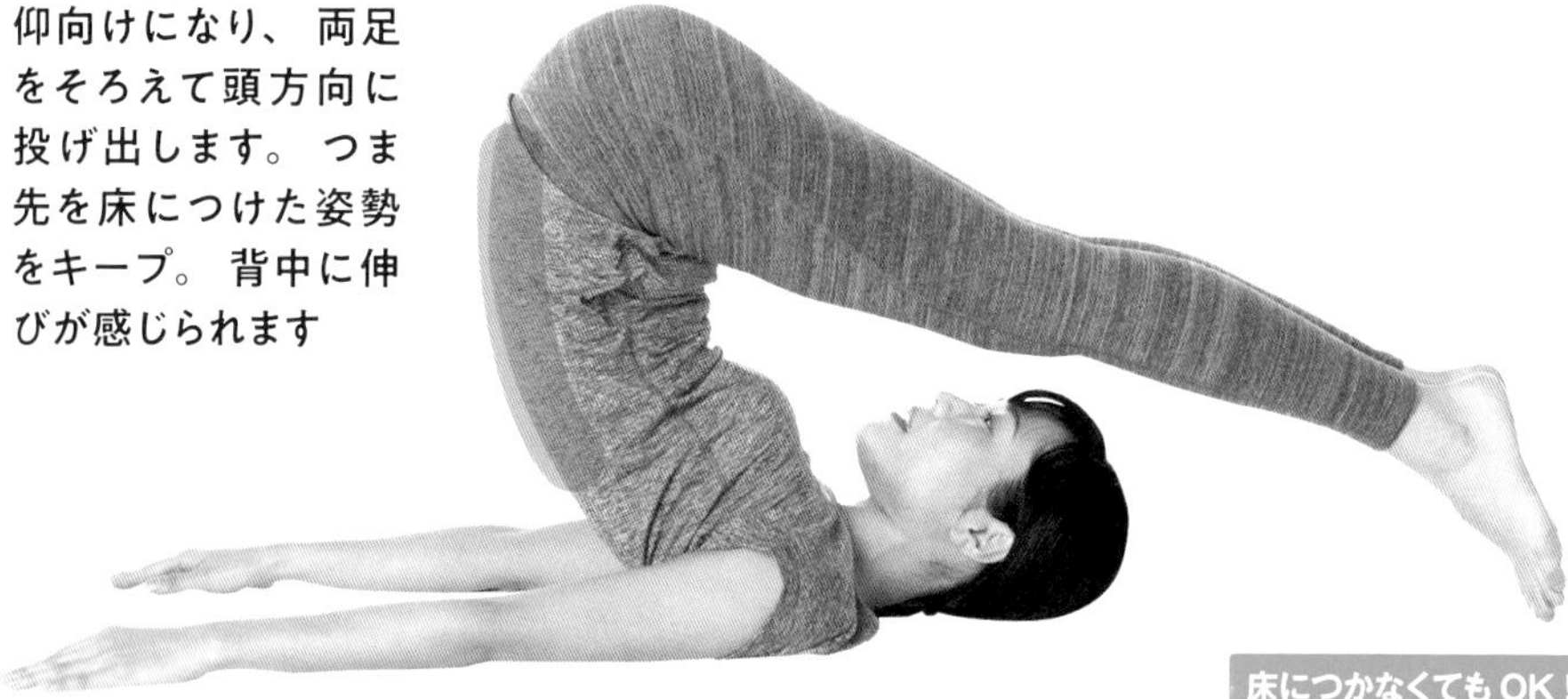

床につかなくてもOK!

つま先が床につかなくてもOK。できる範囲でやってみましょう

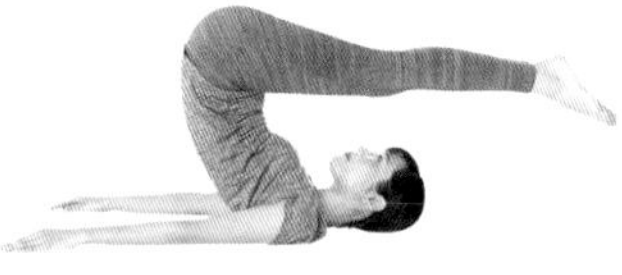

胸

胸を張る習慣を
身につけておきたい!

胸 I

真っすぐに立ち右手を壁につけ、視線は前方に向けてしっかりと胸を張ります。伸びている箇所は胸の右部分。左右ともにやってみましょう

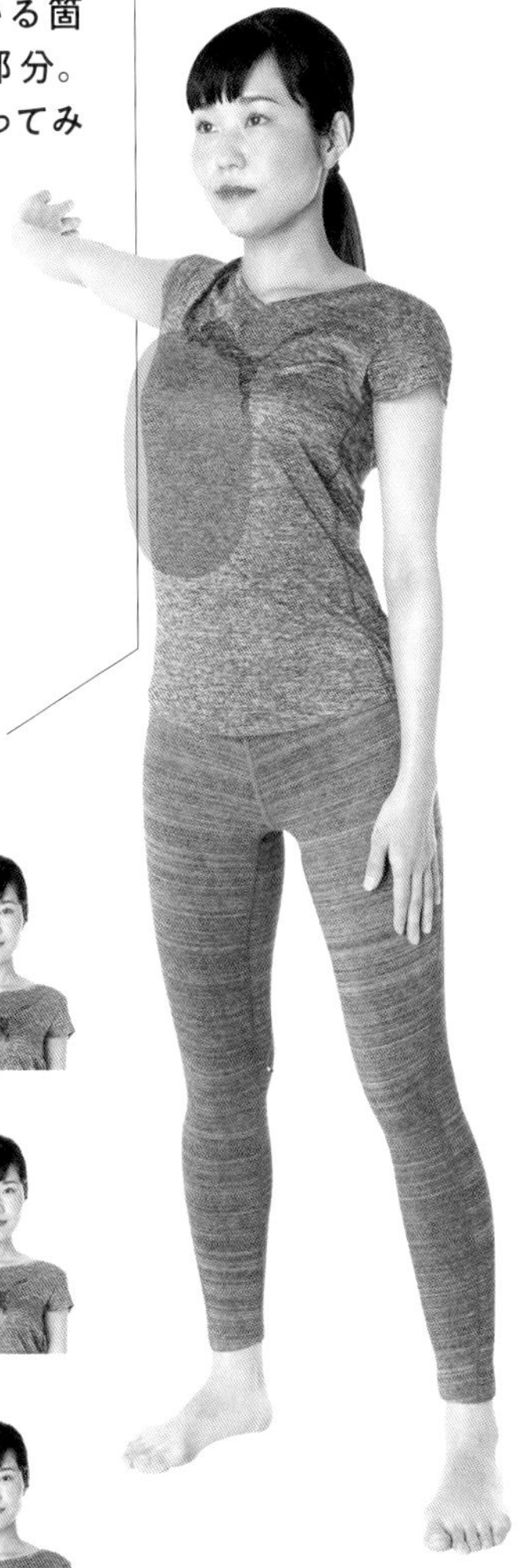

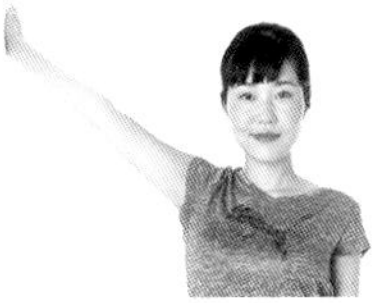

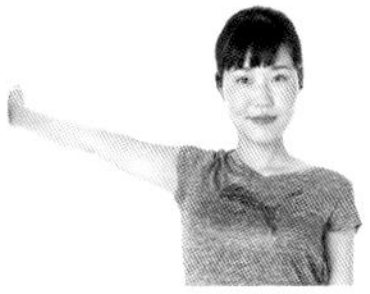

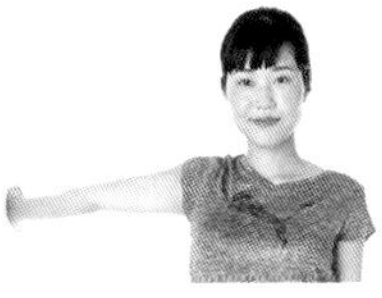

壁に手をつく位置を変えることで、異なる方向に胸の筋肉を伸ばすことができます

胸 II

あぐらをかいて座り、両手を重ねて腕を真っすぐ上に伸ばし、胸を張ります。背中と同時に胸部分にもしっかりと伸びを感じましょう

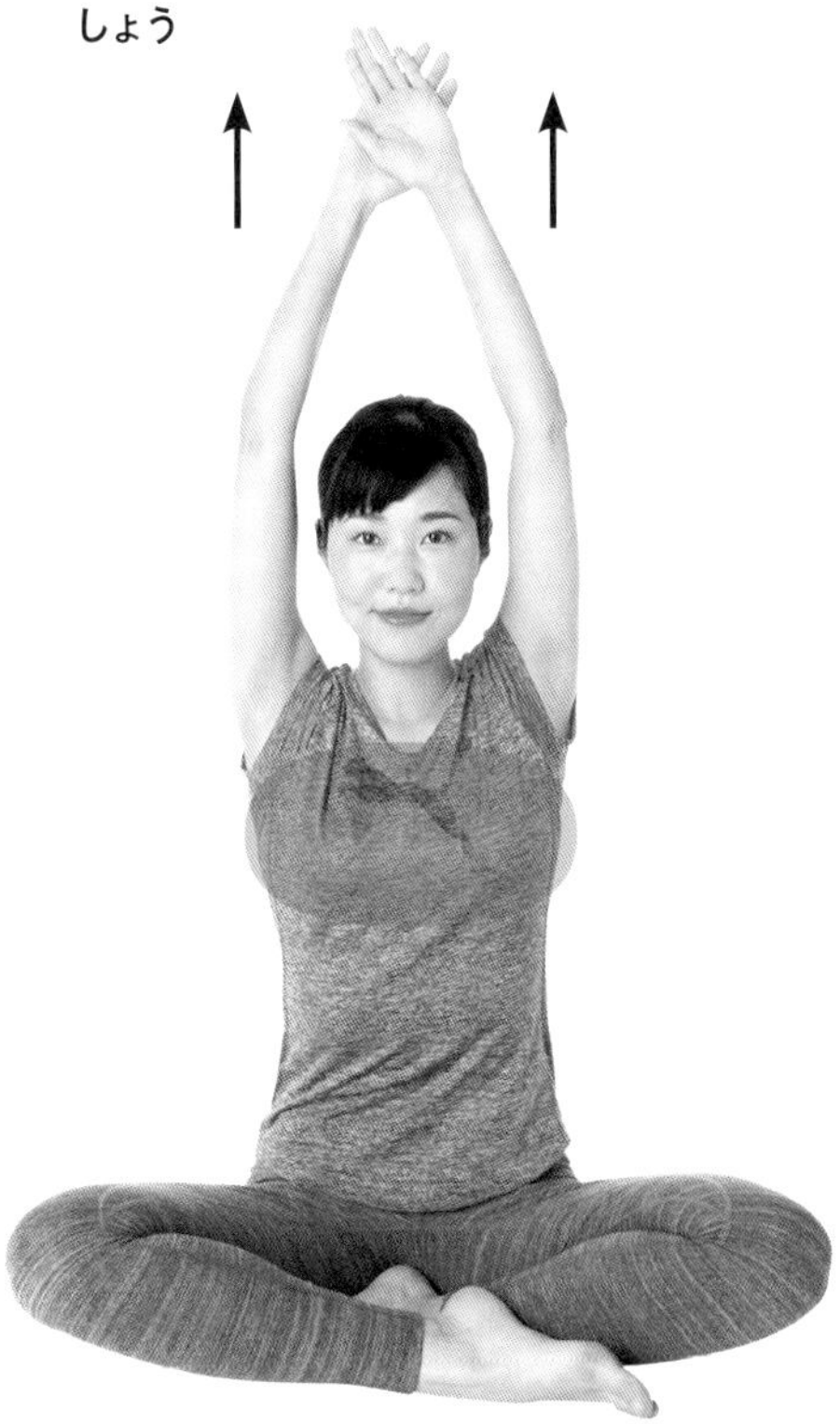

視線は正面に向けて、上半身の伸びを感じましょう

ストレッチでやせますか?

多くのストレッチ本で必ずといっていいほど取り上げられるこのテーマ。果たして本当はやせるのか、やせないのか。柔軟王子が科学的に解説します

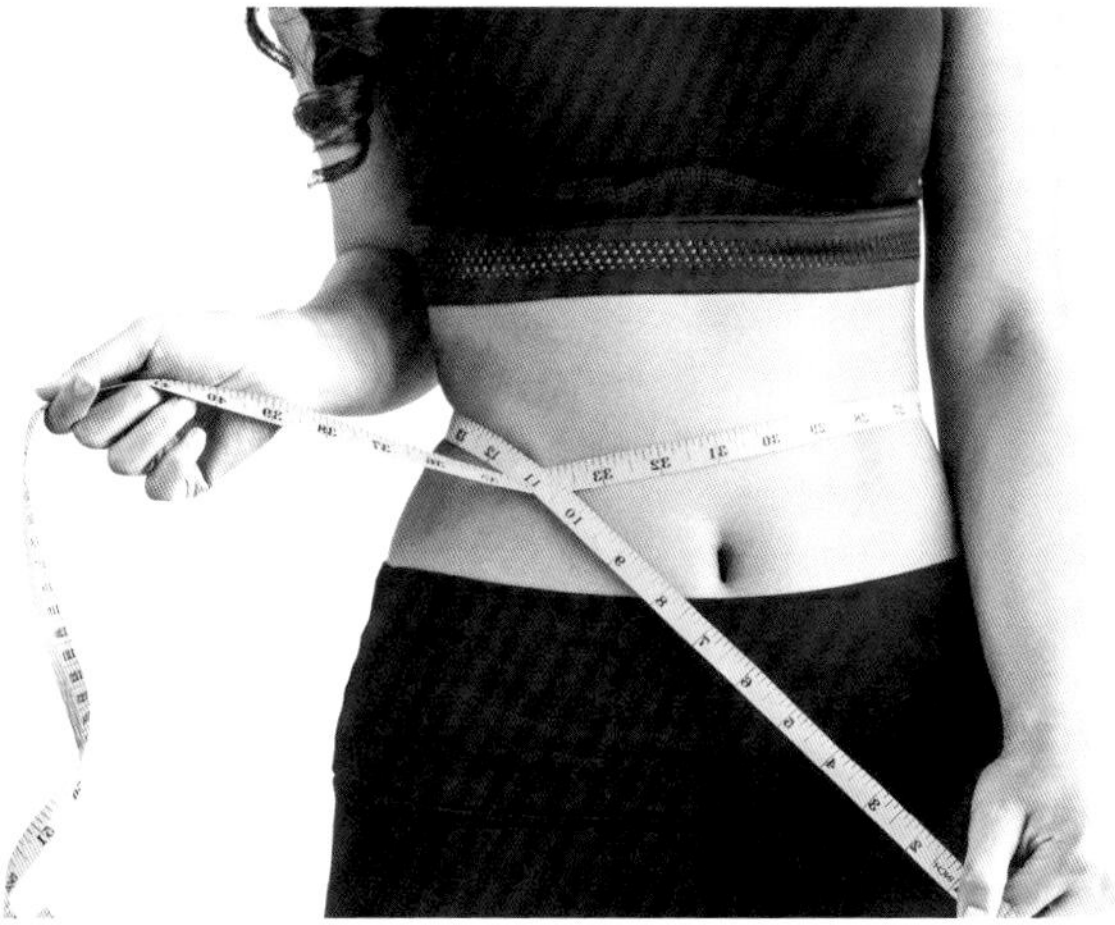

直接的にやせる効果はない！ しかし…

これは、本当に多くの方から質問を受けます。ややこしいことに「やせる」という意見と「やせない」という意見が混在しているのが実情です。

私は、基本的にはストレッチだけで直接的にやせる効果は期待できないと考えています。なぜなら、筋肉の柔軟性と基礎代謝量には相関関係がないとされており、柔軟性が高まることで基礎代謝が高まるということはないからです。

また、ジョギングやエアロビクスのような有酸素運動に比べてストレッチ自体の運動強度は低く（参考データ：国立健康・栄養研究所「改訂版『身体活動のメッツ（METs）表』）、消費カロリーは少ないことからやはり直接的にやせる効果はないということになります。

ただし、ストレッチにより各関節の可動域が広がることで動きやすくなるため、カラダの動きが大きくなります。あまり意識しなくても生活の中

での運動量が自然と増えるためにカロリー消費が増え、代謝がよくなるので結果としてやせるという副次的な効果は期待できます。

トップギアストレッチならさらに効果倍増

本書で紹介している「トップギアストレッチ」では、筋膜アプローチ（筋膜リリース）を行いますが、筋膜リリースで筋膜や筋肉を押しほぐすことにより、血液の流れが速やかに改善されますので血行や新陳代謝がよくなります。実際、体験された方からは全身がポカポカして血行がよくなっているのを感じる、とよく言われます。結果としてカロリー消費につながり、やせるという副次的な効果が期待できるのです。

とくに寒い季節には血液の流れが滞って太りやすい傾向にありますから、ストレッチによって血流を改善することはとても大切です。

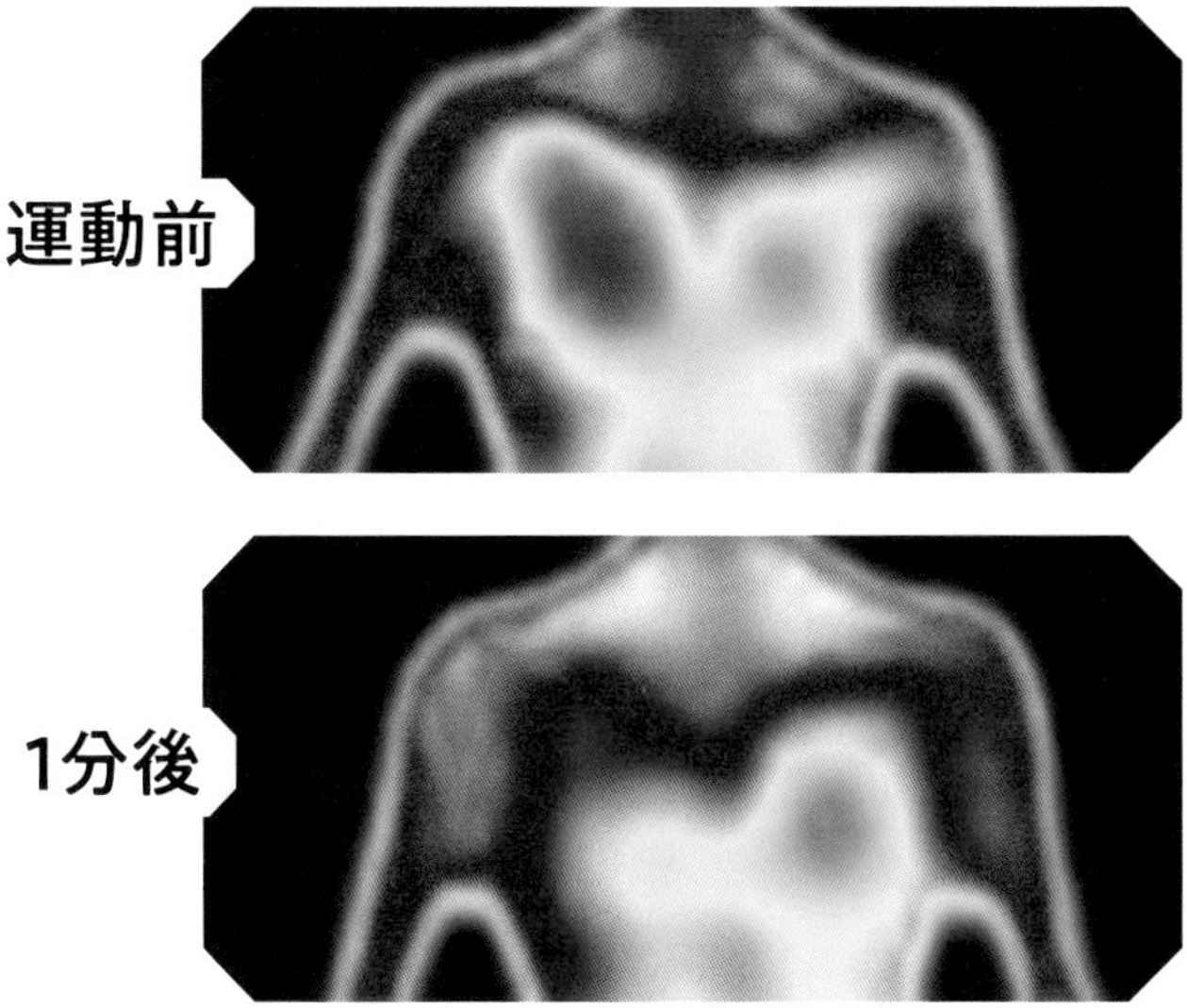

大胸筋の筋膜リリースエクササイズの前後のサーモ画像です。簡単なエクササイズですが短時間でも胸の上部（向かって左側）の温度が約2～3度も上がりました

機材協力：ユカインダストリーズ株式会社

グッスリと眠り、疲れをとりたい

夜、グッスリと眠れるか否か、一日の疲れをしっかりと取り除けるか否か。言うまでもありませんが、睡眠の質が翌日のコンディションを大きく左右します。いや、それだけではありません。年齢を重ねても健康であり続けるかどうかにも大きな影響を及ぼすのです。

「朝起きた時、カラダがだるい」

そんな風に感じている人は、ベッドに、あるいはふとんに入る前にストレッチでカラダをゆるめることをオススメします。

短時間で構いません。リンパ液や血液が滞りがちな首や足の付け根を伸ばしてゆるめ、下半身の血液循環を促進させることから始めてみましょう。ストレッチがあなたの睡眠を変えてくれます。

TARGET

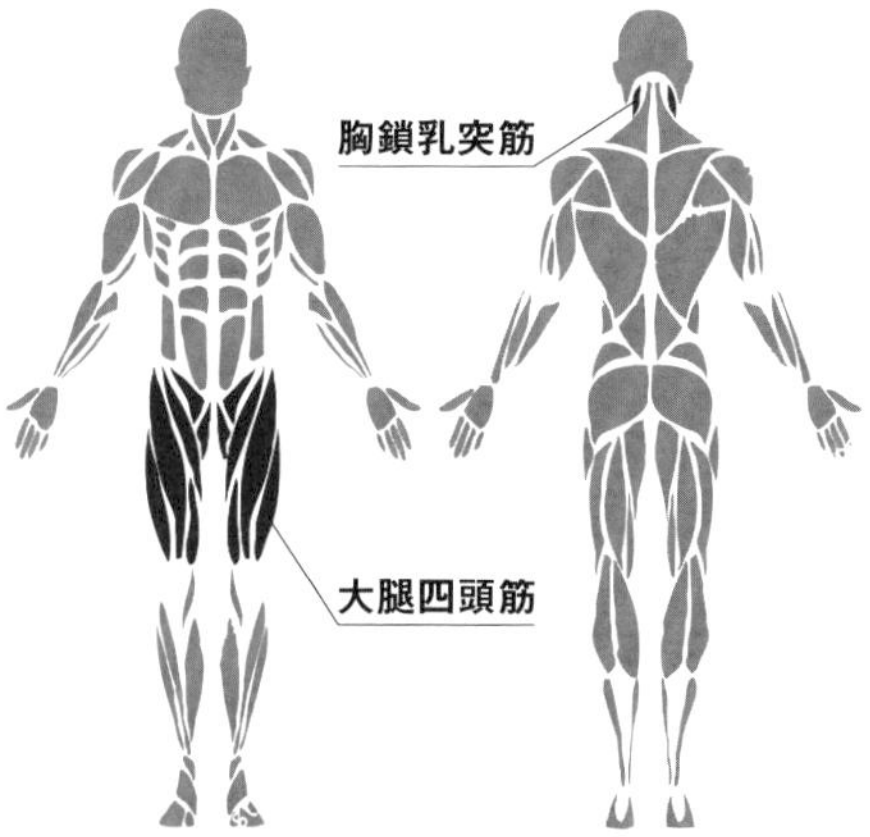

首まわりと下半身をゆるめると、リラックスした状態で深い眠りにつくことができます

P48~53の
動きを動画で
Check!

https://hyper-body.com/mh04

Brain science approach

脳科学アプローチ

快眠ストレッチ①

首は重たい頭部を支えていますので疲労がたまりがち。さらに、スマホを使い続けるうちに首がガチガチに緊張してしまう「スマホ首」も増えているので、常に柔軟にしておきましょう

首のストレッチ

1

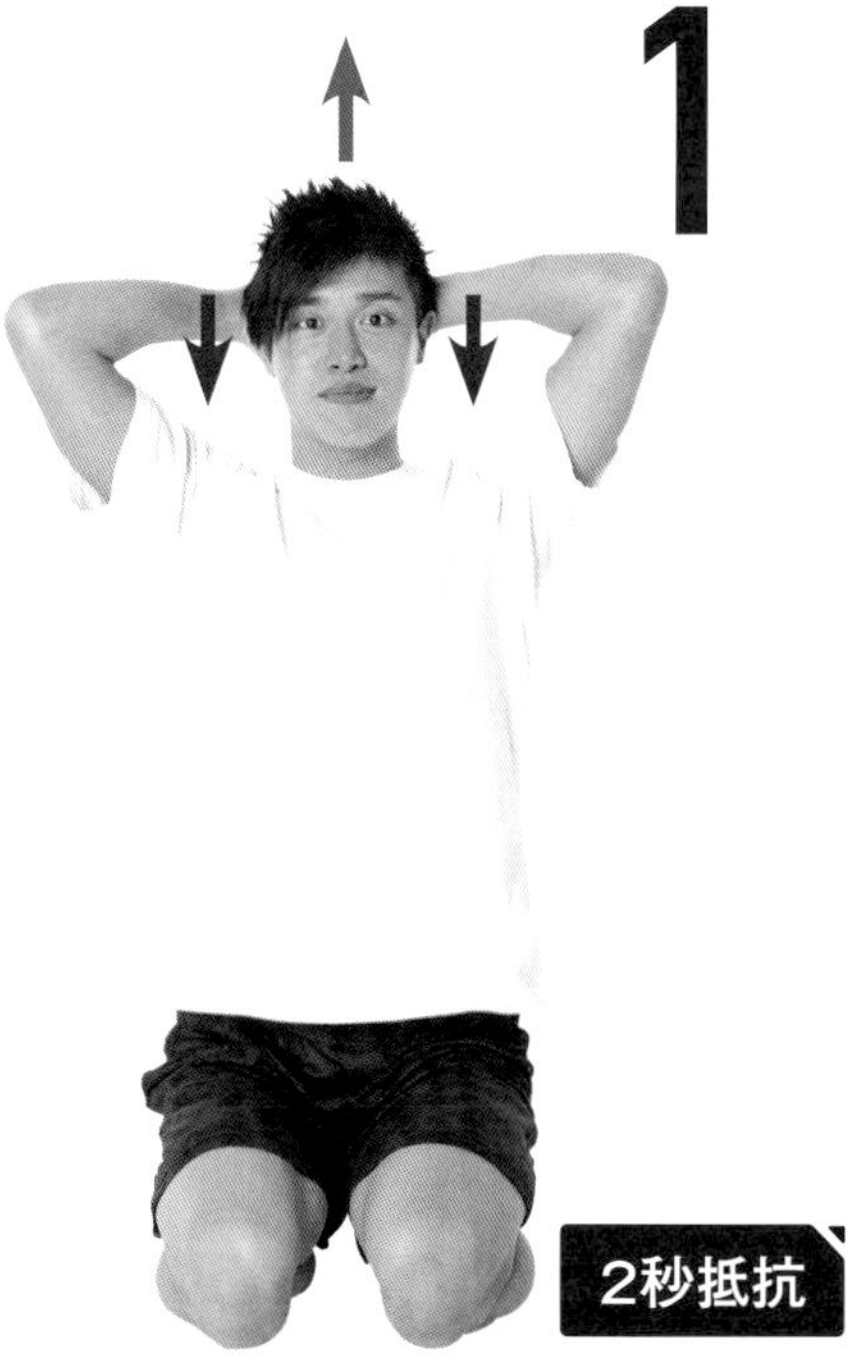

両手を頭の後ろで組み、前へ倒すように力をかけ、首の力でそれに抵抗します

2

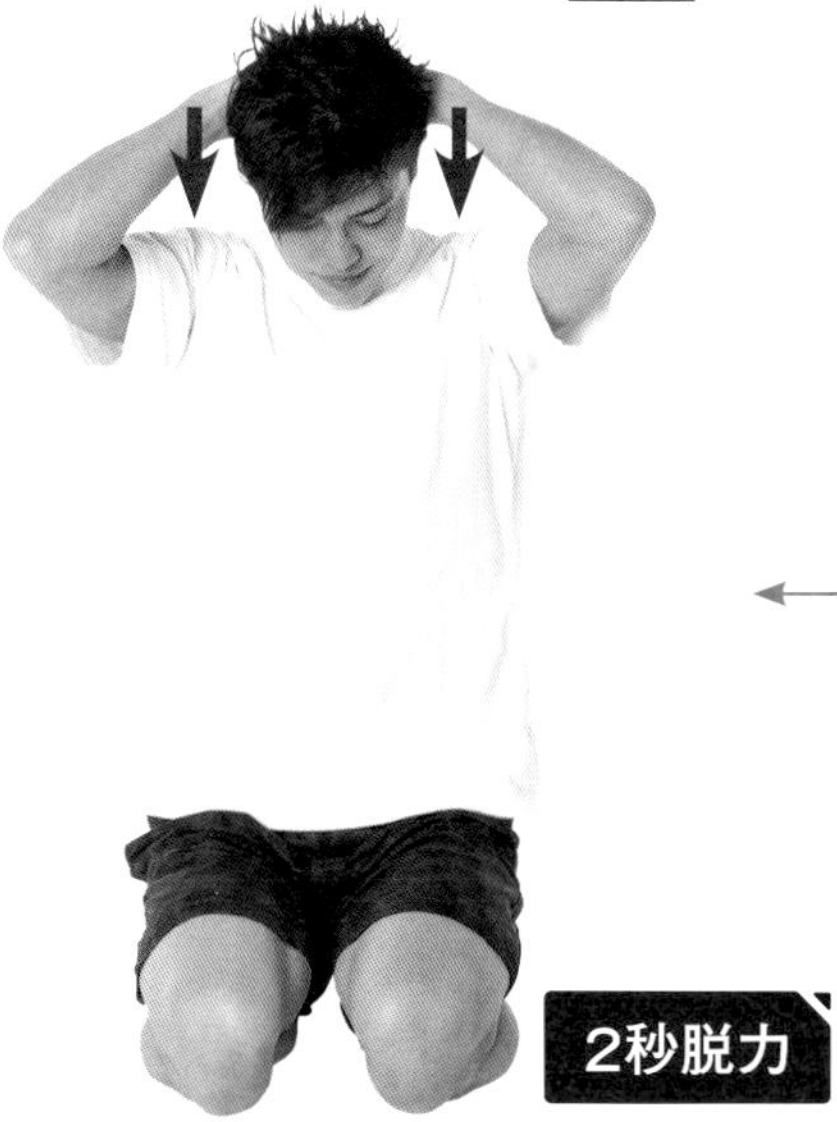

首を脱力し、手で首を倒します。その位置から1、2の動きを3回繰り返しましょう

Check!

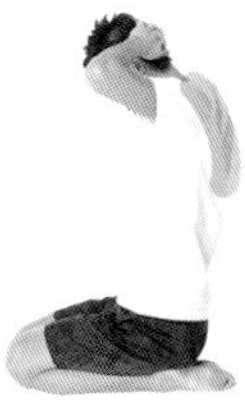

首の後ろが伸びていることを意識します

快眠ストレッチ②

階段の昇り降りや歩く、走る、立ち上がるなど、生活の多くの場面で使われるため、疲労がたまりやすい部位であるもも前側。しっかり伸ばして、疲れを取り除きましょう

もも前側のストレッチ

1 左ひざを曲げて足の甲で床を下に押し付けます。足の付け根付近（鼠径部）の伸びを感じましょう

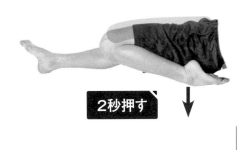

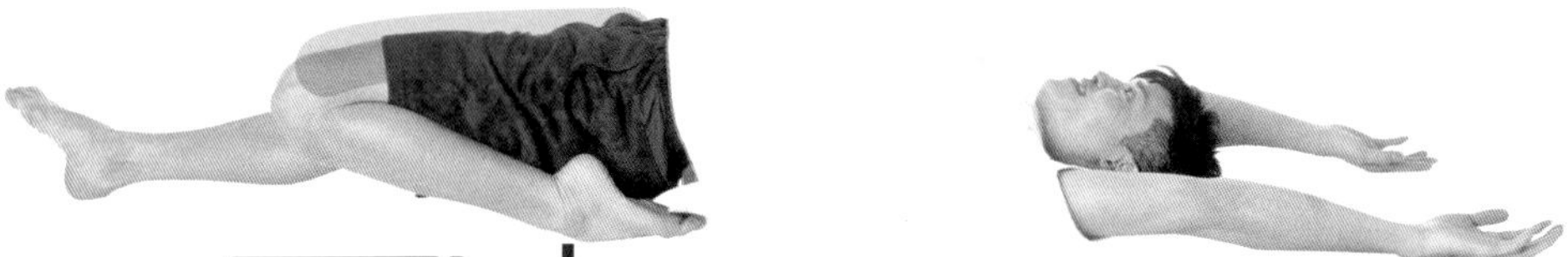

2秒押す

2 全身を脱力し、リラックスします。1、2の動きを3回繰り返します。左右ともに行いましょう

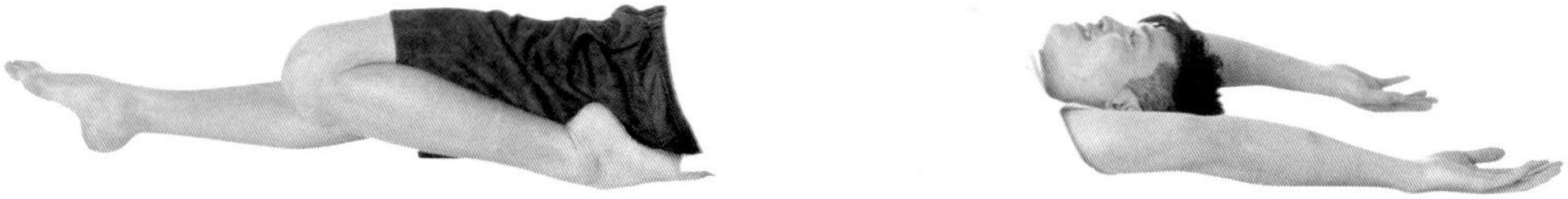

2秒脱力

首

1 仰向けでフォームローラーに後頭部を乗せ、左右に首を倒します

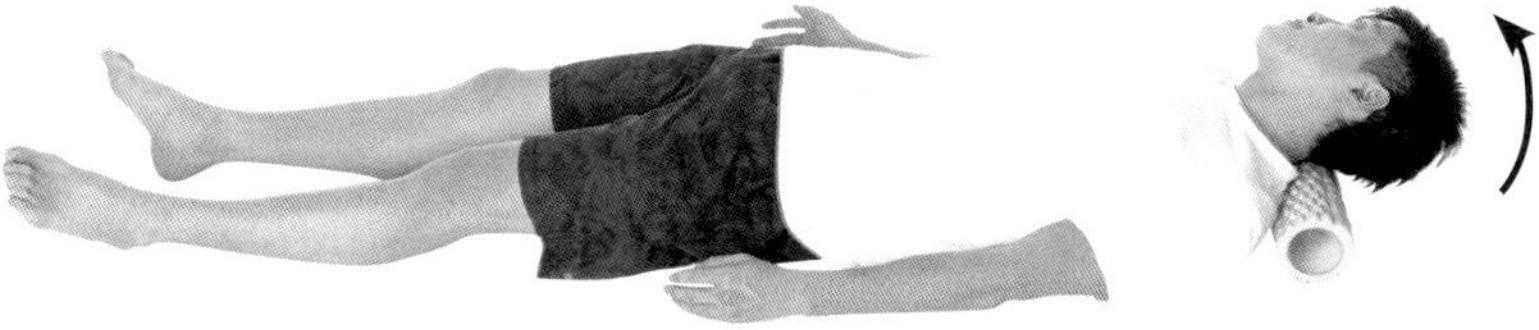

2 フォームローラーの位置を上下に動かしながら、首〜後頭部にかけてをゆるめます

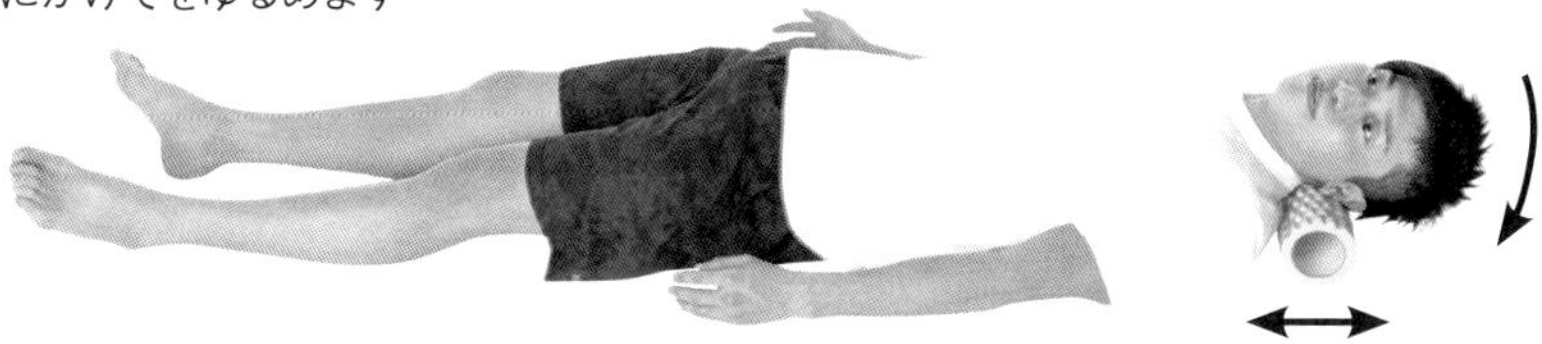

もも前側

うつ伏せでフォームローラーにももを乗せます。腕の力でカラダをコントロールして、足の付け根付近(鼠径部)からひざまでをゆるめます。71ページ下段の動きも参考になります

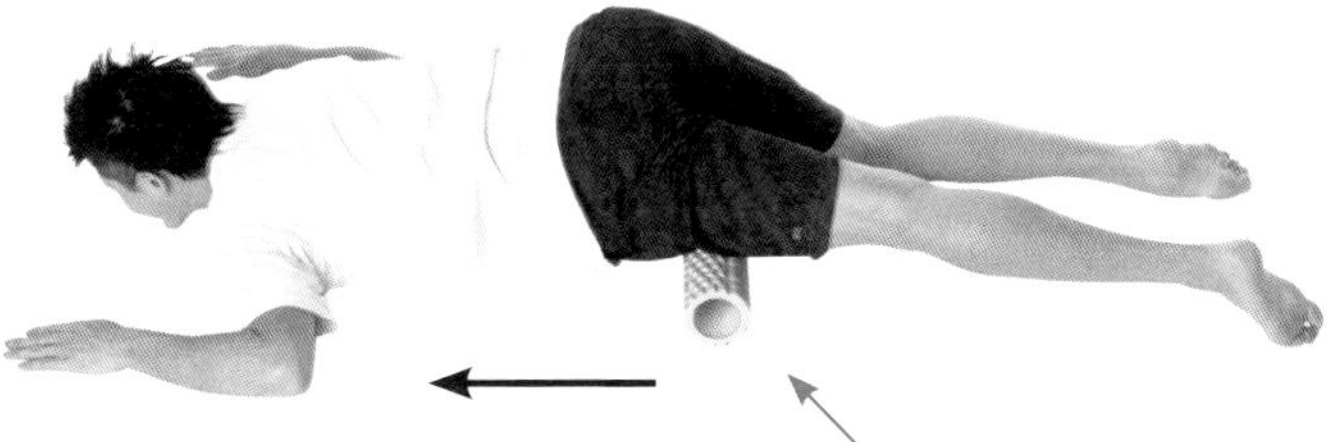

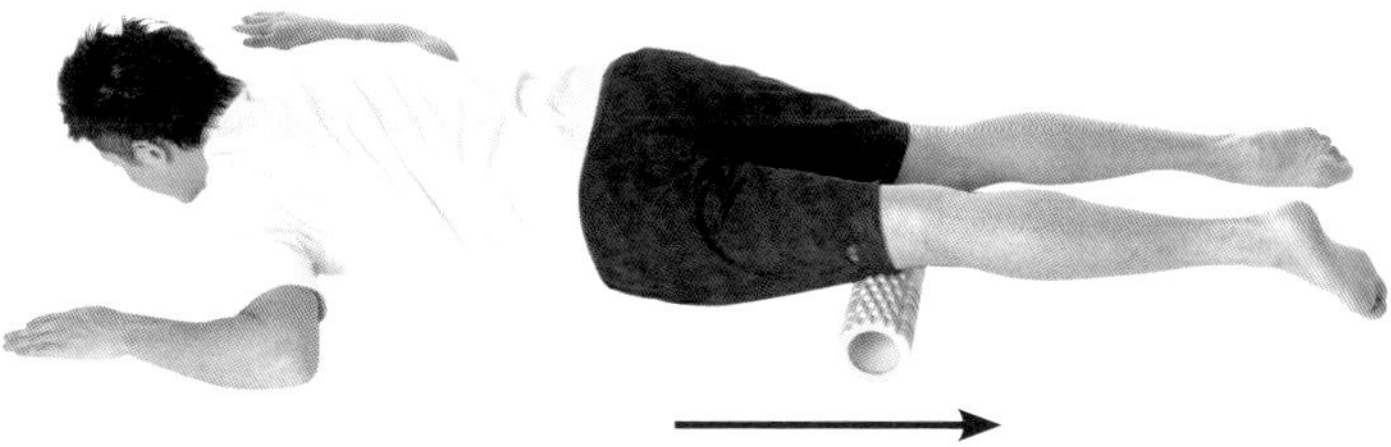

首

リラックスを求めて
首をケアしていく!

＼さらにやってみよう!／

快眠
厳選ストレッチ

頭をさまざまな方向にゆっくりと動かし、首まわりを柔軟にしていきます。眠る前にベッド（布団）の上で正座をして行うと安定感をもって首まわりをケアすることができます。

首 I

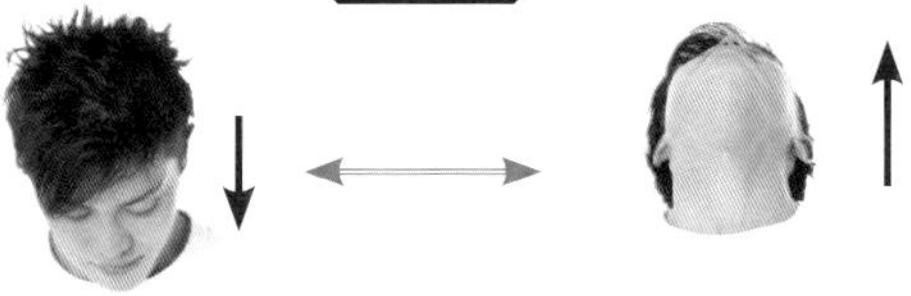

首を前後にゆっくりと
倒します

首 II

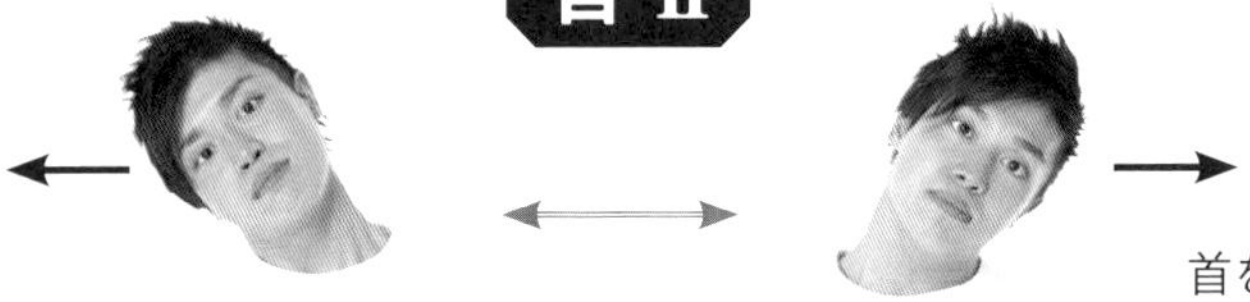

首を左右にゆっくりと
倒します

首 III

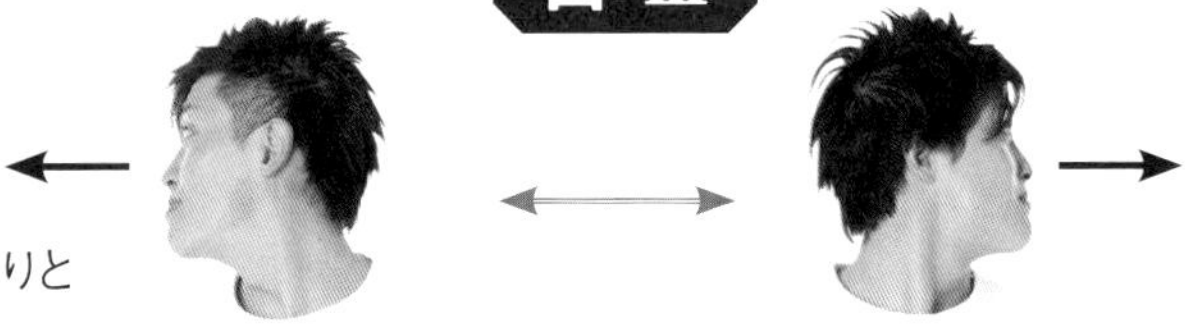

首を左右にゆっくりと
まわします

首 IV

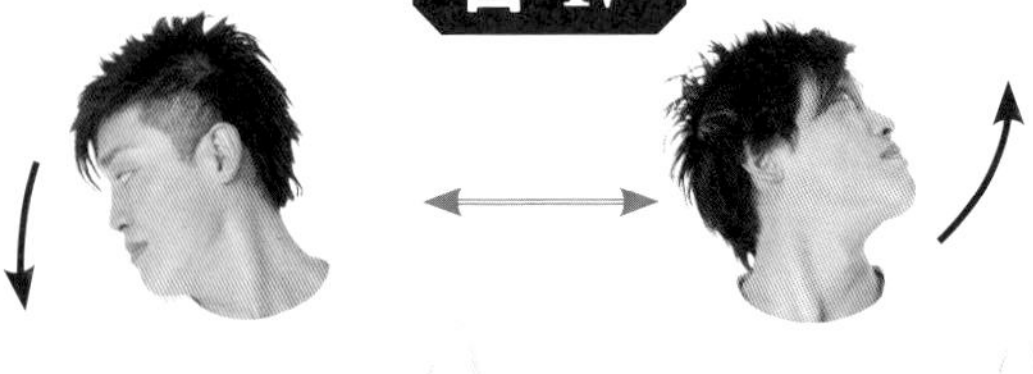

首を斜め上、斜め下に、
ゆっくりとひねります

もも前側&腰まわり

体幹部を眠る前に
ゆるめておきたい

もも前側&腰まわりⅠ

カラダを横向きにして両手を床につけます。足をクロスさせて上体を起こすと腰まわり、および腹斜筋、もも前側がしっかりと伸ばせます。左右ともにやってみましょう

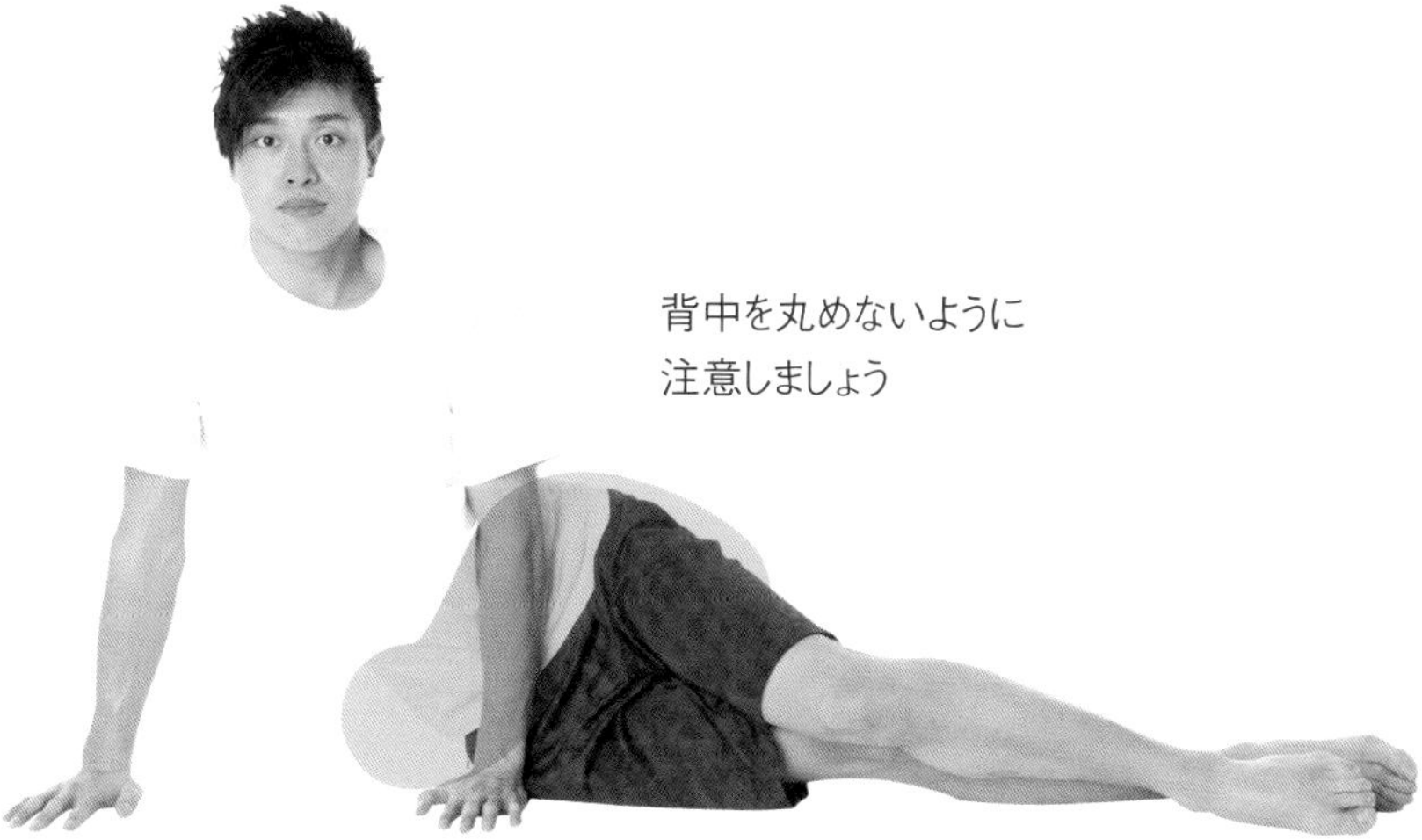

背中を丸めないように
注意しましょう

もも前側&腰まわりⅡ

仰向けに寝て両腕を左右に広げます。右足を外側に曲げ、右ひざの上に左足をのせ重みをかけ骨盤まわりを深く伸ばしましょう。左右ともに行います

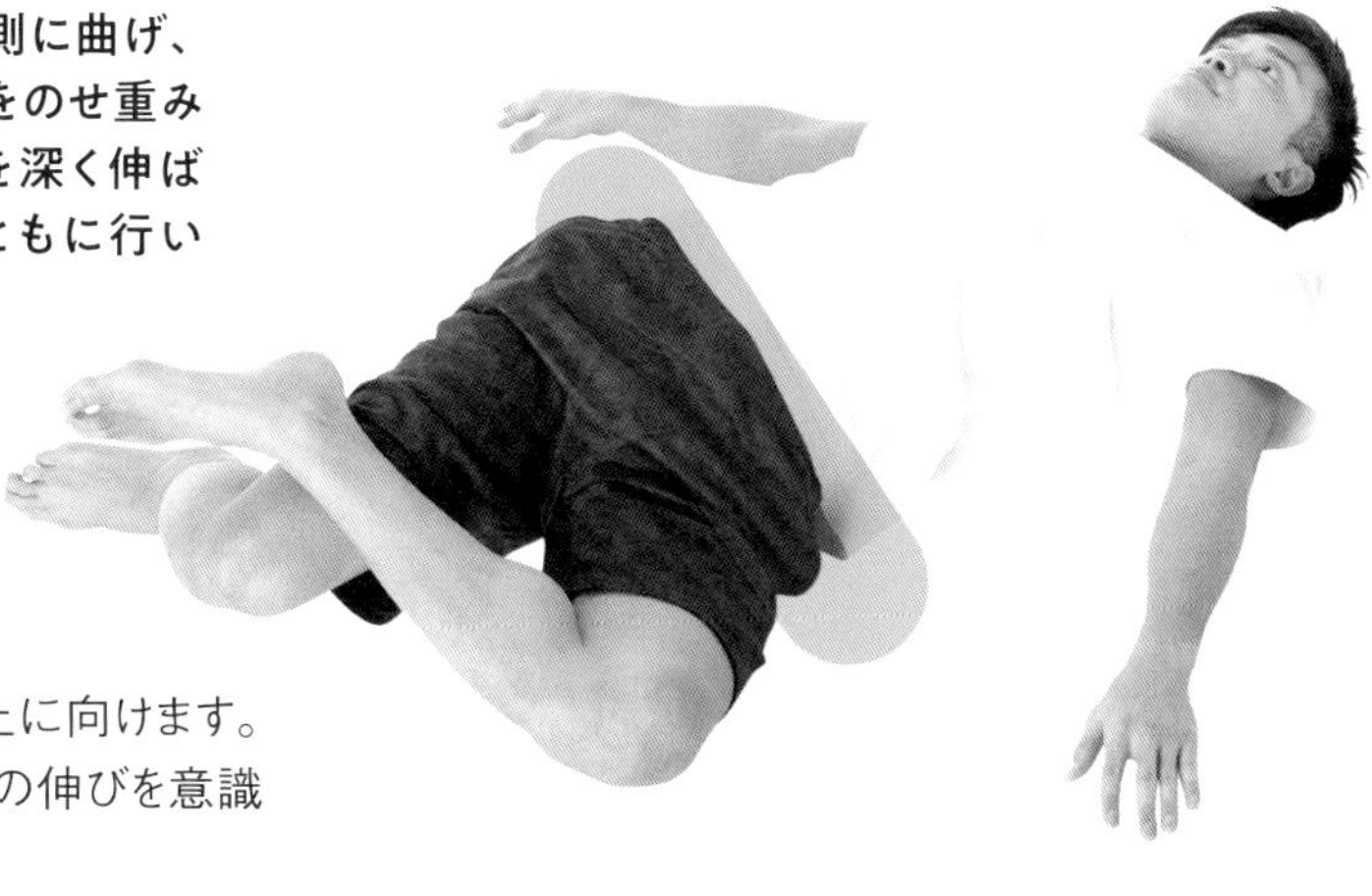

視線は真上に向けます。
骨盤まわりの伸びを意識
しましょう

代謝のよいカラダを目指したい

エネルギーの消費量だけを考えれば、ストレッチ自体に、ダイエット効果はほとんどありません。しかし、ストレッチを始めたことでダイエットに成功した人は数多くいます。それは、なぜでしょうか？

答えは、ストレッチには「カラダの質」「動きの質」を変える効果があるからです。

まずは、カラダを伸ばしてゆるめることで血液循環が促進されます。そして、カラダに柔軟性を宿すことで日常生活において、手先だけを使うのではなく体幹主導で動くようになります。

これにより、代謝量がアップし、「太りにくいカラダ」が実現するというしくみです。ここでは大きな筋肉のある箇所、胸とお尻をケアしてみましょう。

TARGET

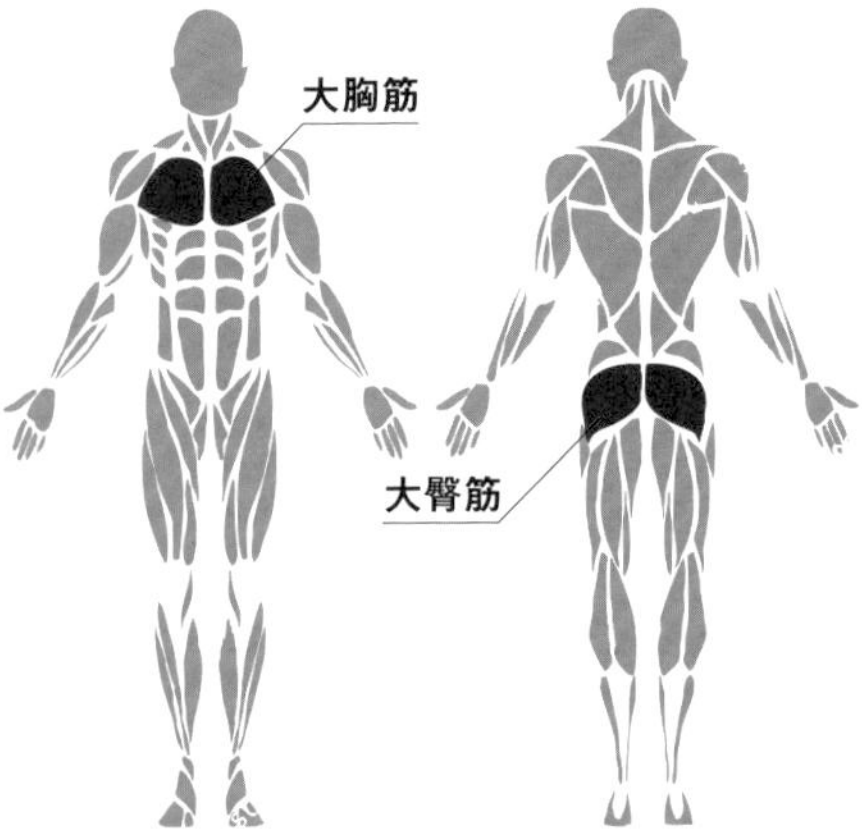

胸部と臀部にしなやかさを宿すことで、体幹主導の動きが実現し、代謝がアップします

P54~59の動きを動画でCheck!

https://hyper-body.com/mh05

Brain science approach

脳科学アプローチ

代謝UPストレッチ①

股関節はさまざまな方向に動きますが、それを支えるのがお尻の筋肉です。この部分の柔軟性を高めると、代謝がよくなるだけでなく股関節の動きがスムーズになります

お尻のストレッチ

1 仰向けになり、左足を右足側に曲げ左ひざと足首に手をかけて胸に引き寄せます。お尻の力でそれに抵抗しましょう

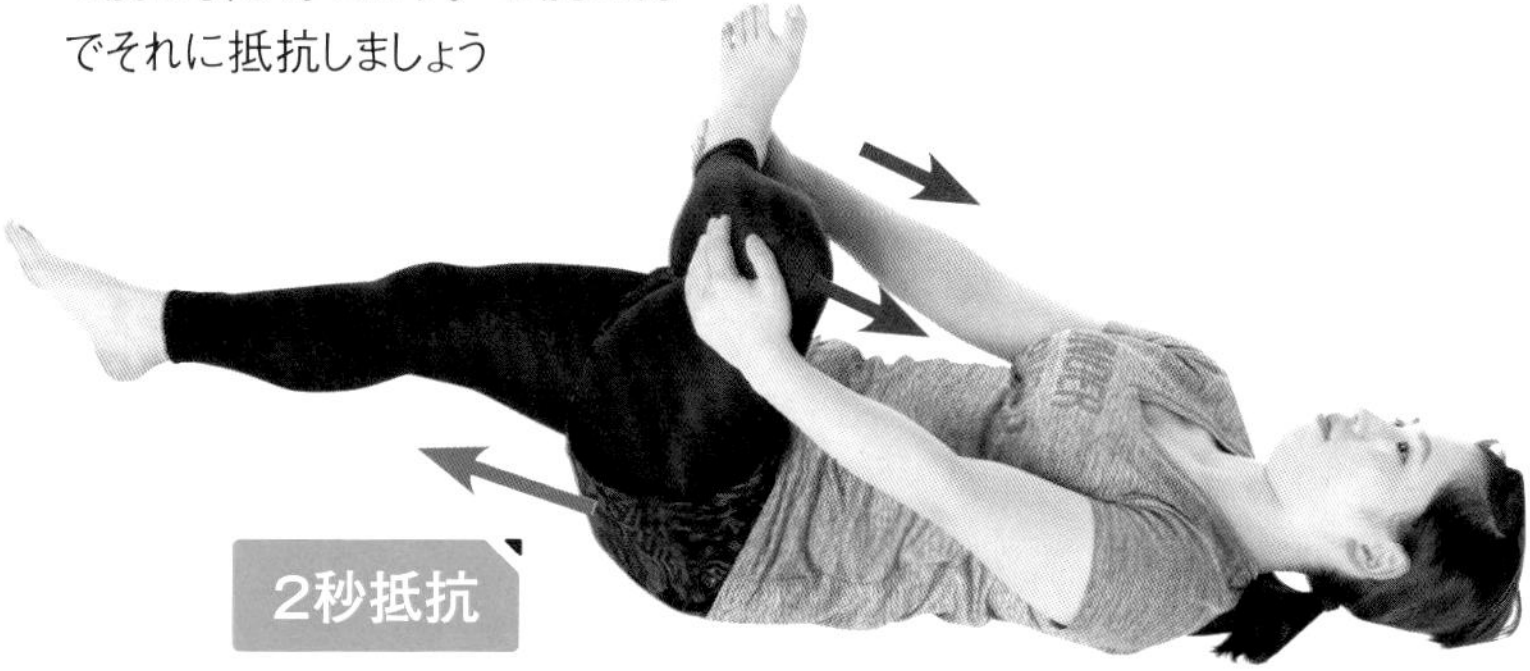

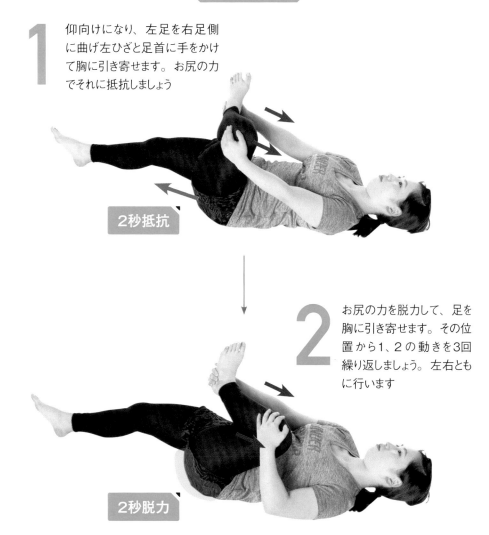

2 お尻の力を脱力して、足を胸に引き寄せます。その位置から1、2の動きを3回繰り返しましょう。左右ともに行います

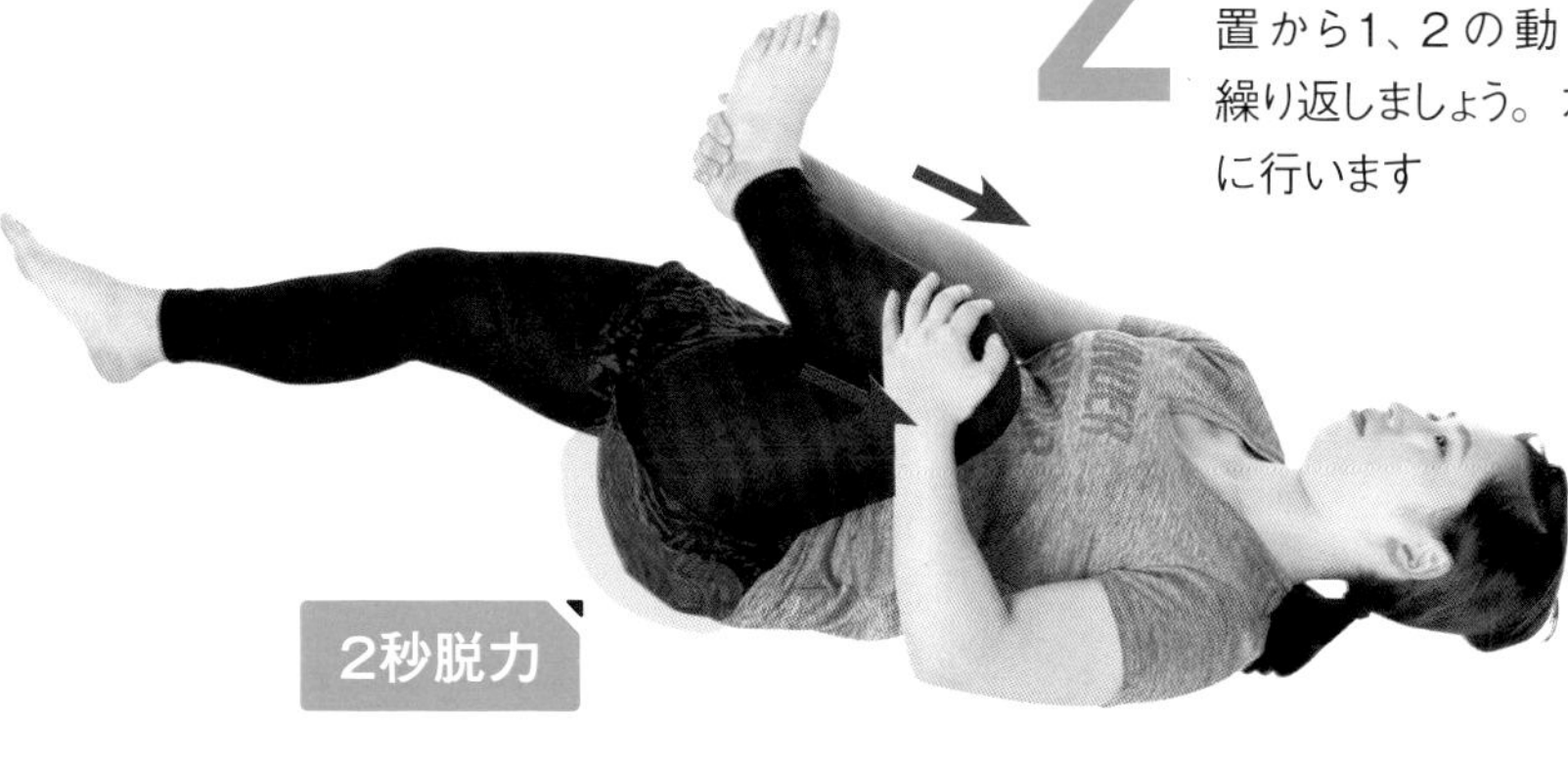

代謝UPストレッチ②

大胸筋の柔軟性が高まると、投げる、打つなどの上半身を使った運動の基本的なパフォーマンスが上がります。また、胸が開くので姿勢改善にも効果的です

胸のストレッチ

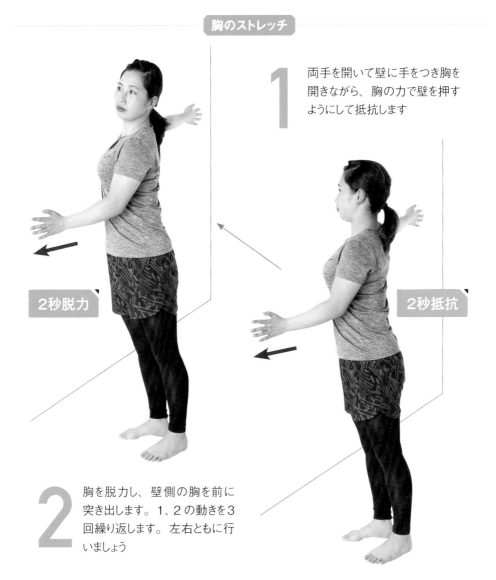

1 両手を開いて壁に手をつき胸を開きながら、胸の力で壁を押すようにして抵抗します

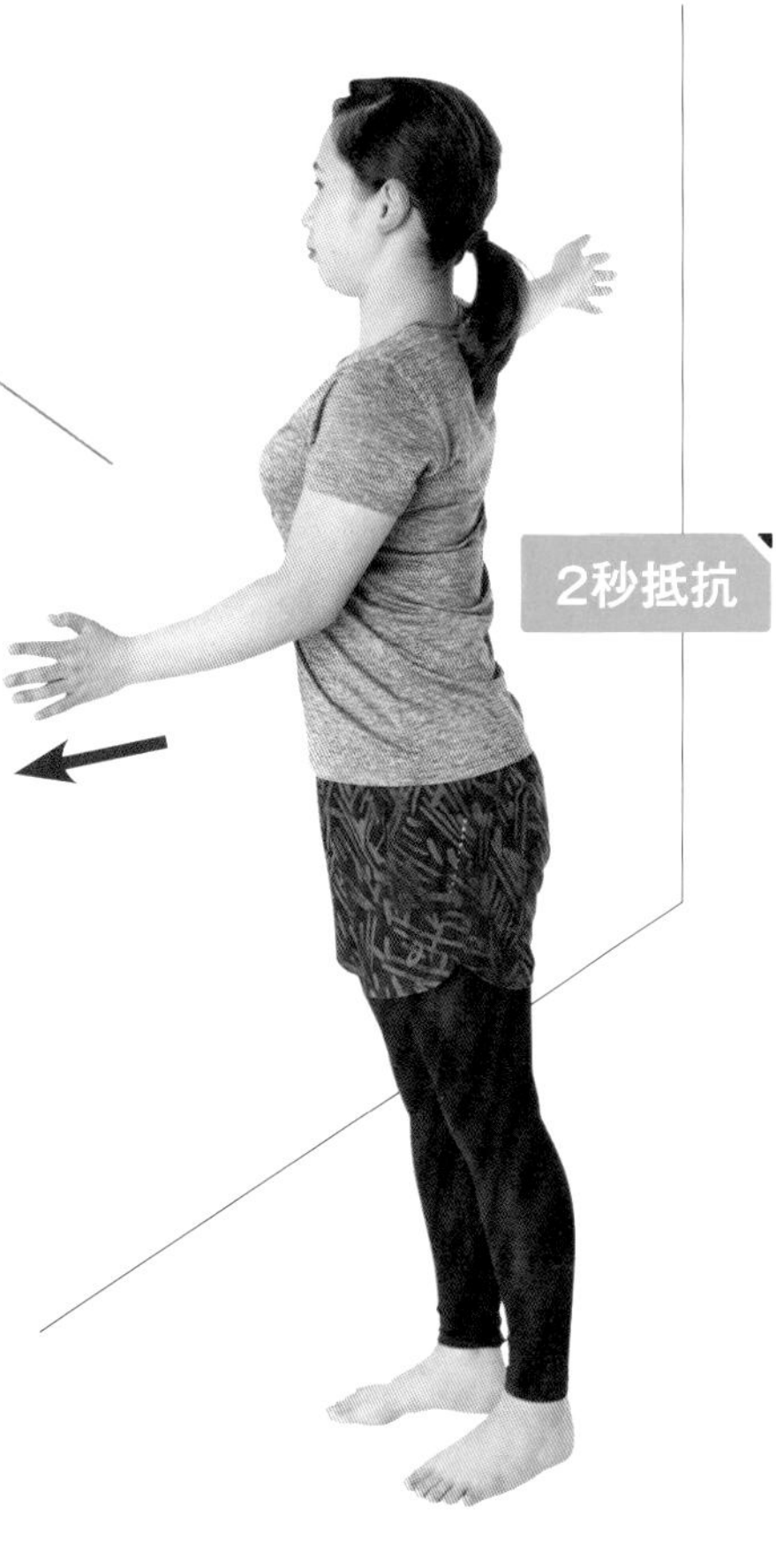

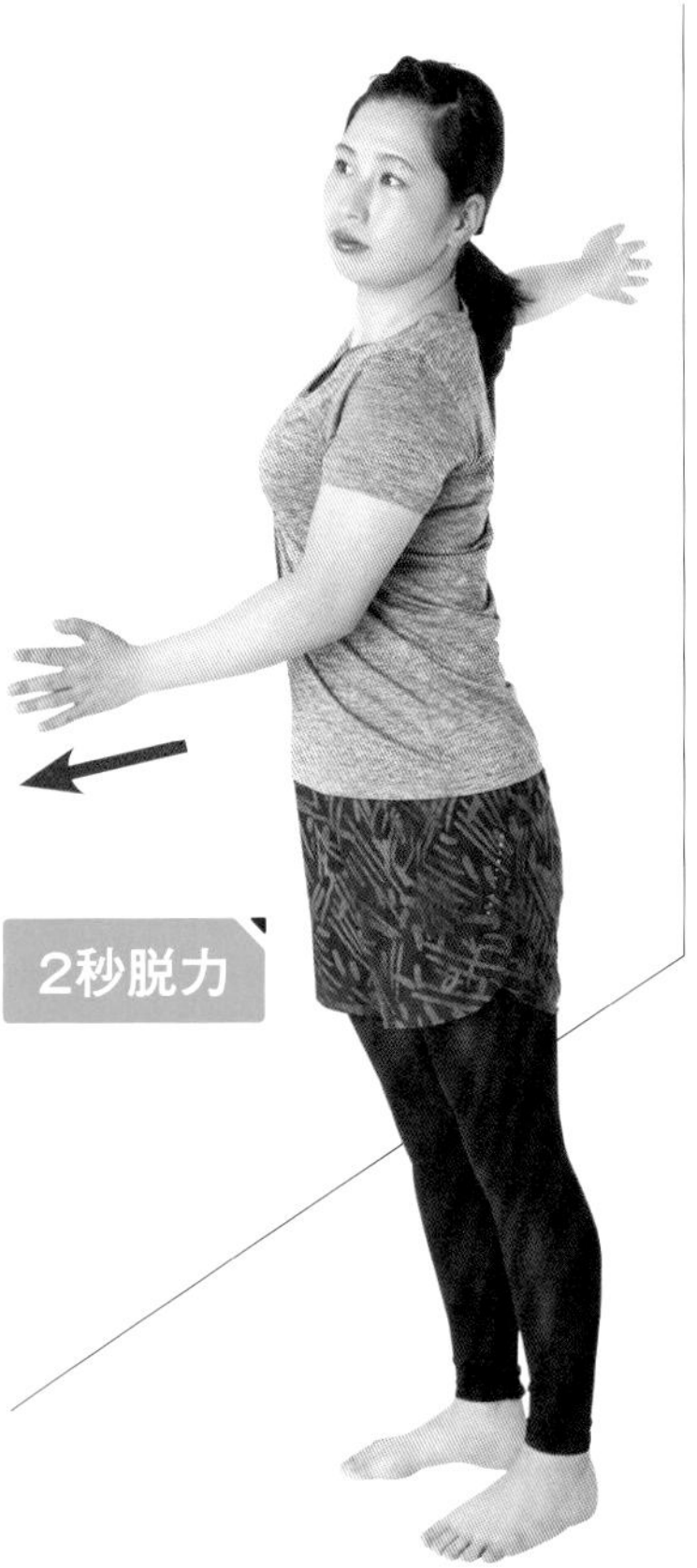

2 胸を脱力し、壁側の胸を前に突き出します。1、2の動きを3回繰り返します。左右ともに行いましょう

お尻

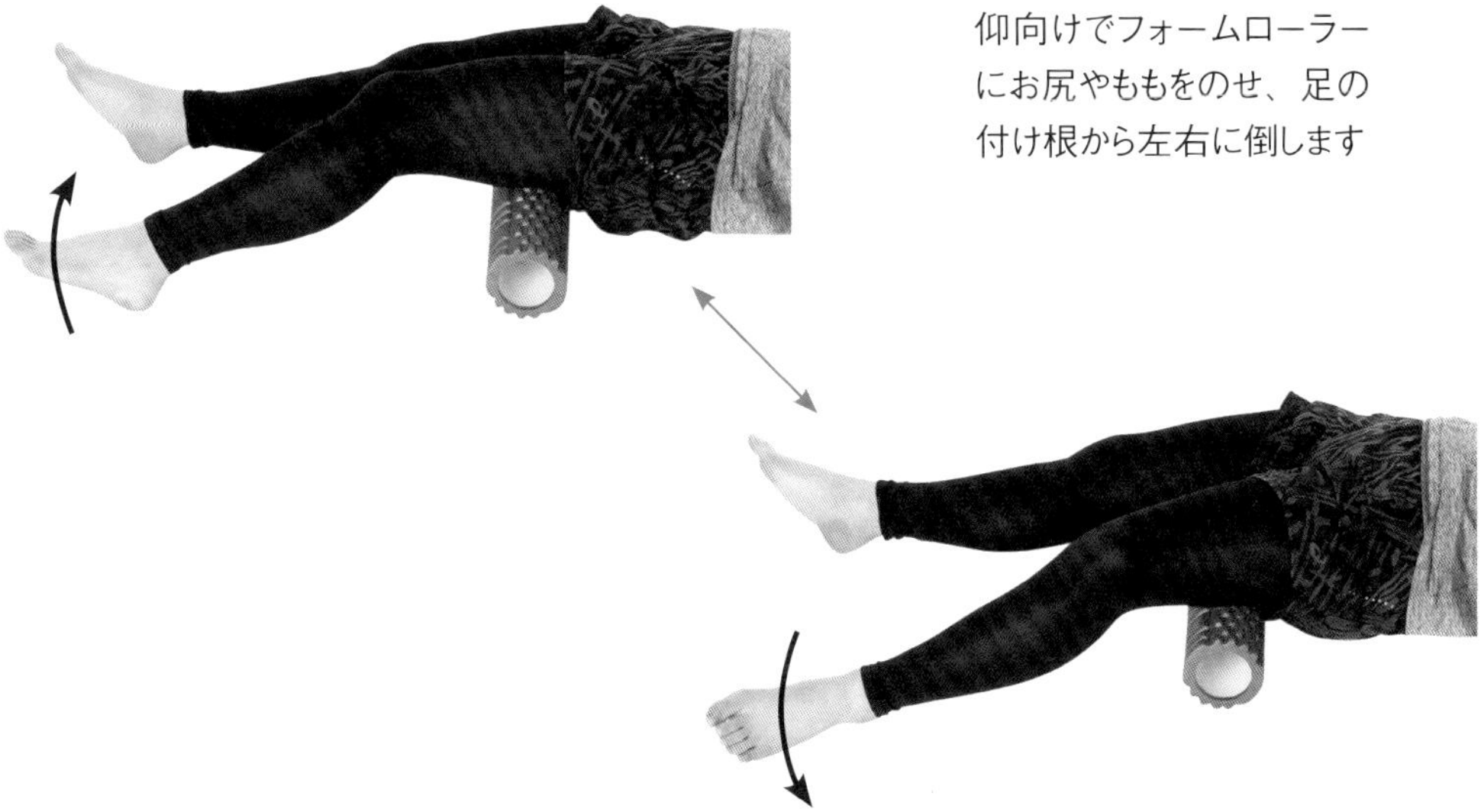

仰向けでフォームローラーにお尻やももをのせ、足の付け根から左右に倒します

胸

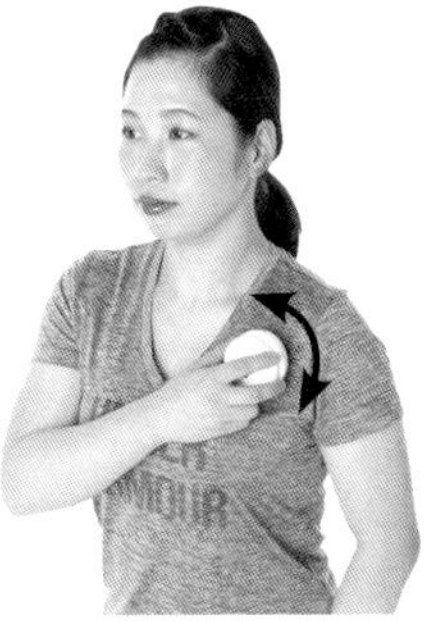

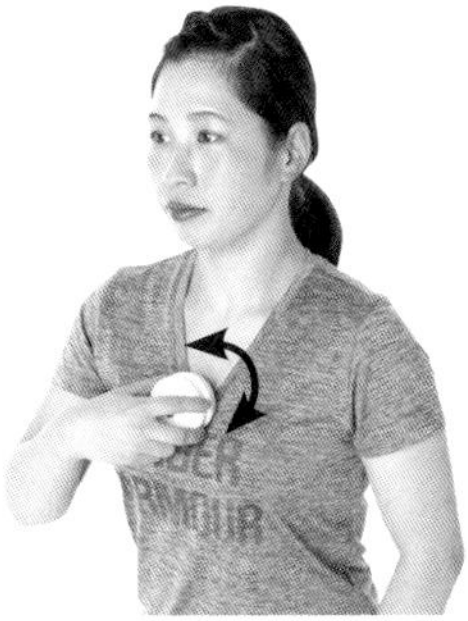

マッサージボールで大胸筋をほぐします。とくにこりやすいのは、鎖骨まわり（左）や胸の真ん中（右）などです

Check! ▶▶▶

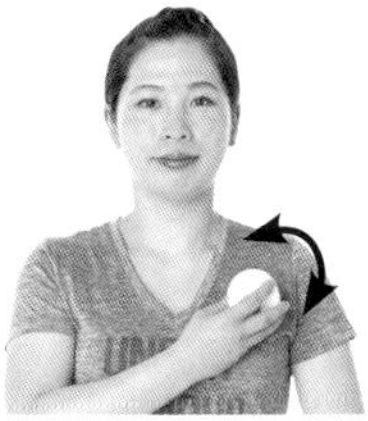

腕の付け根もこりやすいところなので、ほぐしておくとよいでしょう。

お尻

臀筋を伸ばして
体幹力を高める!

＼さらにやってみよう!／

代謝UP
厳選ストレッチ

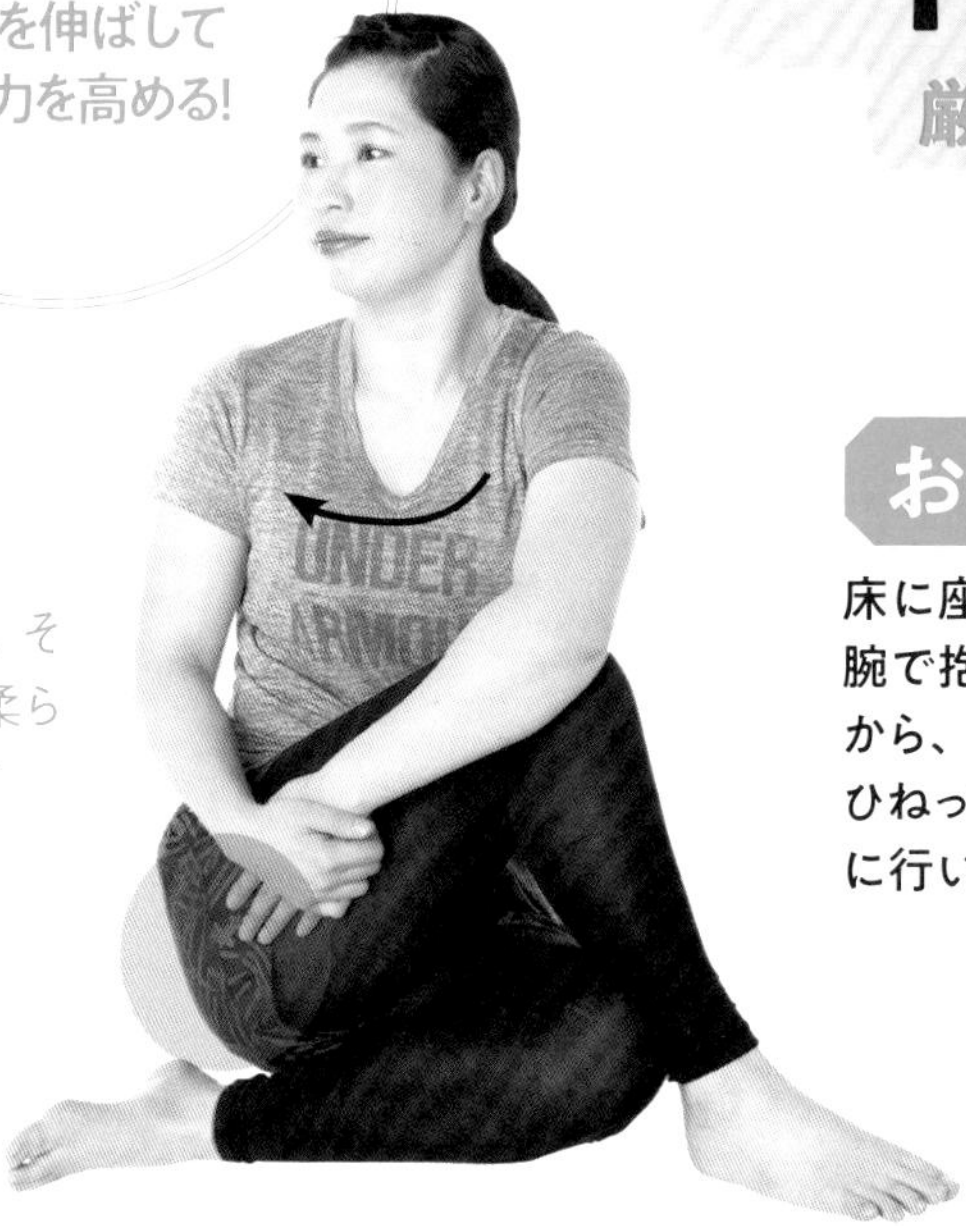

お尻とともに腰、そして体幹部を柔らかくしていきます

お尻Ⅰ

床に座り、立てた右ひざを両腕で抱え込みます。この姿勢から、上体を右側にわずかにひねってみましょう。左右ともに行います

お尻Ⅱ

右のように足を組み、片ひざを両手で抱えて、しっかりとお尻の筋肉を伸ばしていきます。左右ともに行いましょう

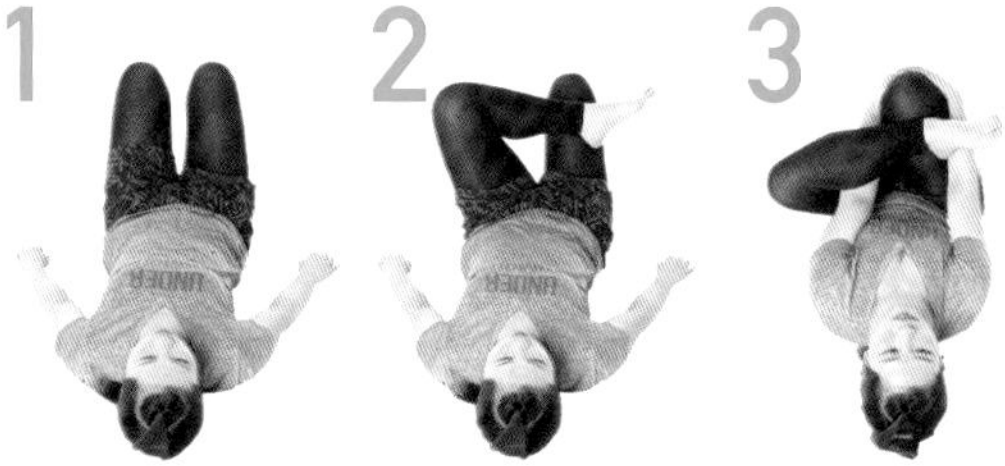

仰向けに寝て両ひざを立てます。片足をももの上にのせた後、両手でひざを抱え込みます

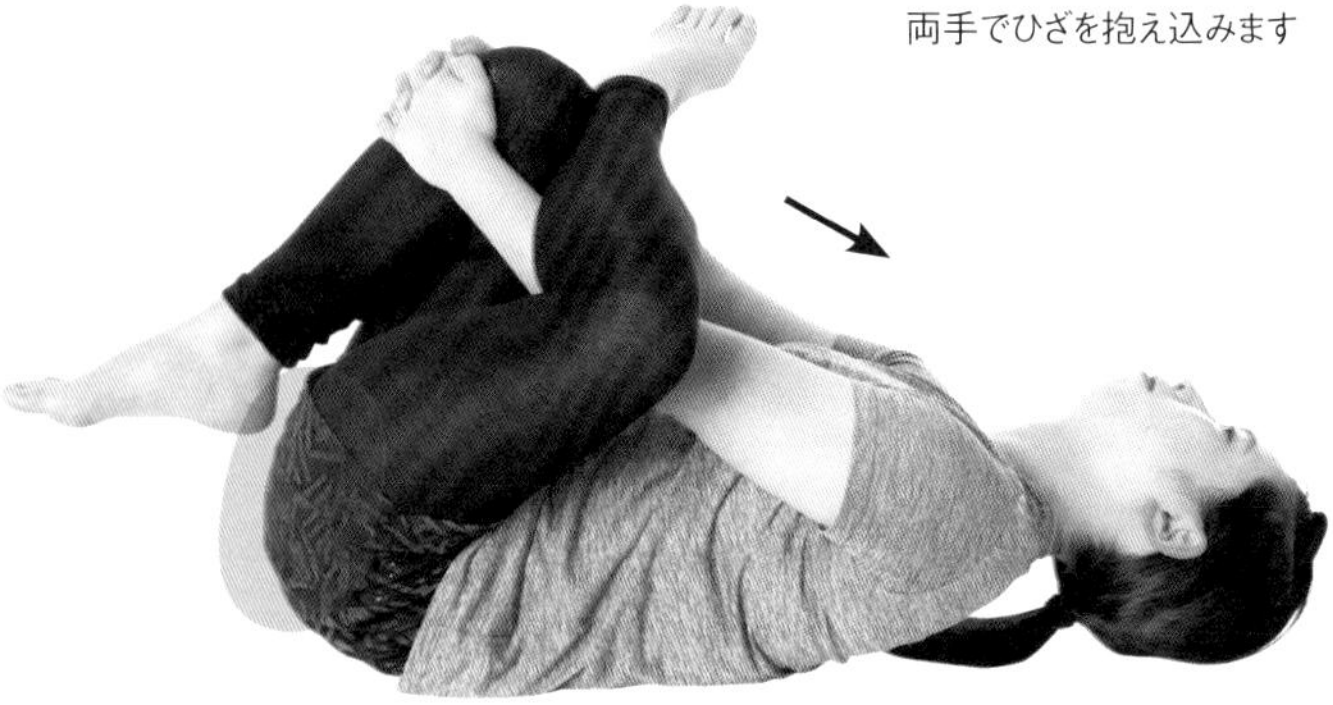

視線は真上に向けて、お尻の筋肉の伸びをしっかりと感じましょう

胸

大胸筋を
しっかりとケアする!

胸Ⅰ

正座の姿勢で両腕を背後にまわし、手を組みます。左右の肩甲骨を背骨側に寄せて、胸の筋肉を伸ばしていきましょう。視線は正面に向けます

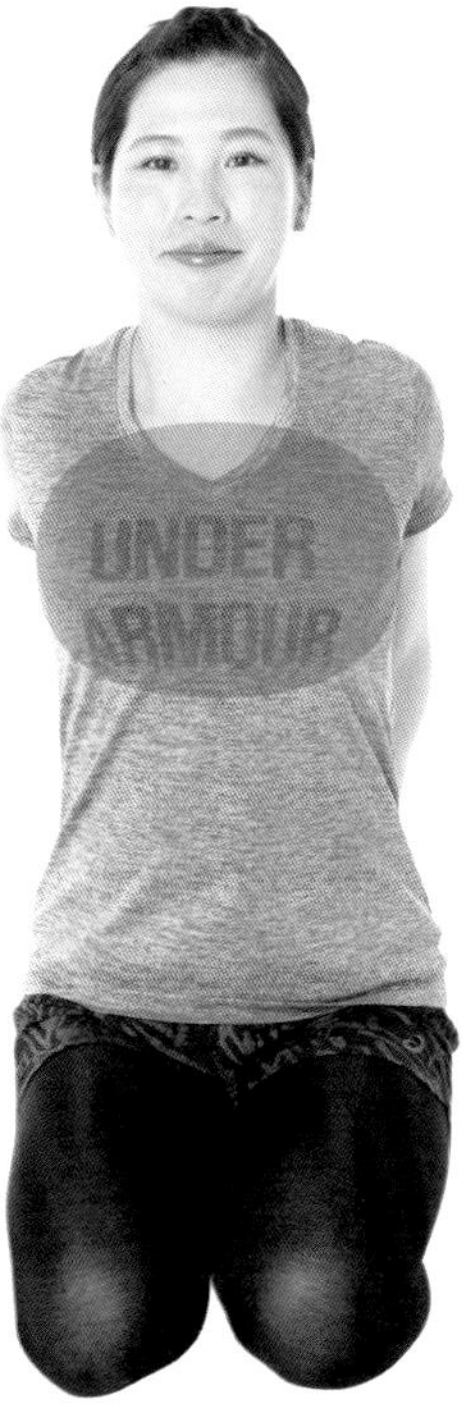

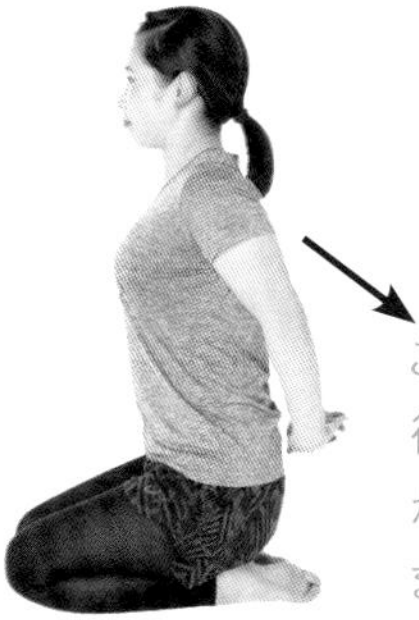

この姿勢から腕を後方に引くと、しっかりと胸部が伸びます

胸Ⅱ

イスの座面に両手をつき、ひじを曲げて腰をゆっくりと落とし、その姿勢をキープします。肩甲骨を寄せる感覚で胸部を伸ばしていきましょう

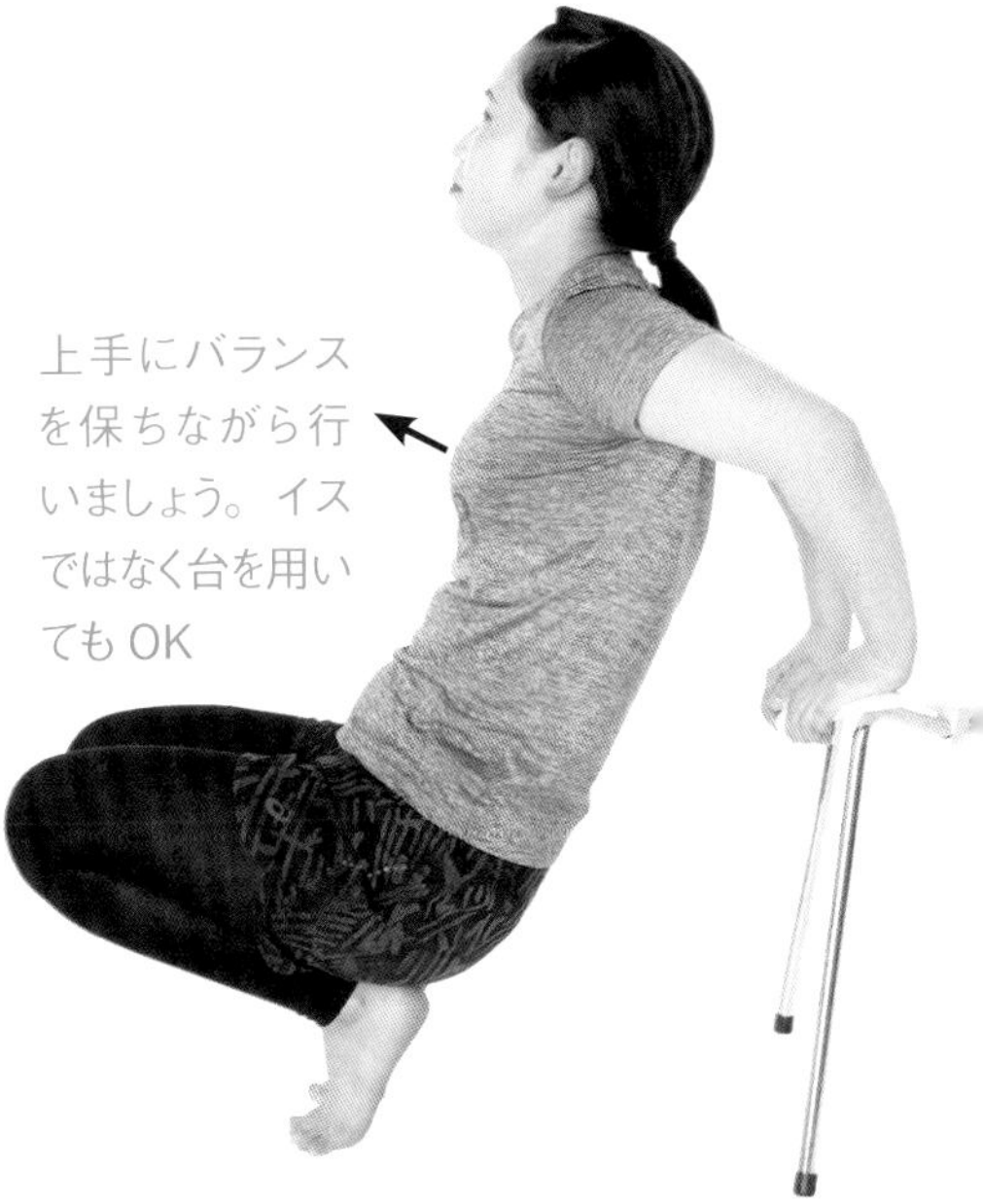

上手にバランスを保ちながら行いましょう。イスではなく台を用いてもOK

POINT!

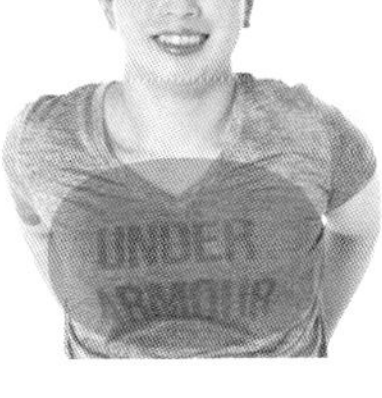

胸に意識を置いて行うことが大切です

ケガをしにくいカラダにしたい

人間のカラダは、年齢を重ねるごとに硬化していきます。なぜならば、筋肉は常に収縮しようとする性質を持っているからです。カラダのケアを何もしないままに年齢を重ねるとカラダの動きが悪くなり（関節の可動域が狭まり）、ケガに見舞われやすくなってしまいます。

健康な日常生活を送り続けるための第一歩として、ここでは上半身に特化したストレッチを紹介しましょう。ポイントは「肩」と「体側」です。

肩は動きやすい部位である反面、とても痛めやすい箇所で、しっかりと関節の可動域を保っておく必要があります。また、体側部を柔らかくしておけば、腰痛等を未然に防ぐこともできます。

TARGET

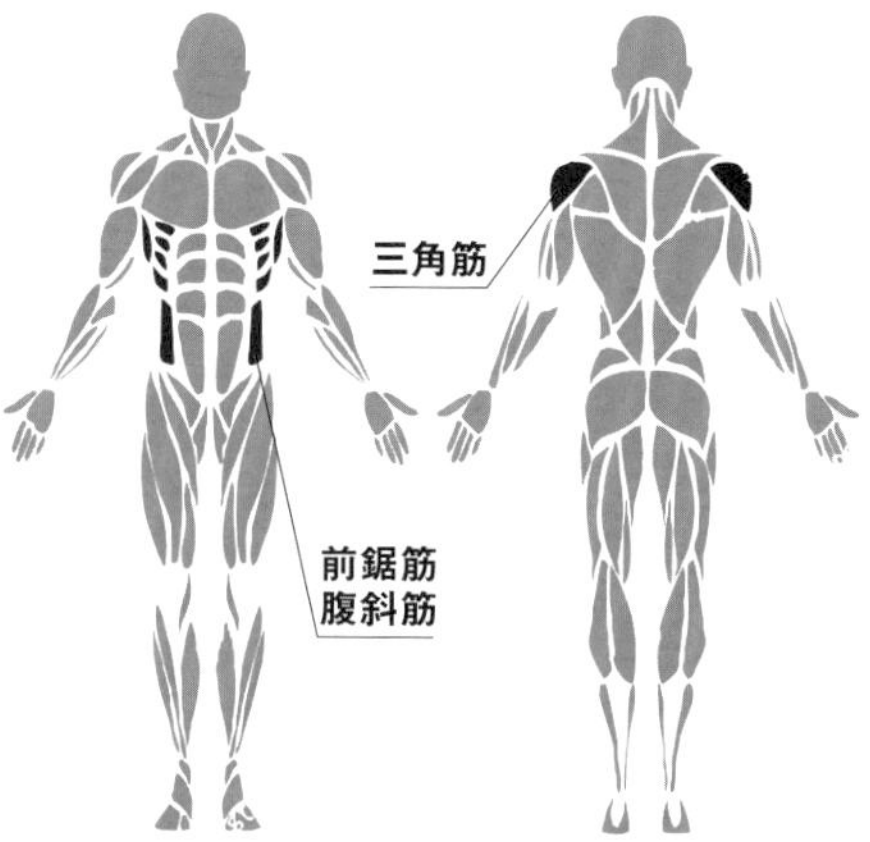

肩と体側、上半身のコア部分は常に「使える状態」を保っておく必要があります

P60~65の動きを動画でCheck!

https://hyper-body.com/mh06

ケガ予防ストレッチ①

肩の柔軟性が失われると、腕を前に出す、上げる、後ろに引くなどの動作に影響が出るだけでなく、肩こり・四十肩やねこ背などの要因にもなるので注意が必要です

肩のストレッチ

1

2秒引く

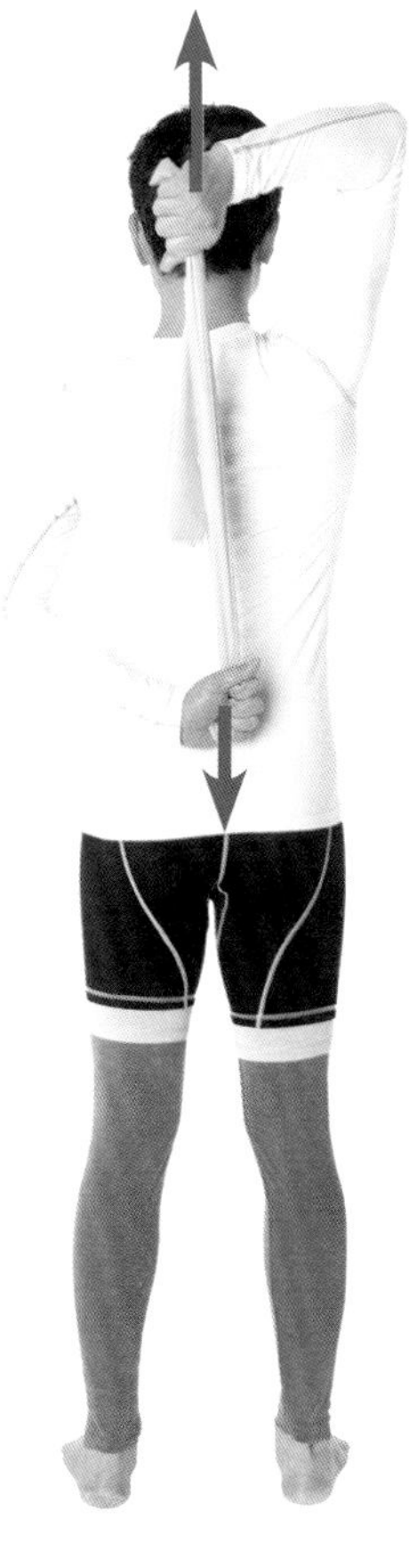

ゴムバンドを背面で持ち、上下に強く引っ張ります

2

2秒脱力

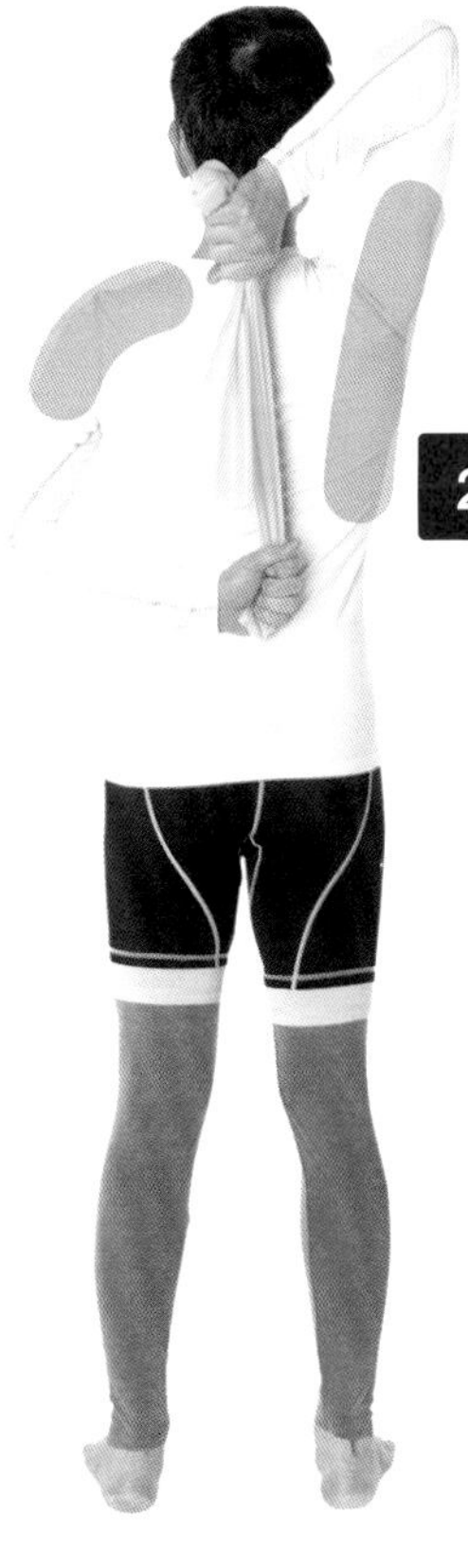

脱力するとゴムバンドの反動で両手が引き寄せられます。その後、ゴムバンドを少し短めに持ち替えて1、2の動きを3回繰り返します。左右入れ替えて行いましょう

ケガ予防ストレッチ②

日常生活の中ではなかなか伸ばす機会のない体側ですが、上体を横に曲げたり、ひねったりする際に重要な役割を果たします

体側のストレッチ

1 フォームローラーに体側部を乗せ、上側の手と足を引き離すように強く伸びます

2秒伸びる

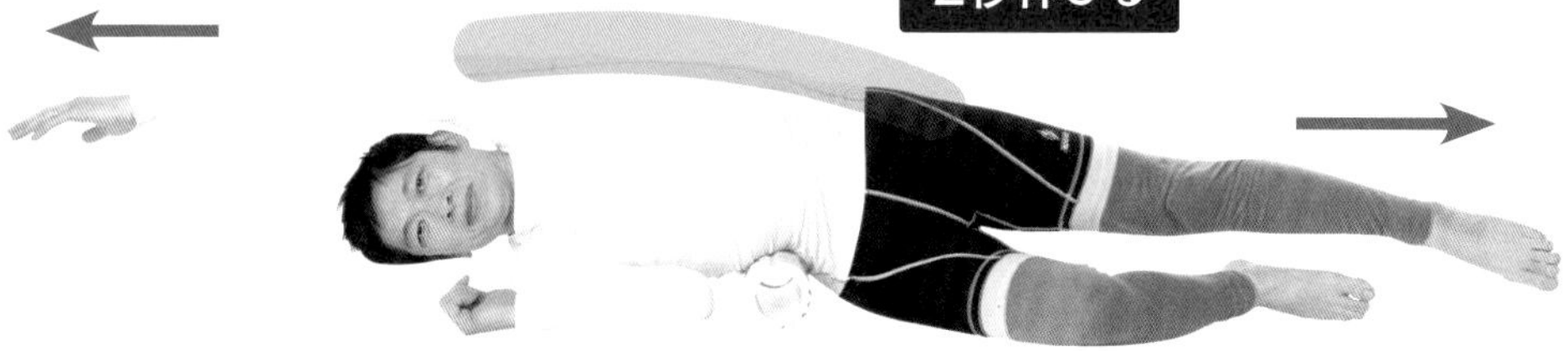

2 伸ばした手足を脱力します。手足の重みでカラダが伸びるはずです。その位置から1、2の動きを3回繰り返します。反対側も同様に行いましょう

2秒脱力

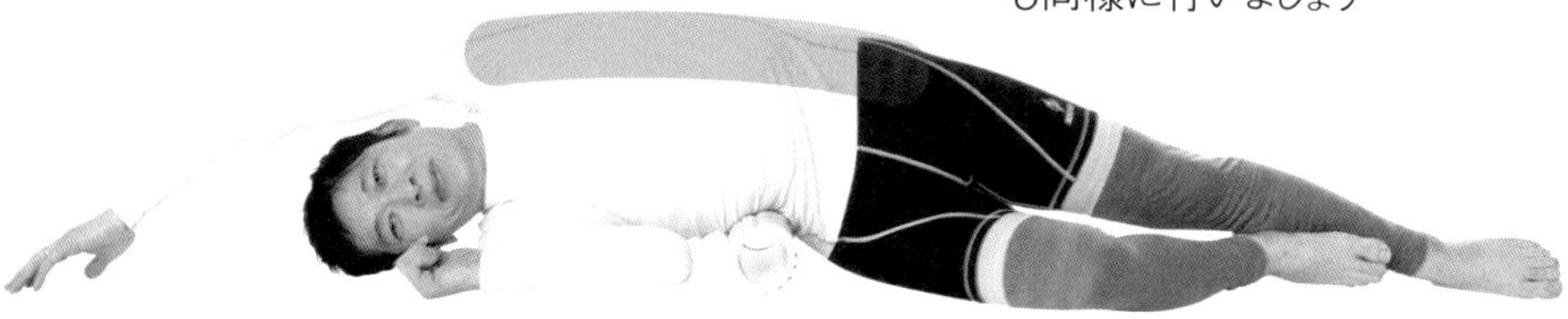

肩

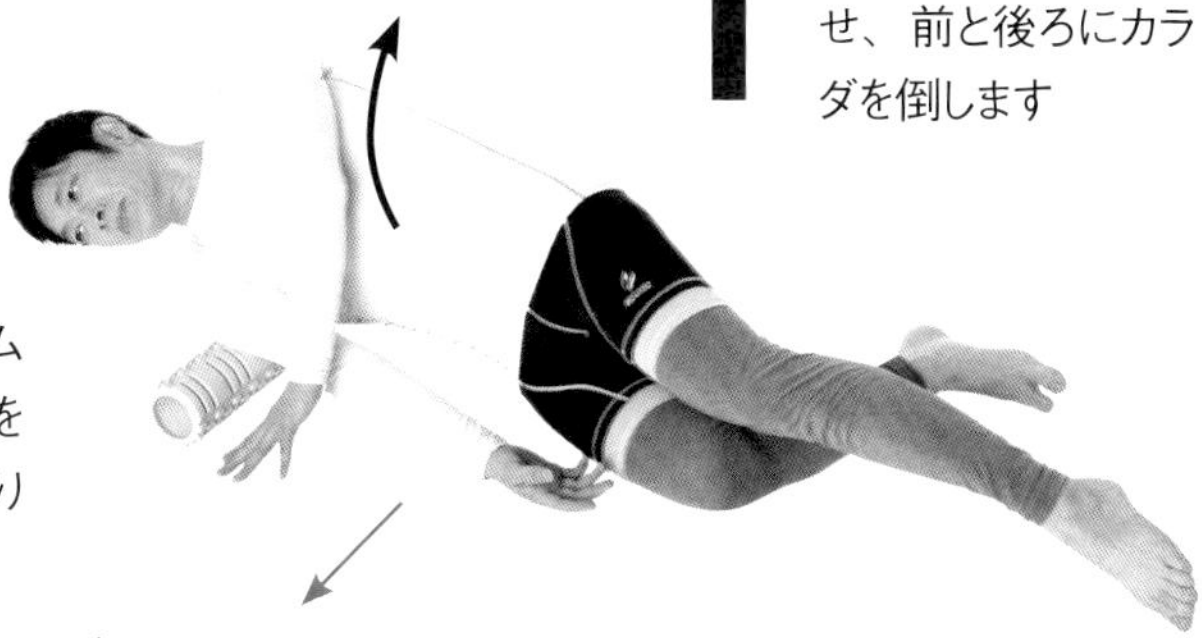

1 横向きに寝てフォームローラーに肩を乗せ、前と後ろにカラダを倒します

2 少しずつフォームローラーの位置を変えながら肩まわり全体をほぐします

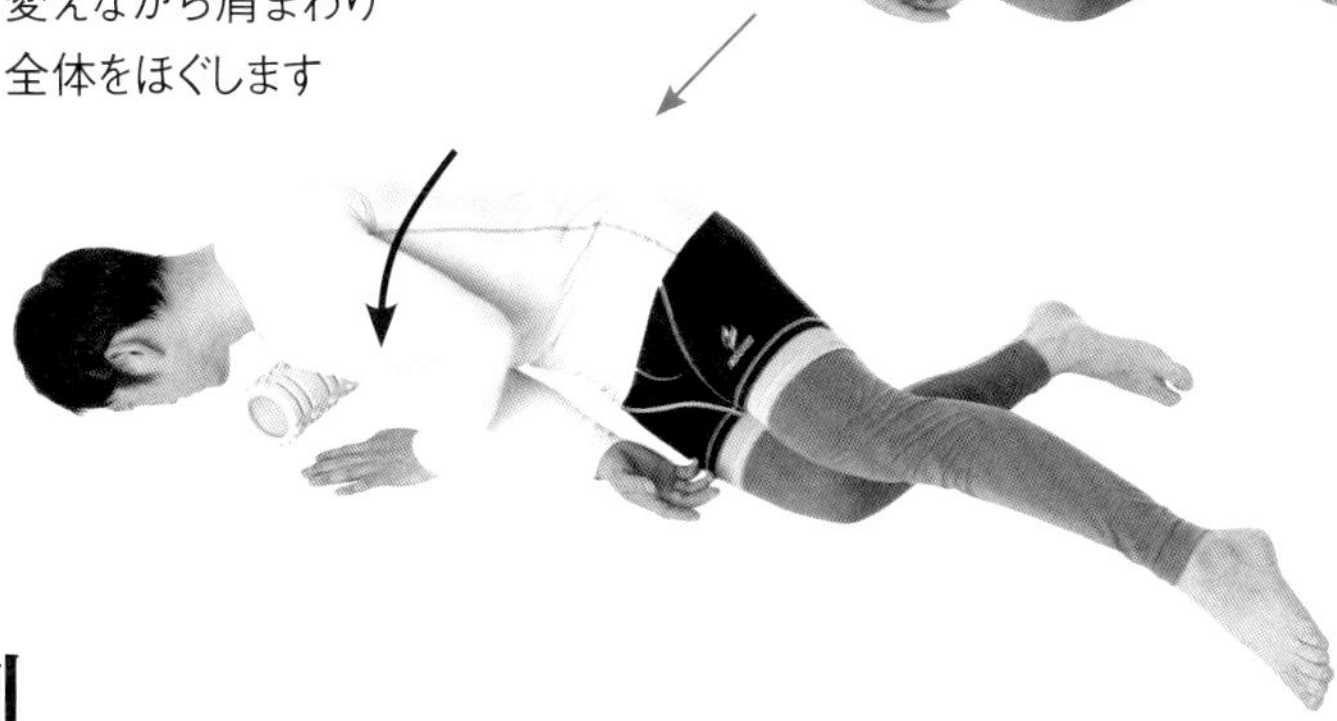

体側

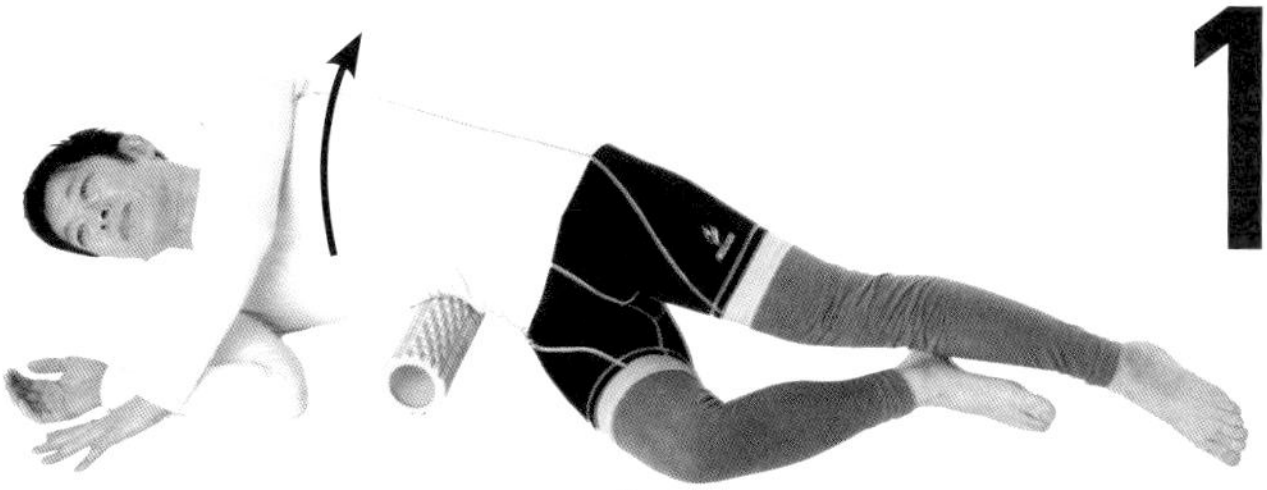

1 横向きに寝てフォームローラーにわき腹を乗せ、前と後ろにカラダを倒します

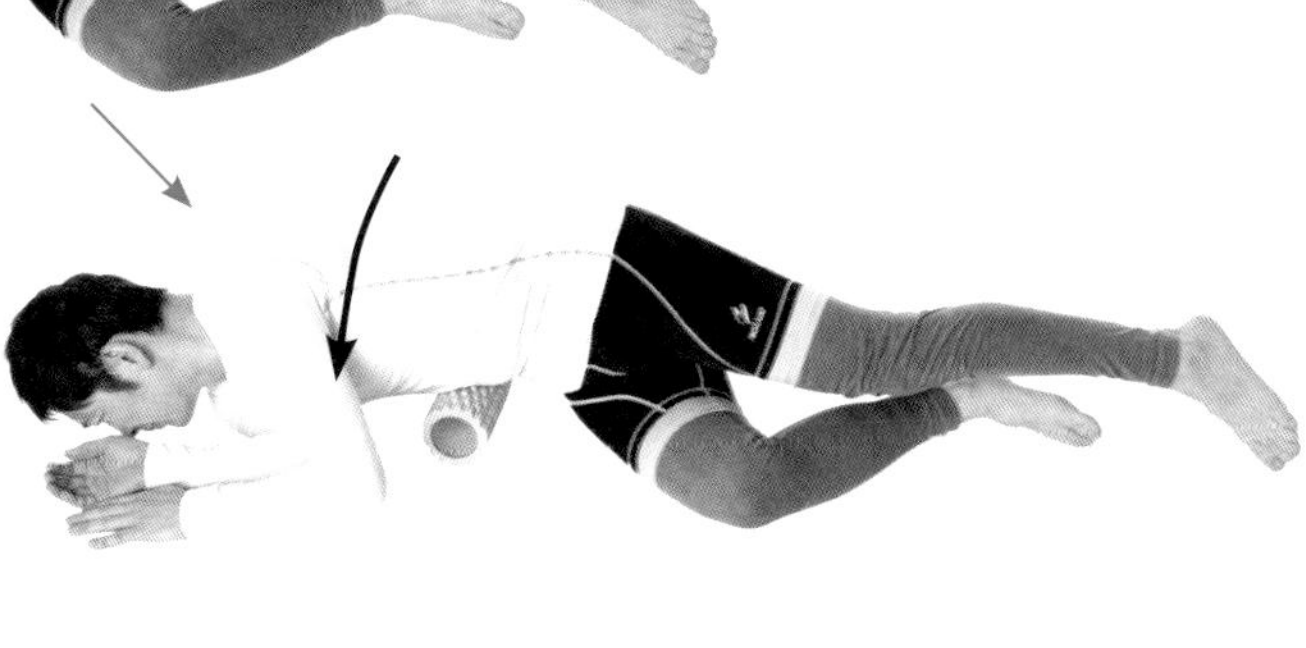

2 少しずつフォームローラーの位置を変えながら体側部全体をほぐします

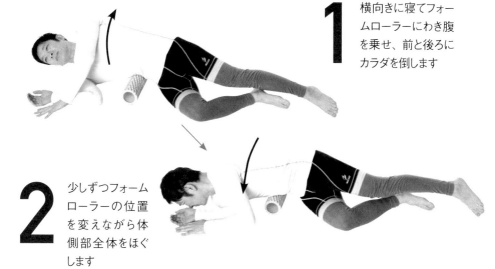

肩

肩甲骨の動きをなめらかにさせておこう

＼さらにやってみよう！／

ケガ予防
厳選ストレッチ

肩Ⅰ

真っすぐに立ち、右手を後方にまわして左手でひじを前方に引きます。左右ともにやってみましょう

肩Ⅱ

正座の姿勢で右腕を後方にまわし、左手で右ひじを左側に引きます。肩をしっかりと伸ばしましょう。左右ともに行います

うしろから見ると…

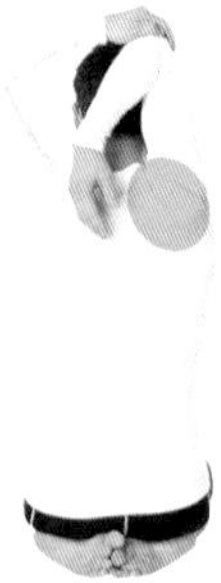

ひじを横に引くことで、肩をじんわりと伸ばすことができます

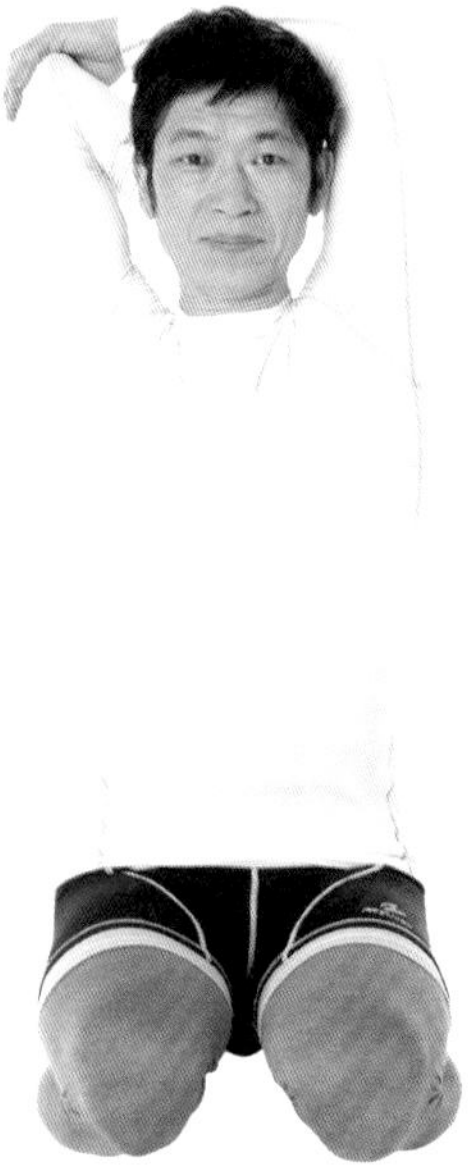

視線は正面に向けます。肩まわりだけではなく体側も伸ばせます

うしろから見ると…

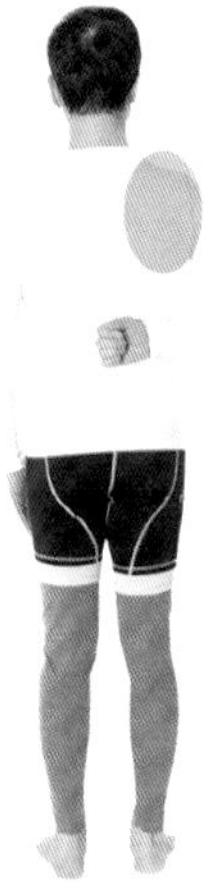

片腕を後方にまわした時、腕と床が平行になるようにします

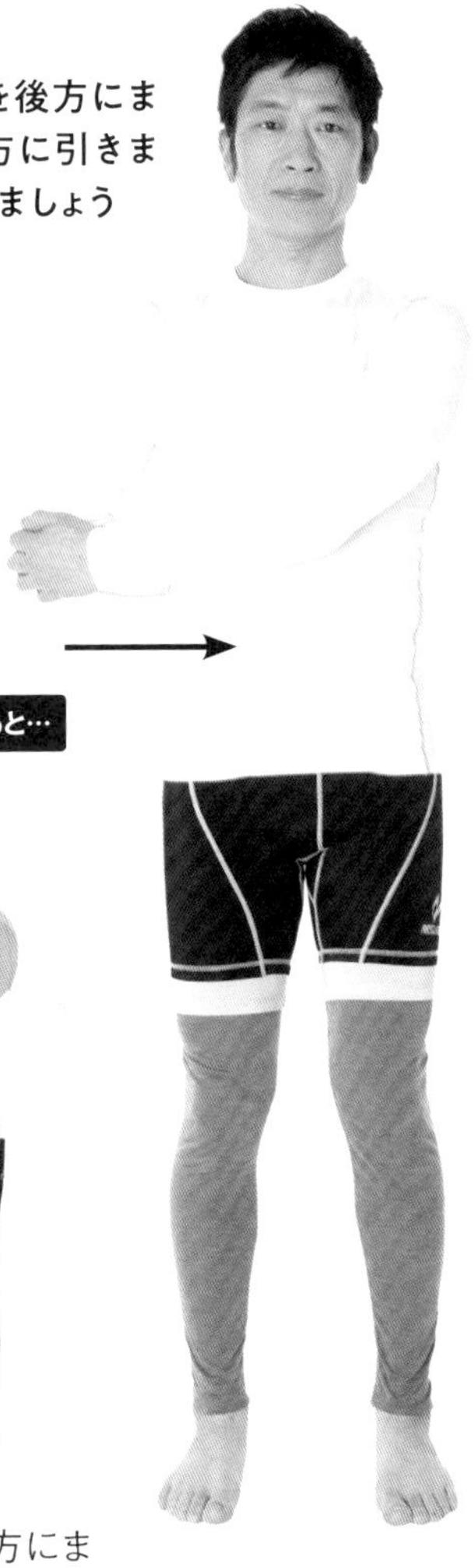

肩甲骨を動かして肩の筋肉をじんわりと伸ばします

体側

左右にカラダを動かし
腹斜筋を伸ばしていく

体側Ⅰ

両足を開き、両腕を真っすぐ上に伸ばします。この姿勢からゆっくりと左側に上体を倒していきます。その後、スタート姿勢に戻り、今度は右側に上体を倒します

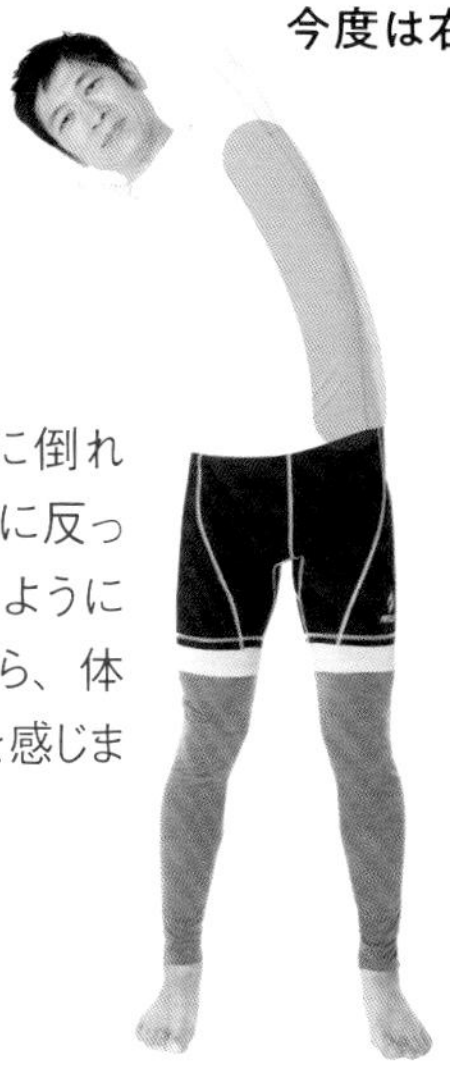

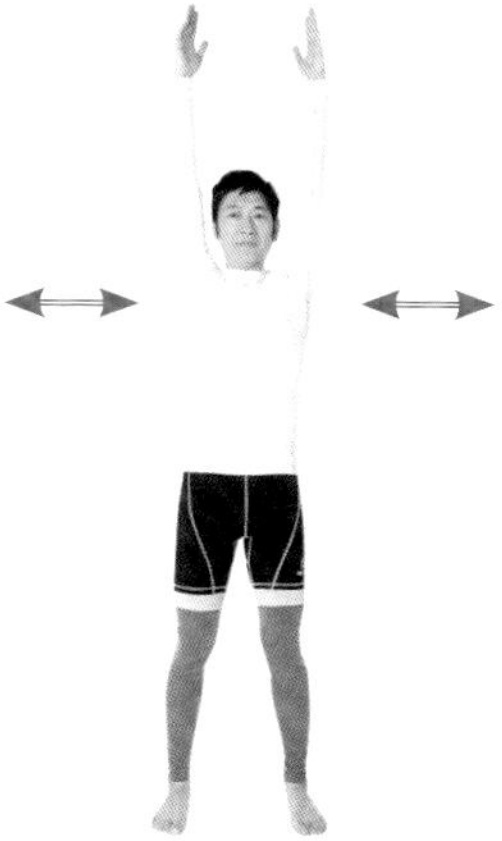

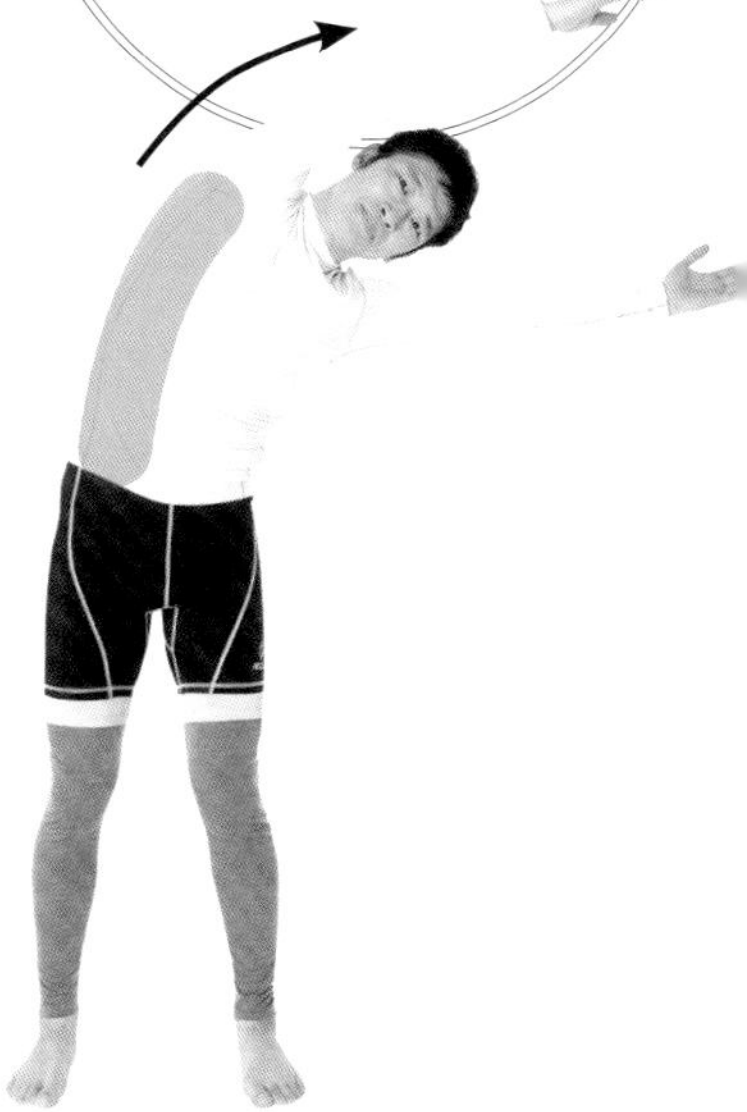

上体が前に倒れたり、後ろに反ったりしないように注意しながら、体側に伸びを感じましょう

体側Ⅱ

イスに座り、頭の後ろで両手を組みます。この姿勢から、ゆっくりと左側に上体を傾けていきます。この後、スタート姿勢に戻り、今度は右側に上体を傾けます

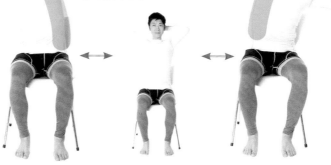

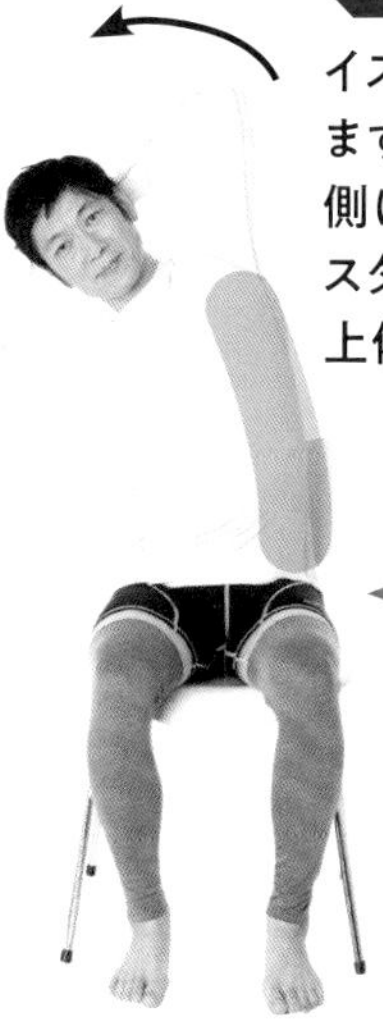

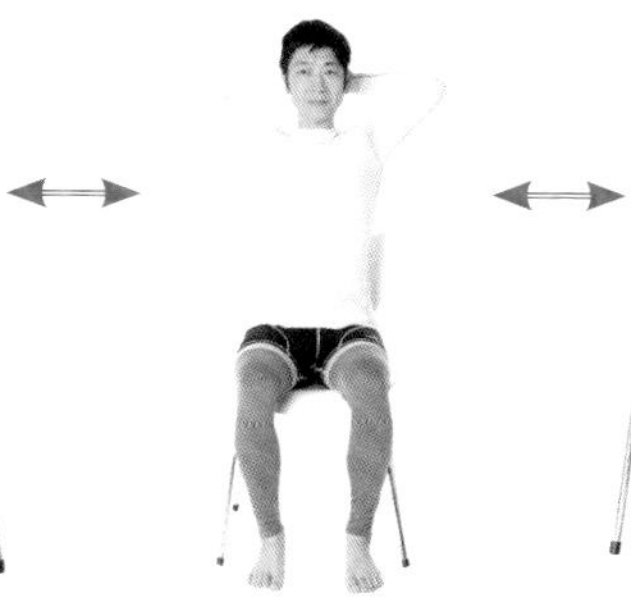

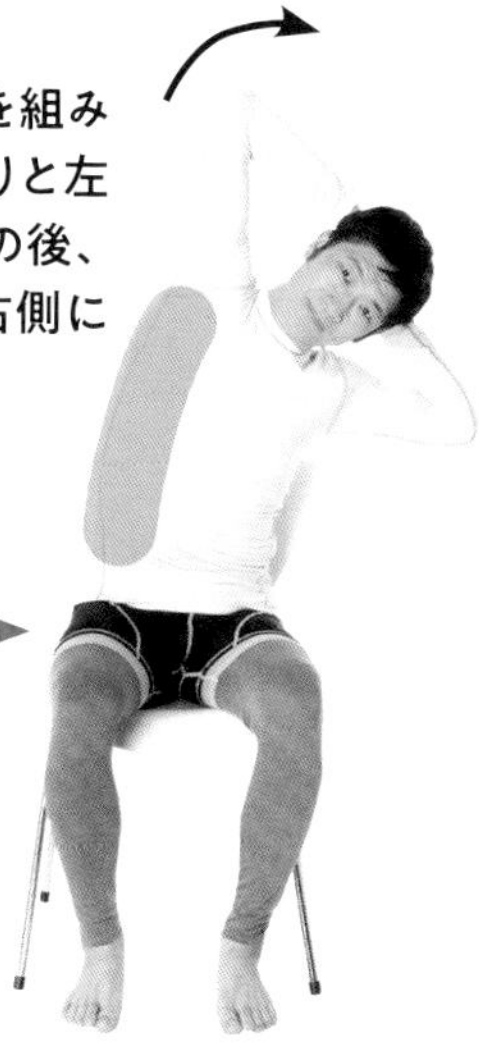

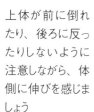

視線は正面に向けて、体側にしっかりと伸びを感じましょう

ストレッチ習慣を身につけるコツ

本書を手にして「毎日、ストレッチをしよう!」、と意欲が高まった方もいるかと思います。もちろん、それは素晴らしいことですが新しい生活習慣はなかなか身につきにくいものです。

そこで、まずは毎日何気なく行っている行動にちょっとプラスアルファする「ながらストレッチ」から始めてみてはどうでしょうか。

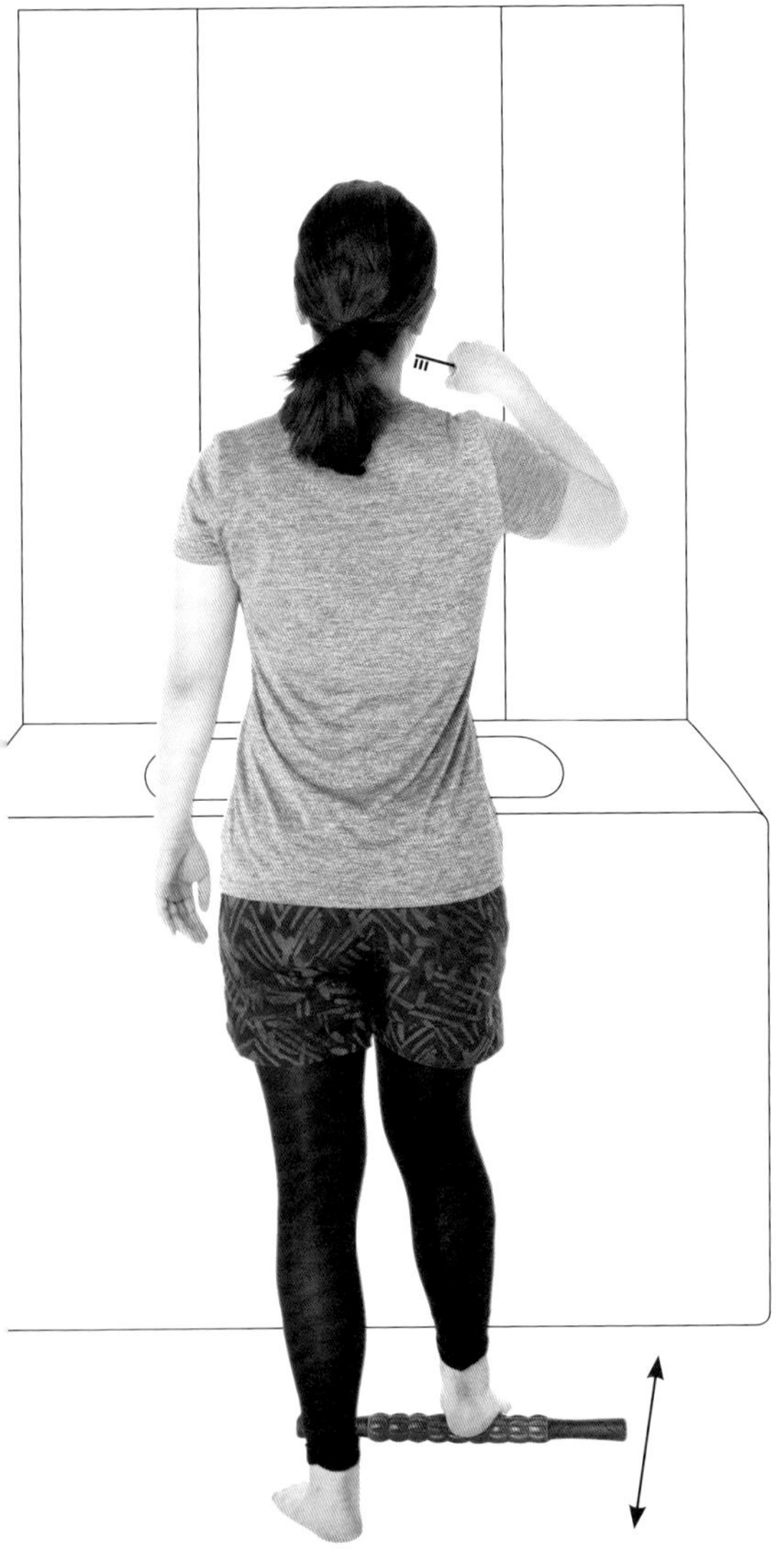

洗面台の前に立って歯磨きをしながら…

歯磨きしながらマッサージスティックを強く踏んで、ごろごろと足裏をマッサージします。じわじわと足底筋群がほぐれていきます。気持ちよくて歯磨きタイムが充実すること請け合いです。ゴルフボールを使ってもよいでしょう

風呂上がりに
ゴロンとスマホを見ながら…

写真のようにフォームローラーを背中にあてがいひざでコントロールして腰から首にかけて背中全体をマッサージします。もちろん43ページのようにひざを左右に倒す動きでも構いません。リラックスしすぎて、スマホタイムが長引いてしまわないように注意しましょう

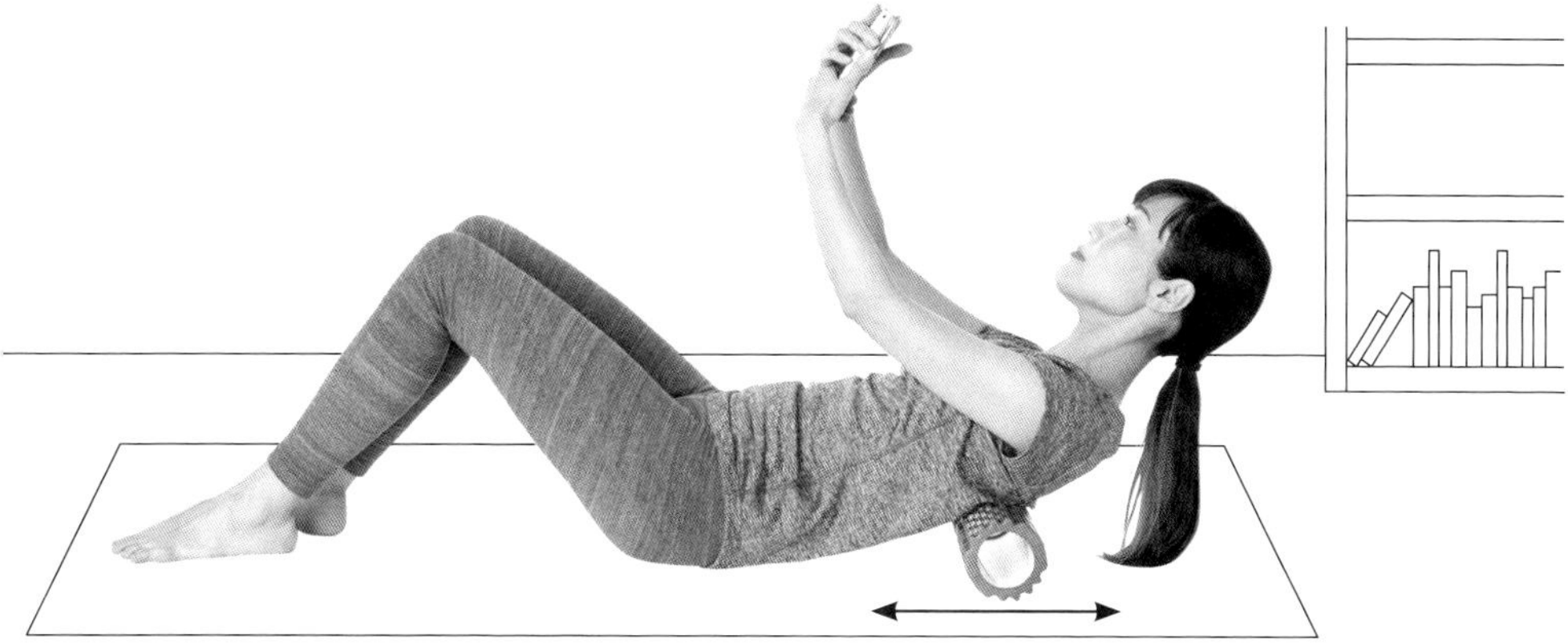

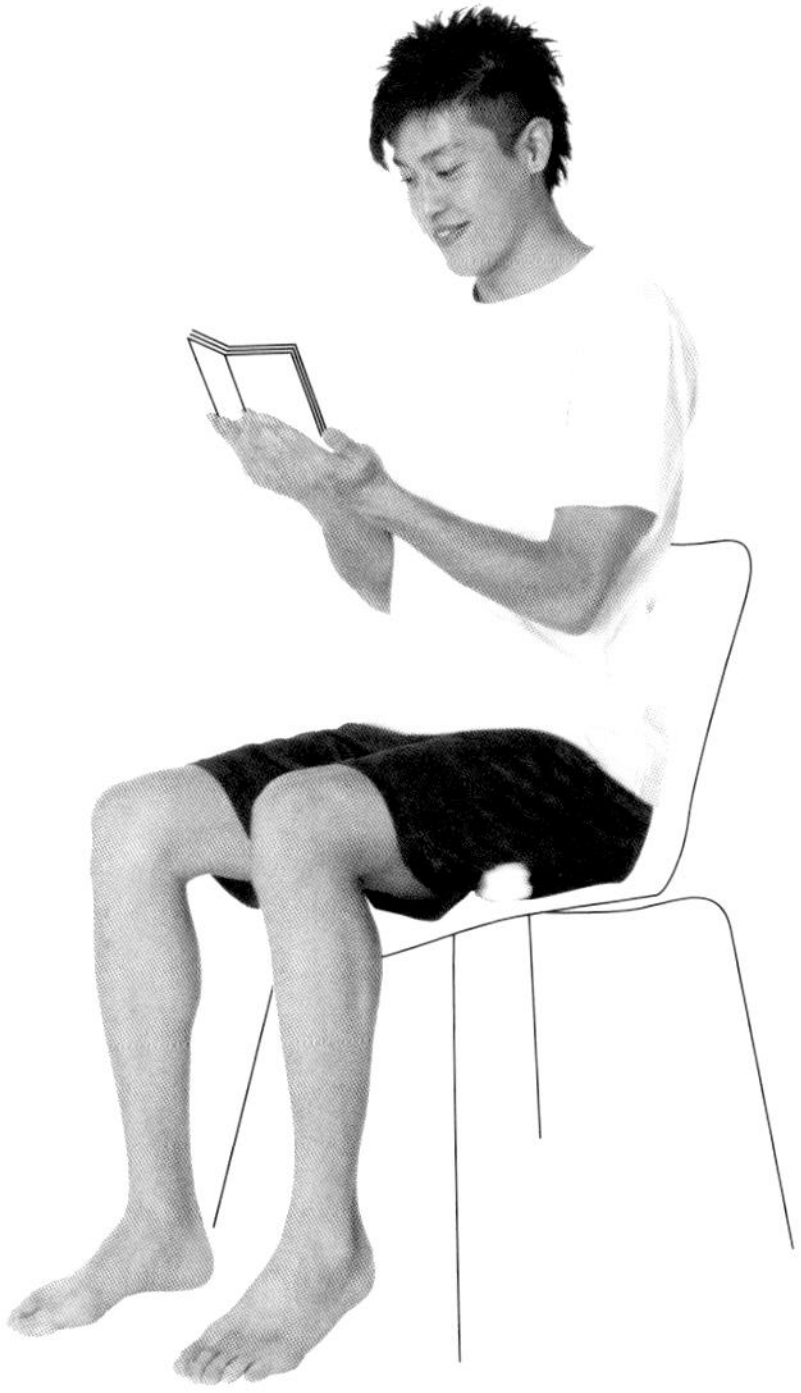

読書や勉強・事務作業など
イスに座りながら…

お尻や太ももの下にマッサージボールを置いて座ることで、これらの部位をじんわり伸ばすことができます。はじめは少し痛みが気になって集中できないかもしれませんが、次第に筋膜がゆるんで痛みを感じなくなります。ボールの場所を変えながら行うとよりよいでしょう

下半身のむくみを解消したい

下半身のむくみに悩む方も少なくありません。とくに女性に多いのではないでしょうか。「朝起きた時には、そうでもなかったのに夕方になると下半身がむくんで困ってしまう」そんな声を多く聞きます。

むくみは疲労によって生じるものですから、ある程度は仕方ありません。しかし、できることなら少しでも下半身のむくみは解消していきたいものです。

そんなお悩みにもストレッチは効果的。下半身を伸ばしてほぐす習慣を身につければ、カラダがかなり楽に保てるでしょう。

ポイントは、むくみやすいふくらはぎと、張りやすい太もも前面です。この箇所をしっかりとケアします。

TARGET

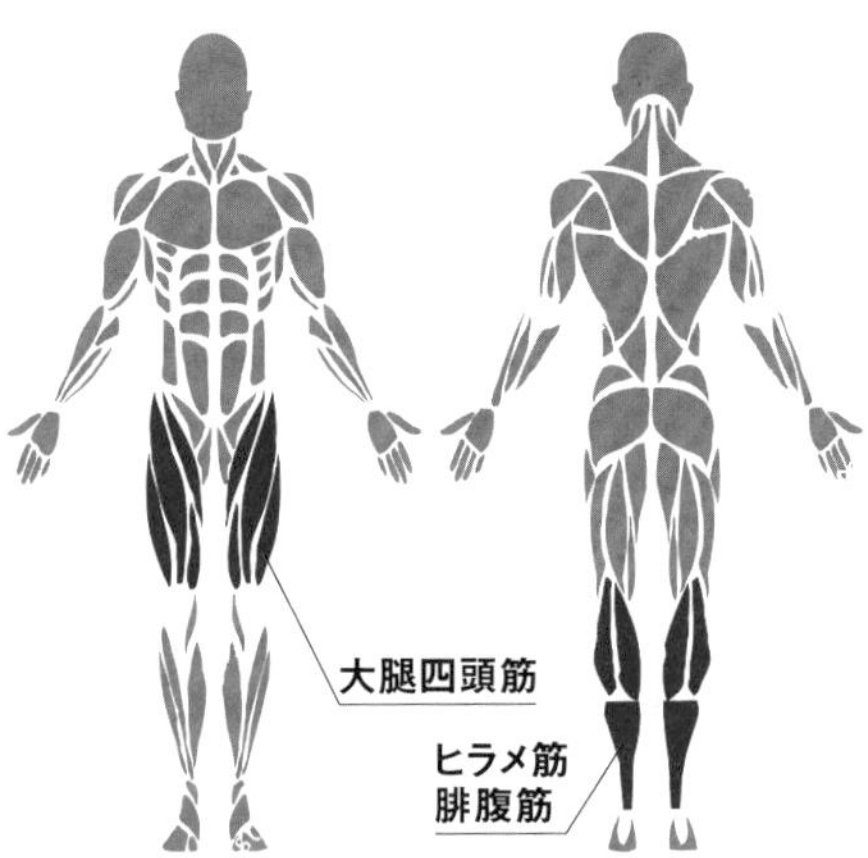

ふくらはぎと太もも前面。足の表と裏をバランスよく伸ばしてほぐします

P68~73の動きを動画でCheck!

https://hyper-body.com/mh07

むくみ解消ストレッチ①

“第二の心臓”＝ふくらはぎがこり固まると、ポンプ機能が弱まり血行が悪くなります。その結果、病気や冷え、むくみ、肩こり等のリスクが高まりますので、常にケアしておきましょう

ふくらはぎのストレッチ

1

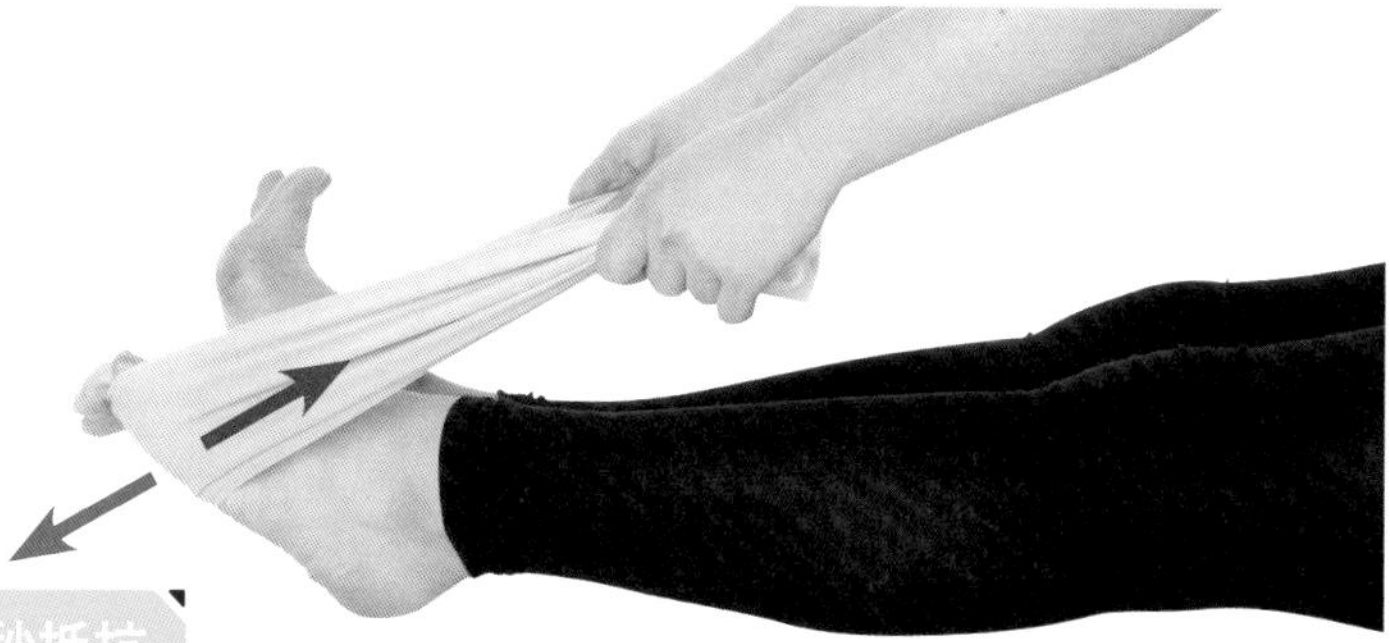

2秒抵抗

つま先にゴムバンドをかけて強く引き、つま先の力で抵抗します。ふくらはぎが収縮するのを感じるはずです

↓

2

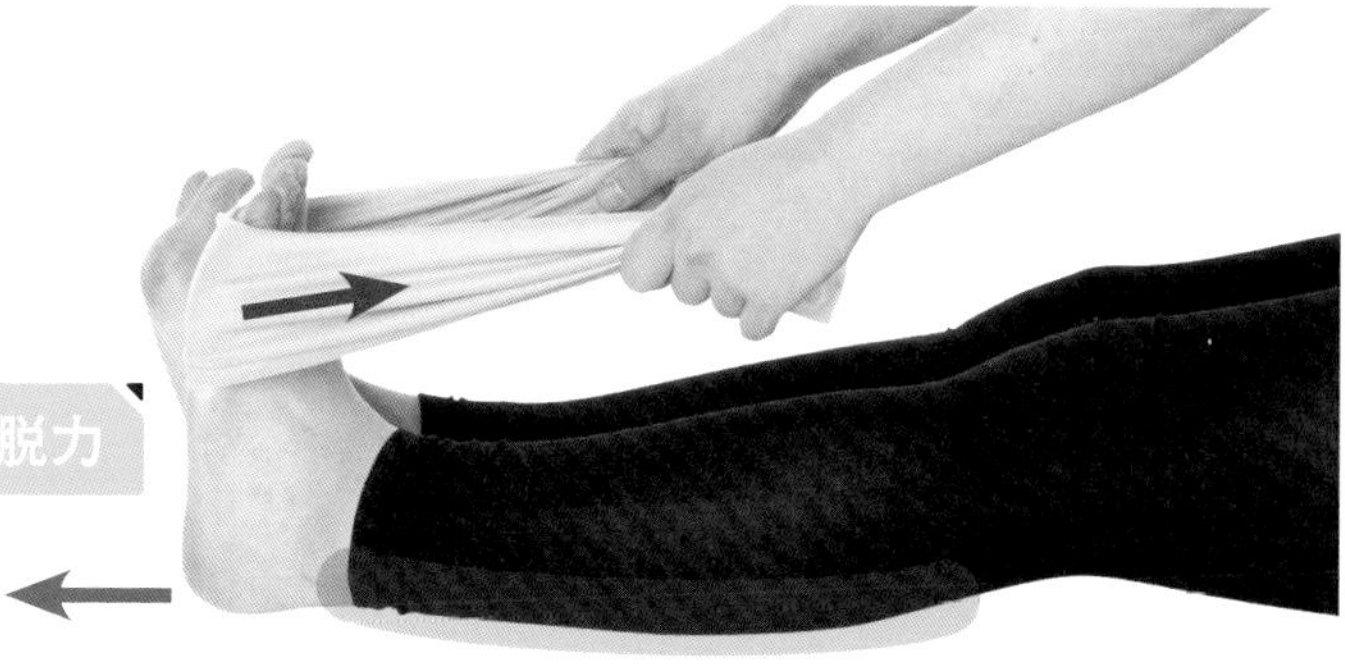

2秒脱力

つま先の力を脱力すると同時に、かかとを押し出します。1、2の動きを3回繰り返しましょう。左右ともに行います

むくみ解消ストレッチ②

足の付け根付近はリンパ節が集まる重要な場所のひとつです。ストレッチでリンパの流れを改善しておくとむくみの解消につながります

もも前側のストレッチ

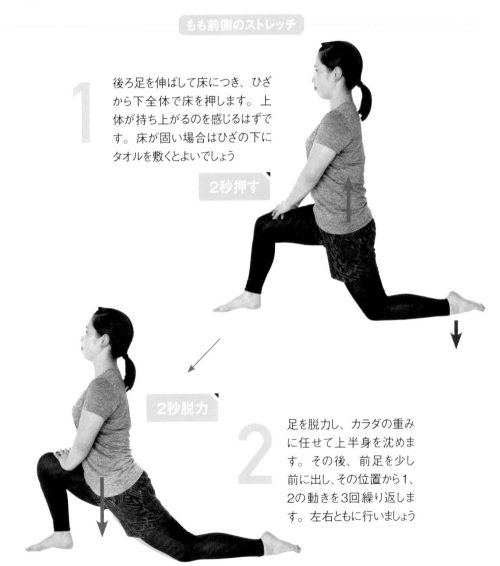

1 後ろ足を伸ばして床につき、ひざから下全体で床を押します。上体が持ち上がるのを感じるはずです。床が固い場合はひざの下にタオルを敷くとよいでしょう

2秒押す

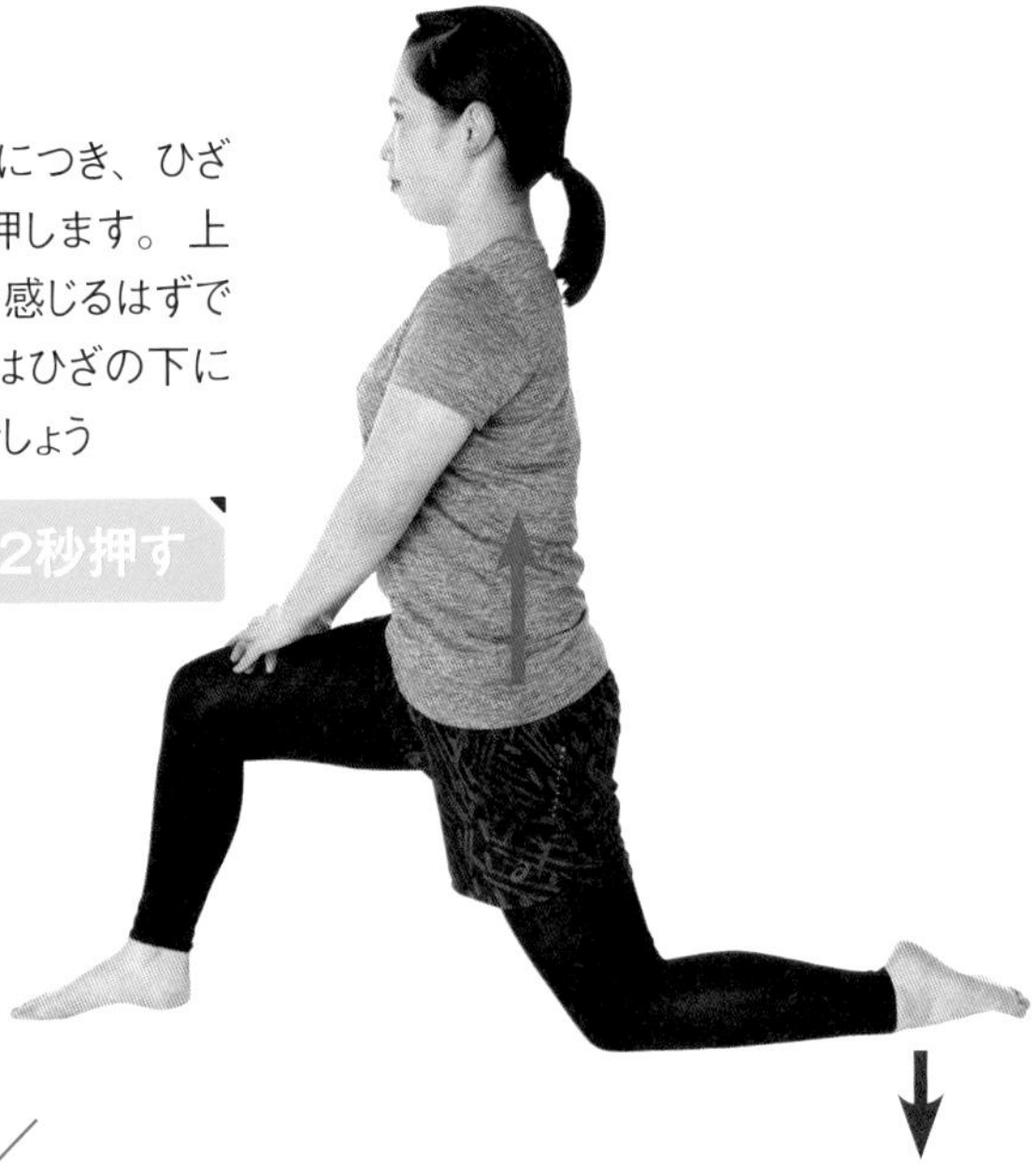

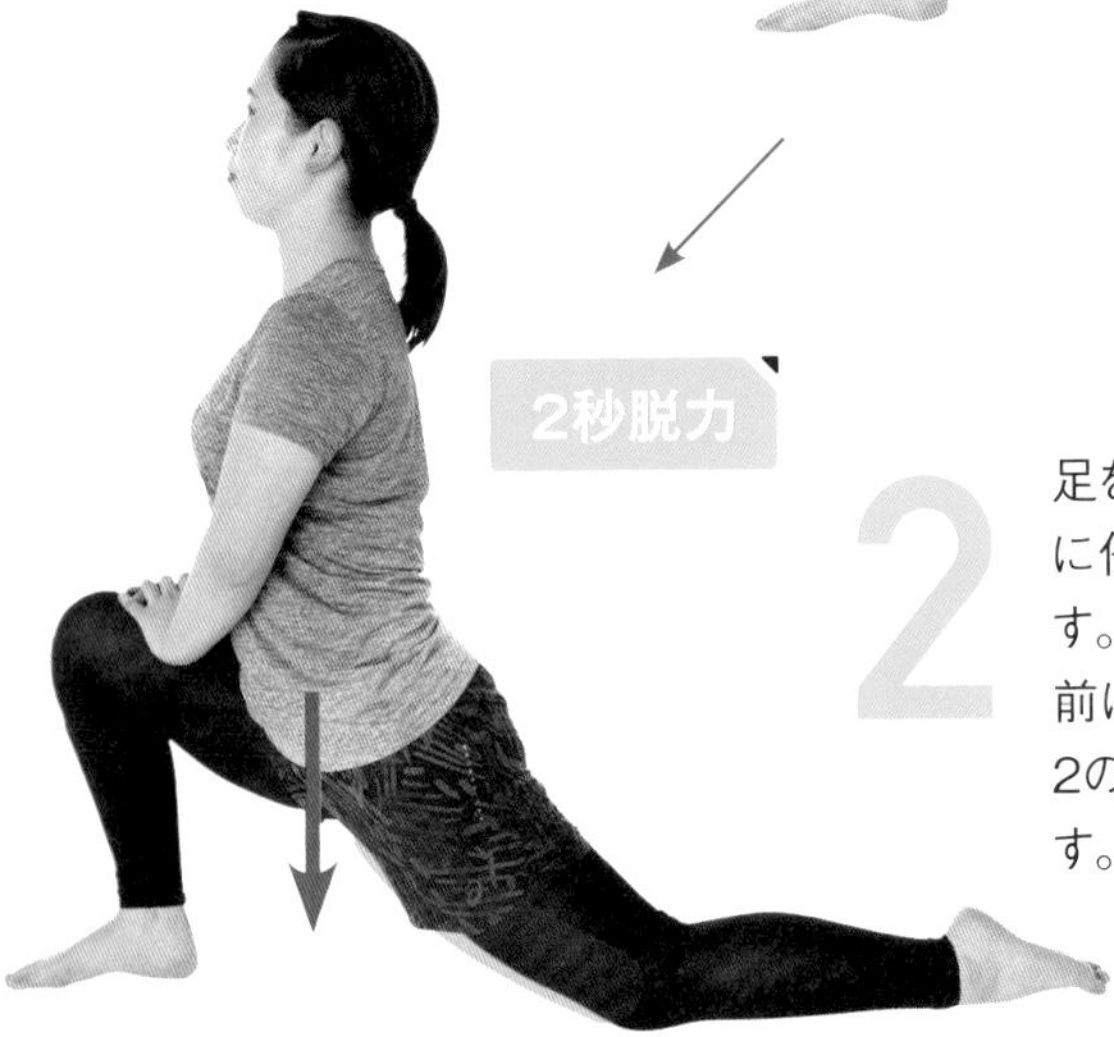

2秒脱力

2 足を脱力し、カラダの重みに任せて上半身を沈めます。その後、前足を少し前に出し、その位置から1、2の動きを3回繰り返します。左右ともに行いましょう

ふくらはぎ

左足を伸ばして座り、フォームローラーにふくらはぎを乗せ、足を左右に倒します。左右ともに行いましょう

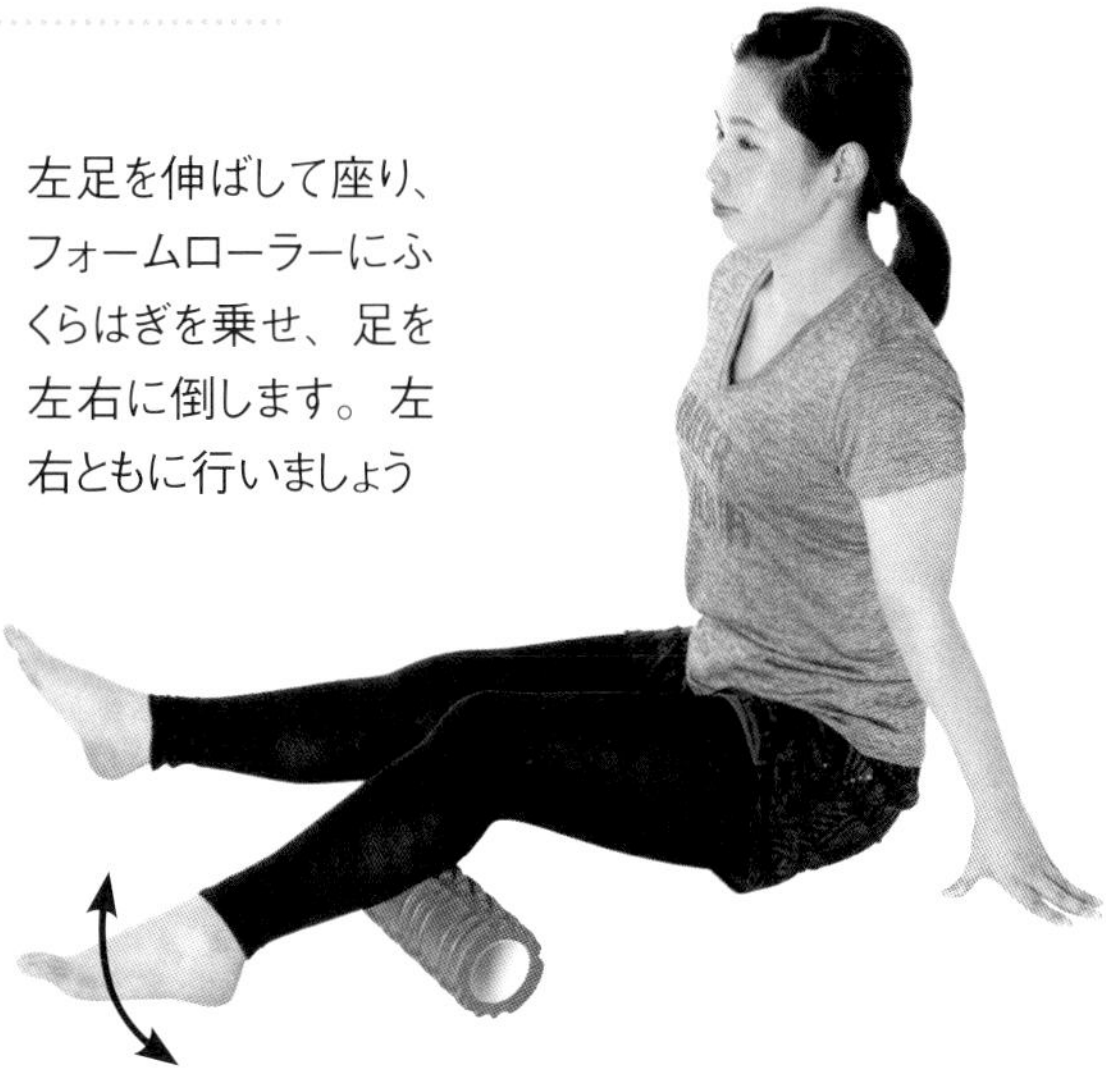

Check! ▶▶▶

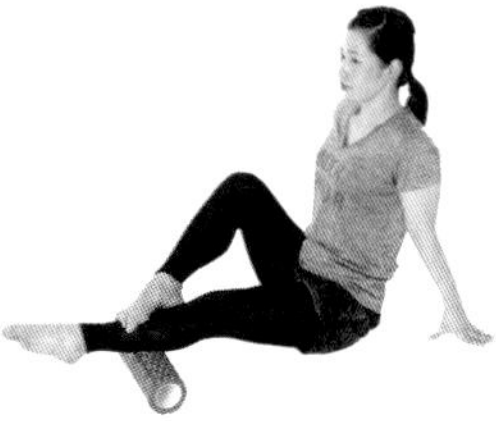

反対の足ですねを押さえつけると、より負荷が高まるので効果的です

もも前側

マッサージスティックで、ももの前側全体を強めにほぐします。反動をつけないように注意してください。51ページ下段の動きも参考になります

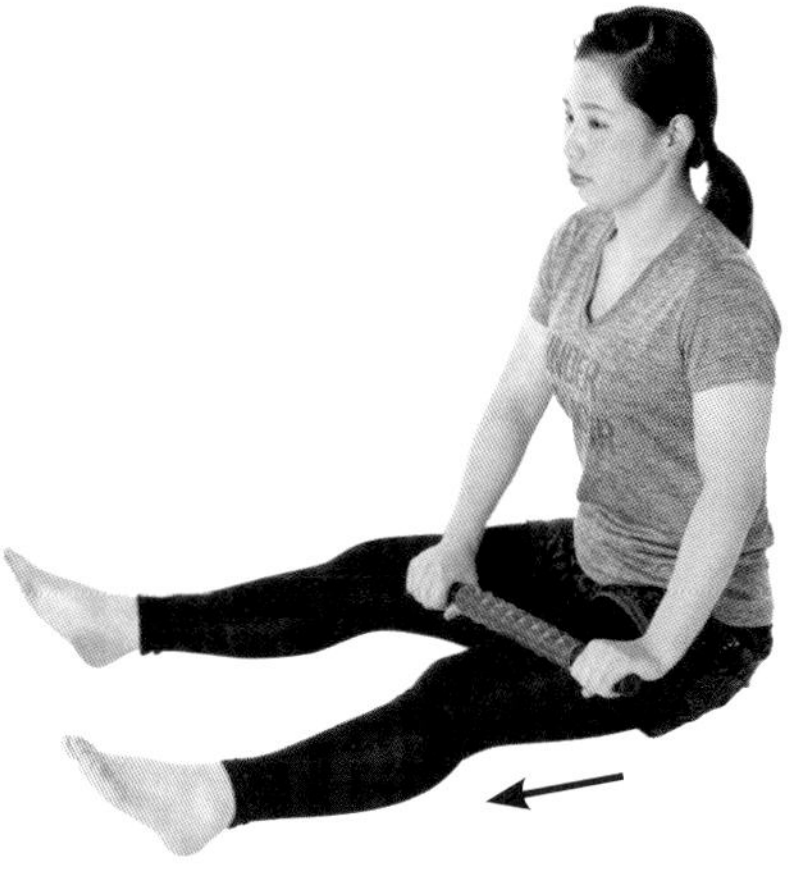

→

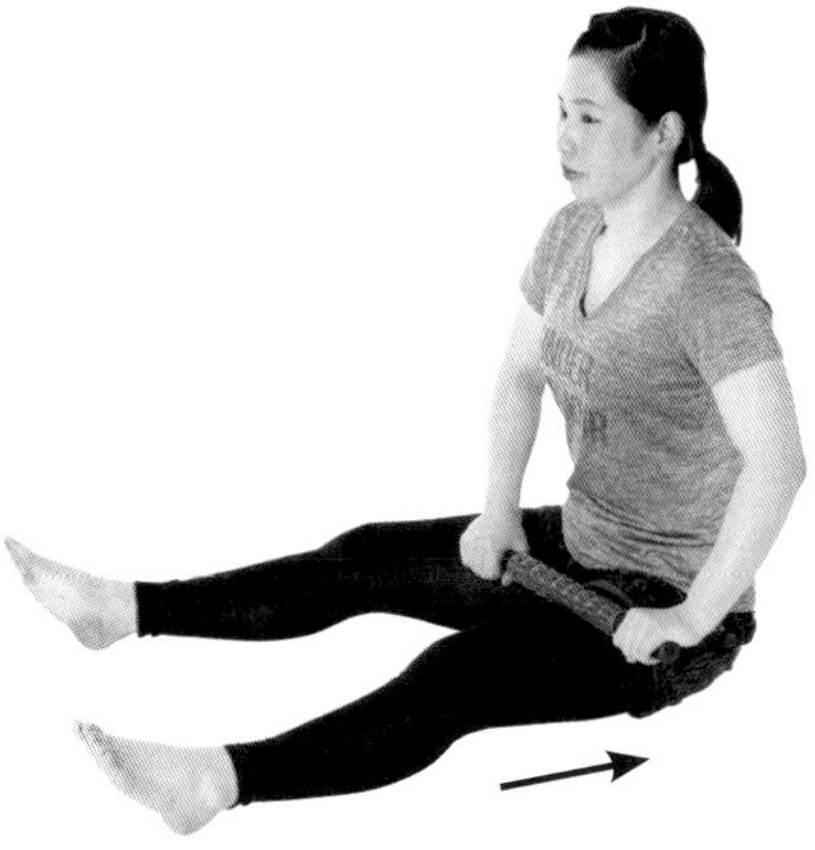

ふくらはぎ

第2の心臓と呼ばれる
箇所をケア

＼さらにやってみよう！／

むくみ解消

厳選ストレッチ

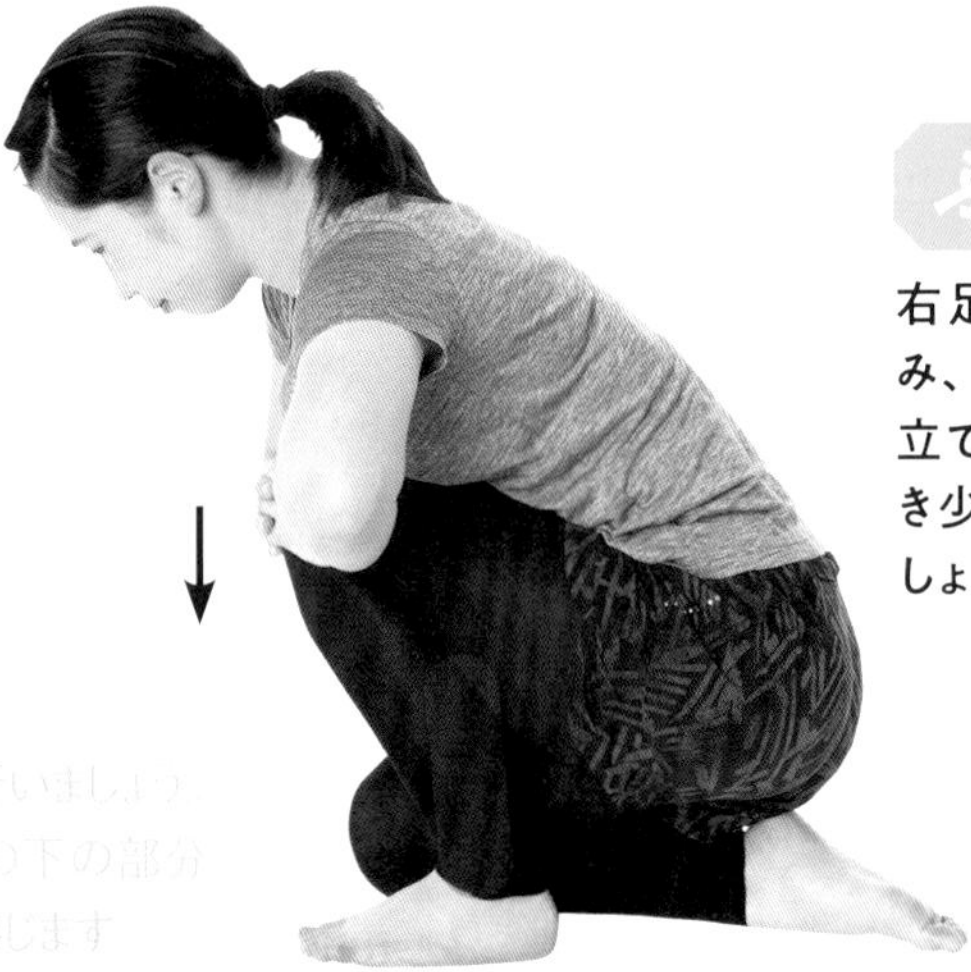

ゆっくりと行いましょう。ふくらはぎの下の部分に伸びを感じます

ふくらはぎⅠ

右足は正座と同じようにたたみ、左足のひざは立てます。立てた左ひざの上に両手を置き少しずつ体重をかけていきましょう。左右ともに行います

ふくらはぎⅡ

両手両足を床につけた状態から右足の甲を左足のふくらはぎにのせます。この状態から左ひざを伸ばすとふくらはぎの上の部分をしっかりと伸ばせます。左右ともにやってみましょう

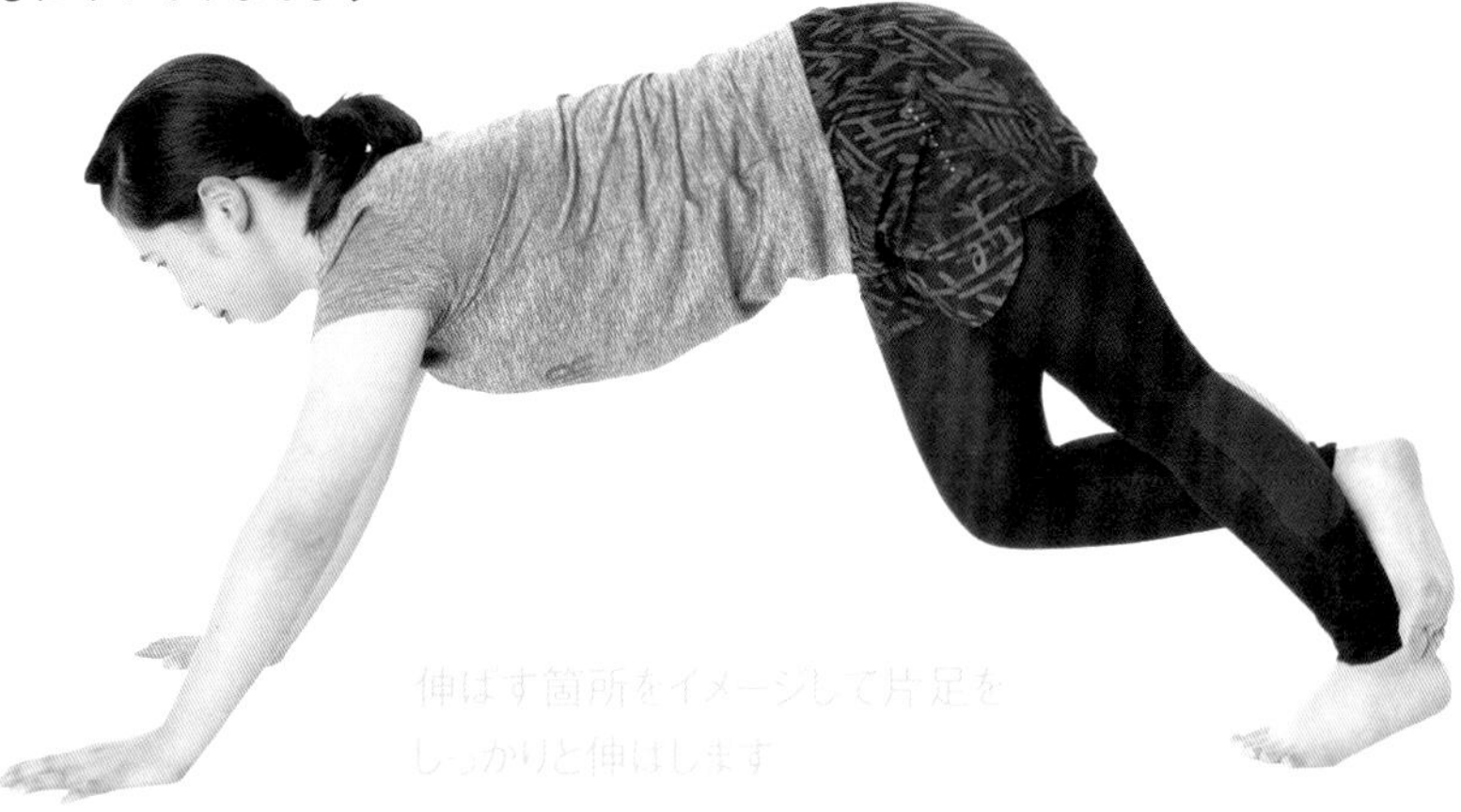

伸ばす箇所をイメージして片足をしっかりと伸ばします

料金受取人払郵便

銀座局
承認

9422

差出有効期間
2021年1月3日
まで

※切手を貼らずに
お出しください

郵便はがき

104-8790

627

東京都中央区銀座3-13-10

マガジンハウス
書籍編集部
愛読者係 行

ご住所	〒		
フリガナ		性別	男 ・ 女
お名前		年齢	歳
ご職業	1. 会社員(職種　　　　　　) 2. 自営業(職種　　　　　　) 3. 公務員(職種　　　　　　) 4. 学生(中　高　高専　大学　専門) 5. 主婦 6. その他(　　　　　　)		
電話		Eメール アドレス	

この度はご購読ありがとうございます。今後の出版物の参考とさせていただきますので、裏面のアンケートにお答えください。**抽選で毎月10名様に図書カード(1000円分)をお送りします。**当選の発表は発送をもって代えさせていただきます。

ご記入いただいたご住所、お名前、Eメールアドレスなどは書籍企画の参考、企画用アンケートの依頼、および商品情報の案内の目的にのみ使用するものとします。また、本書へのご感想に関しては、広告などに文面を掲載させていただく場合がございます。

❶お買い求めいただいた本のタイトル。

❷本書をお読みになった感想、よかったところを教えてください。

❸本書をお買い求めいただいた理由は何ですか?

●書店で見つけて　●知り合いから聞いて　●インターネットで見て
●新聞、雑誌広告を見て(新聞、雑誌名＝　)
●その他(　)

❹こんな本があったら絶対買うという本はどんなものでしょう?

❺最近読んでよかった本のタイトルを教えてください。

ご協力ありがとうございました。

太もも

前面を中心に
しっかりと伸ばす

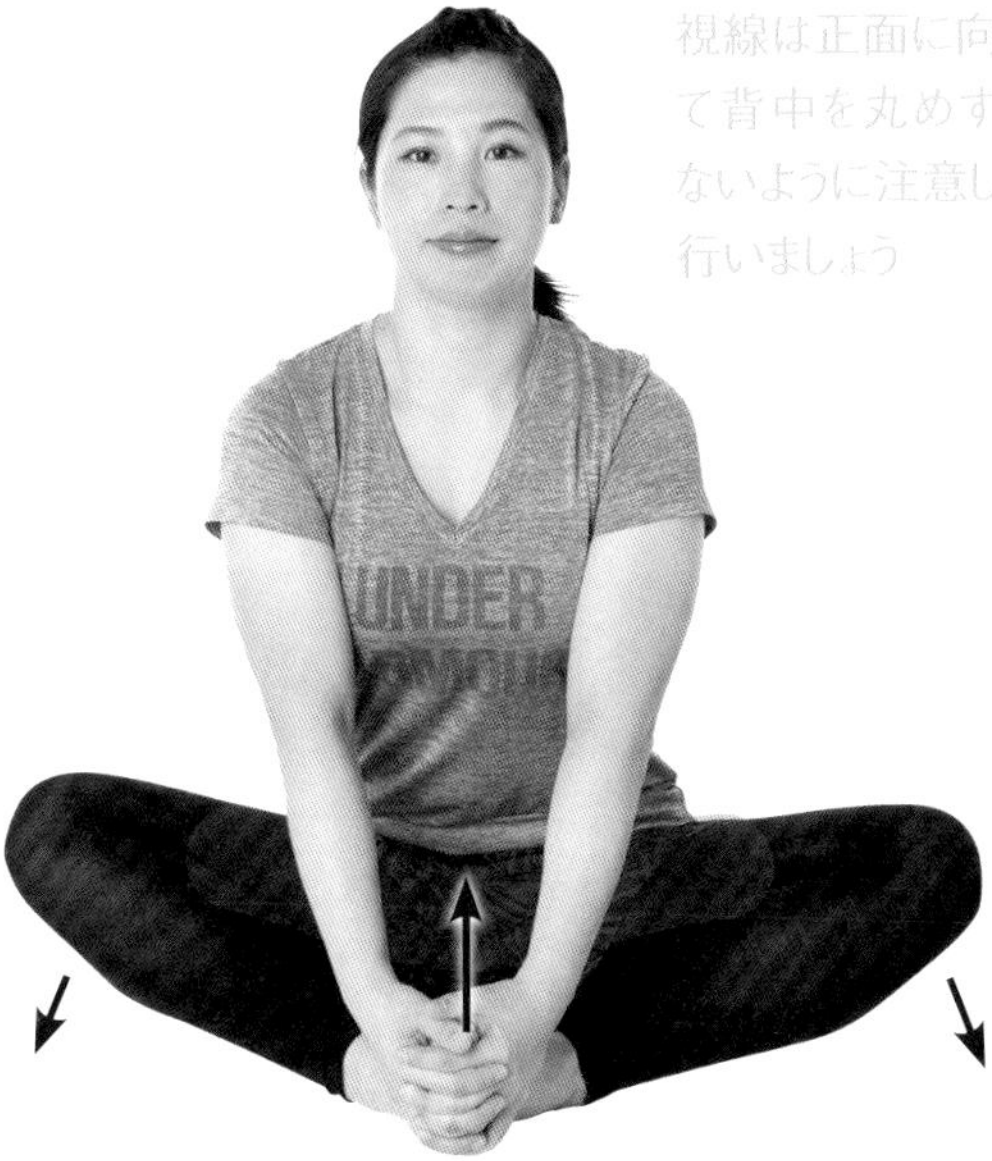

視線は正面に向けて背中を丸めすぎないように注意して行いましょう

太ももⅠ

床に座り、 両足の裏側を合わせ、 つま先に両手を添えます。 この状態からひざを下げながら両手を手前に引き寄せて胸を張りましょう。 太ももの内側から後面、 股関節をしっかりと伸ばせます

太ももⅡ

両手を後方につき右ひざを立てた姿勢から、 お尻を持ち上げます。 左太もも前面をしっかりと伸ばしましょう。 左右ともに行います

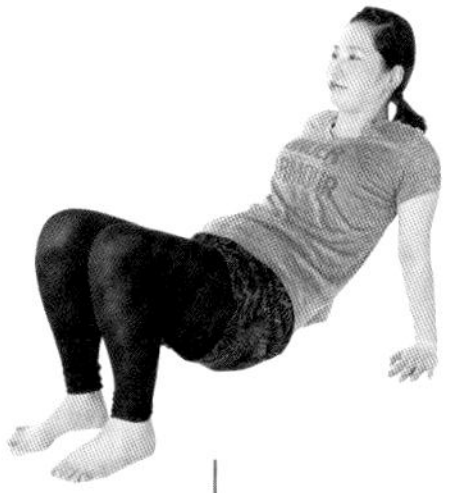

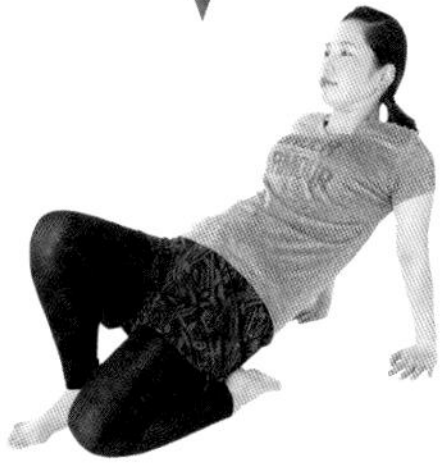

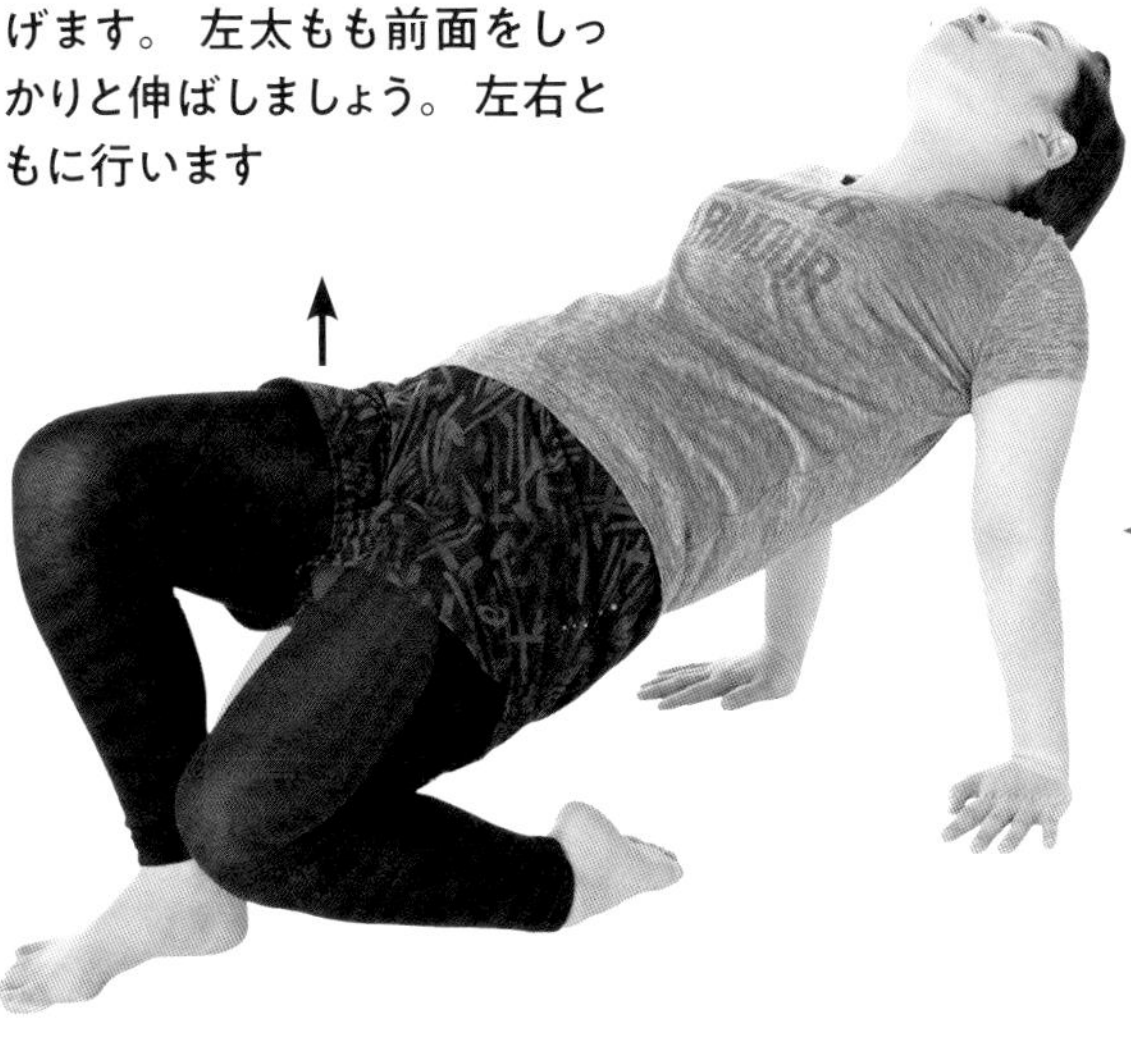

無理のない姿勢で行ってください。 左足のかかとがお尻の下にくるのがベストです

仕事の合間にカラダをケアしたい

長時間のデスクワークは、ある意味でとても危険な仕事です。ずっとパソコンをにらんでいると自然に肩が前に出て胸が閉じ、背中を丸めてしまうのですから。この姿勢のままでいつづけることが、肩こりや腰痛など体調不良の原因になってしまいます。

オフィスでも、スキマ時間を上手に使って積極的にストレッチに取り組みましょう。とはいっても職場にマットを敷くわけにはいきません。

ここではイスに座ったまま手軽にできるストレッチを紹介します。首まわりと体側に心地よい伸びを感じてください。首まわりをほぐすことで肩こりが予防でき、体側を伸ばし体幹部に柔軟性を宿せば、腰痛も防げます。

TARGET

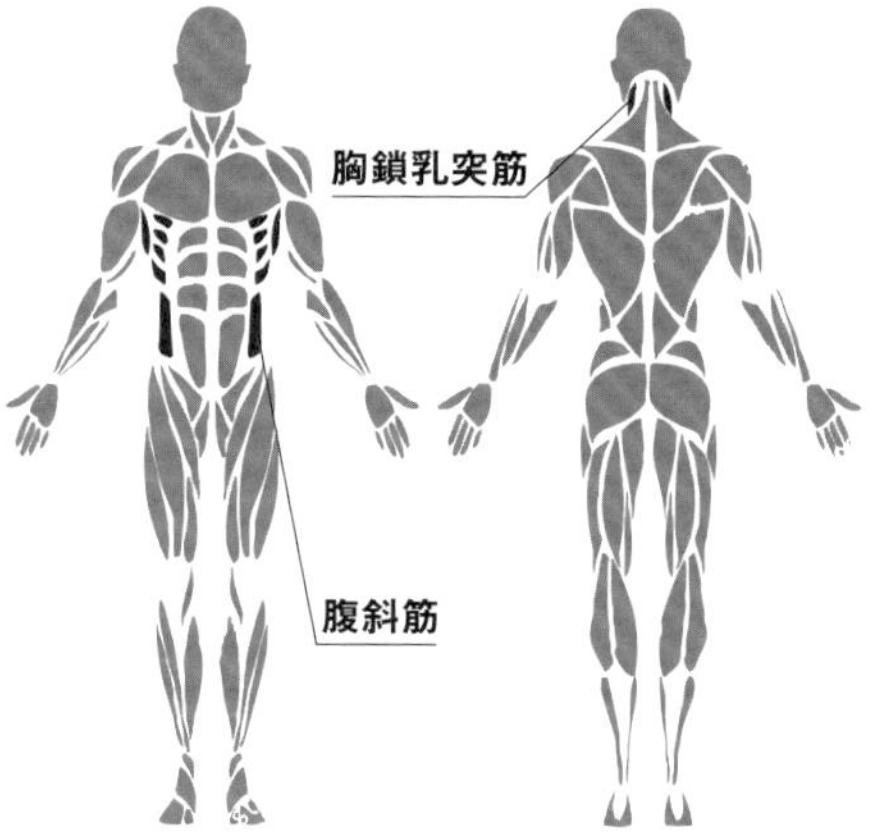

首まわりと体側。イスに座ったままで上半身の筋肉に柔軟性を宿していきます

P74~79の動きを動画でCheck!

https://hyper-body.com/mh08

Brain science approach

脳科学アプローチ

スキマ時間にできるストレッチ①

首とその周辺には多くのリンパ節が集まっています。この部位がこり固まると、背中に余分な肉がつきやすくなります。しっかりほぐすことでリンパの流れを整えておきましょう

首のストレッチ

1 左手で頭を左側に引き寄せつつ、首の力で抵抗します。左右ともに行いましょう

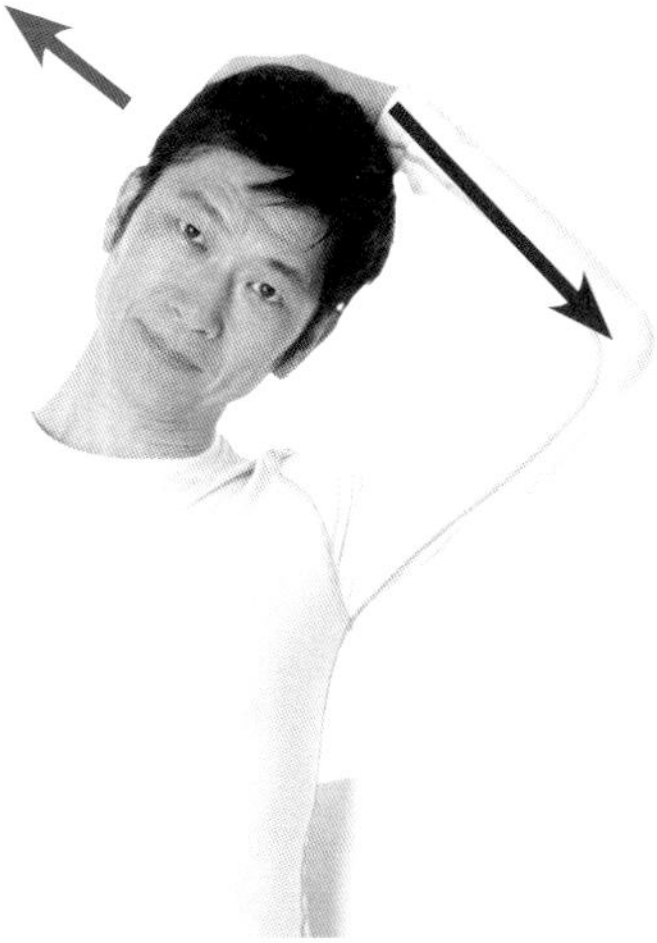

2秒抵抗

2秒脱力

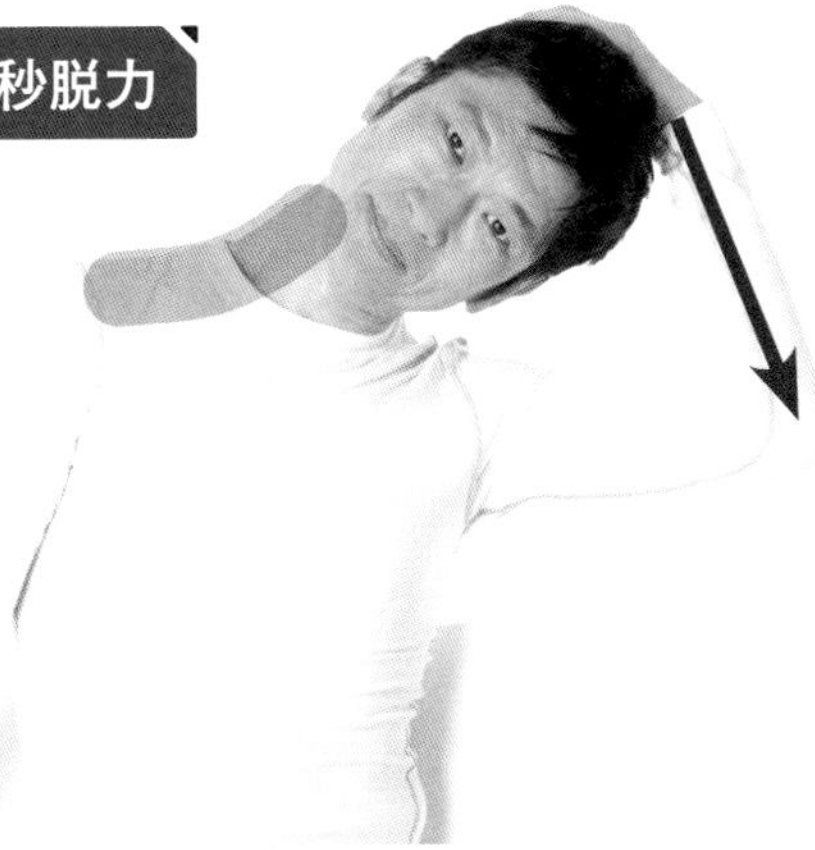

2 首を脱力して左手の力で頭を引き寄せます。この時、肩が上がらないように注意。その位置から1、2の動きを3回繰り返します。左右ともに行いましょう

Brain science approach

脳科学アプローチ

スキマ時間にできるストレッチ②

体側がこり固まると、腰痛やねこ背につながりやすいので、スキマ時間にケアしておきましょう。

また、インナーマッスルも刺激することができるので、体幹部を安定させることができます

体側のストレッチ

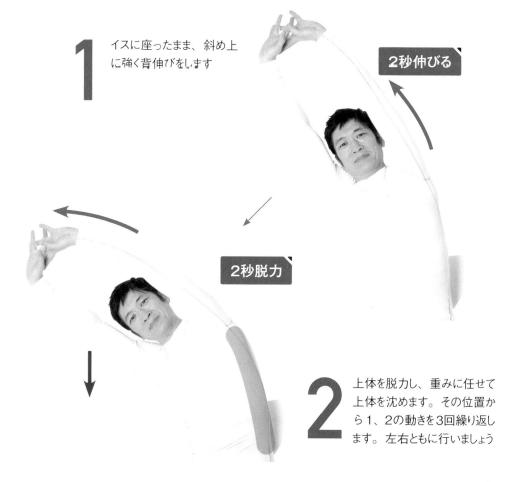

1 イスに座ったまま、斜め上に強く背伸びをします

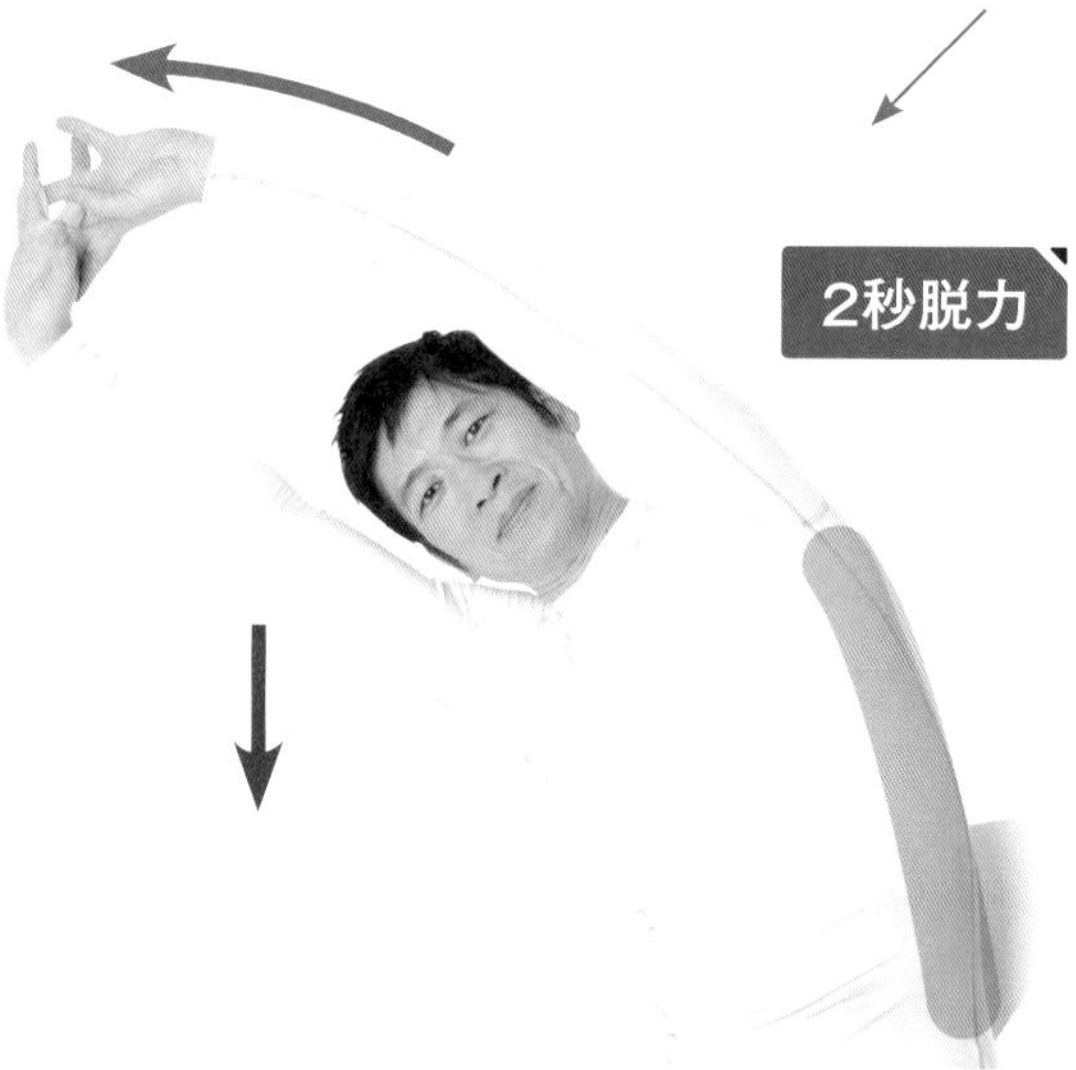

2 上体を脱力し、重みに任せて上体を沈めます。その位置から1、2の動きを3回繰り返します。左右ともに行いましょう

首

マッサージボールで首筋から肩にかけての部分を押しほぐします

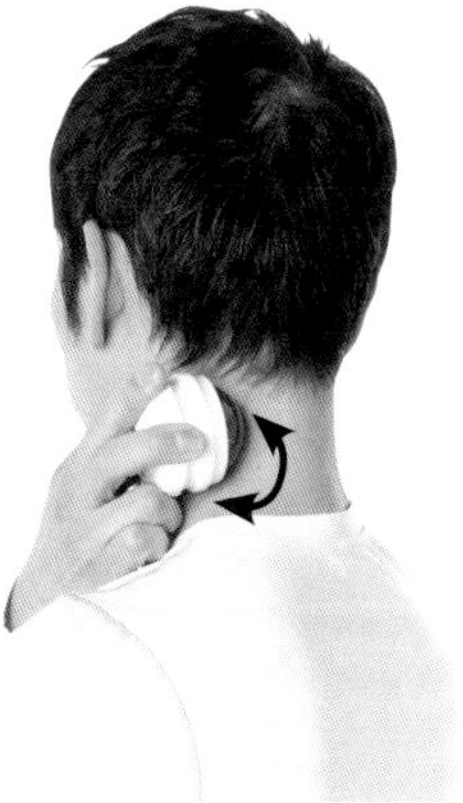

体側

マッサージスティックで、わきの下から脇腹まで体側全体をほぐします

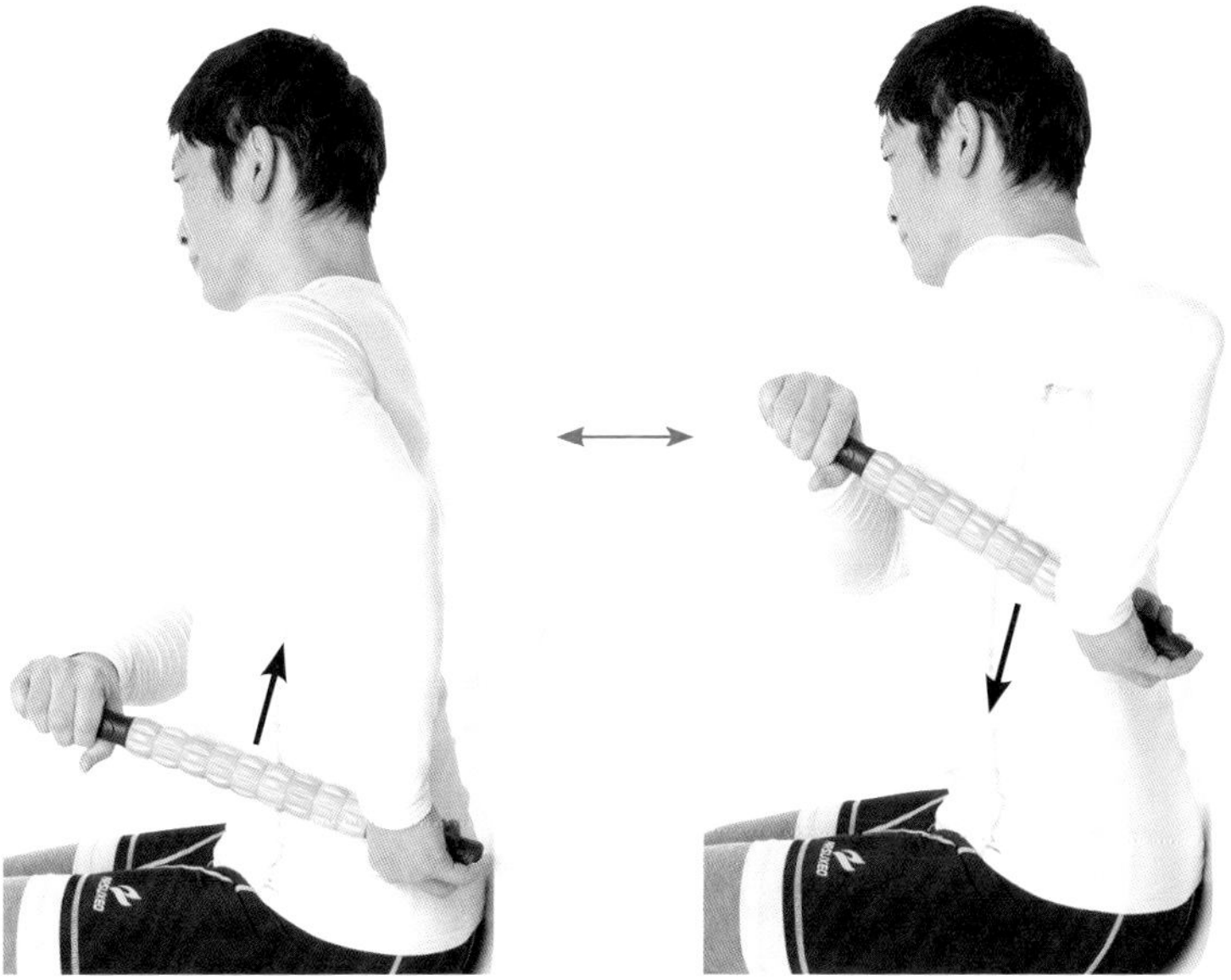

首

スキマ時間に
首まわりをほぐす

＼さらにやってみよう！／

スキマ時間にできる
厳選ストレッチ

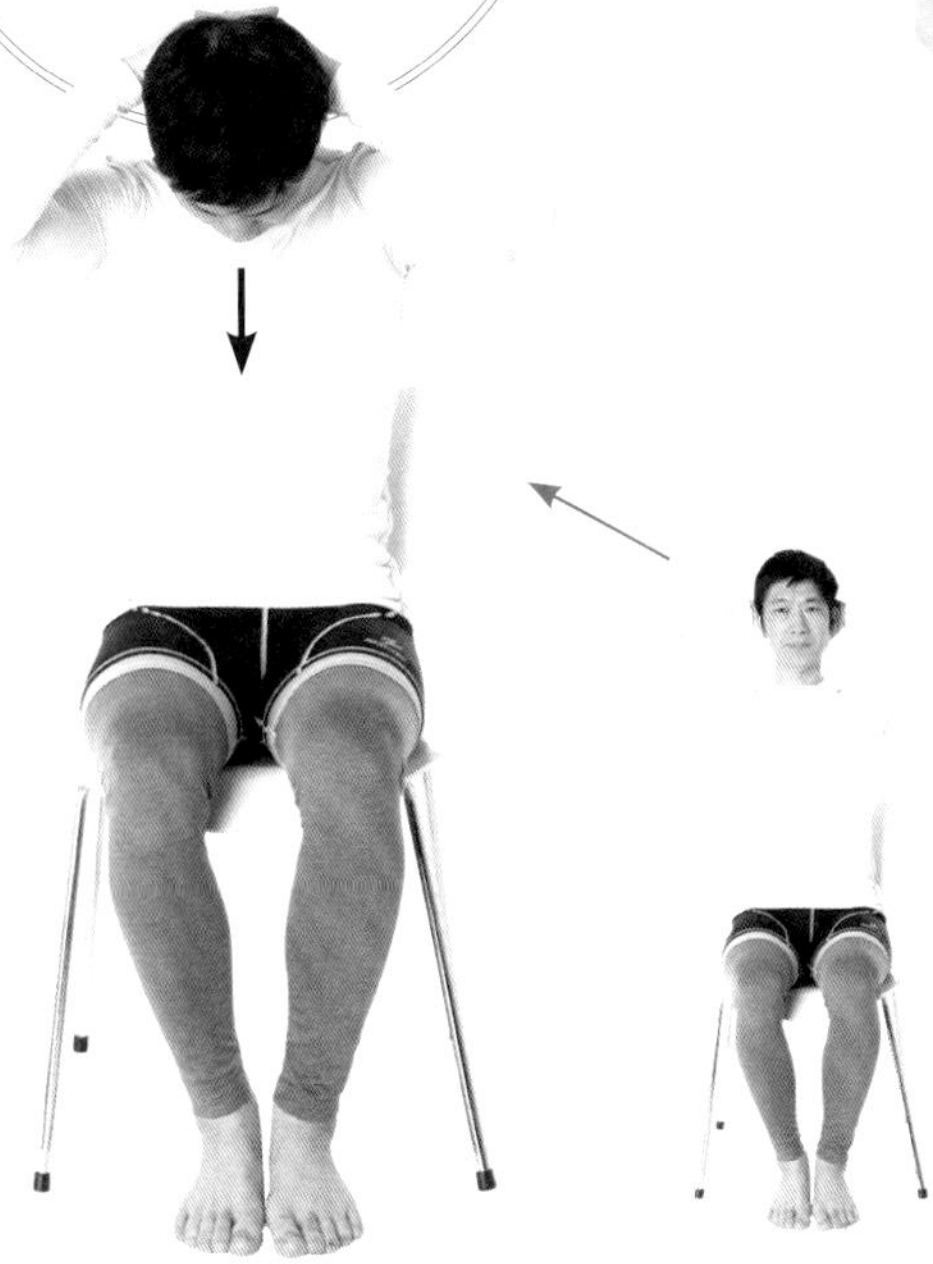

首Ⅰ

イスに座ったまま両手を後頭部に当てます。 その姿勢から頭部を前にゆっくりと倒し、 首の後ろ側に伸びを感じましょう

背中を丸めるのではなく頭部だけを前に倒します

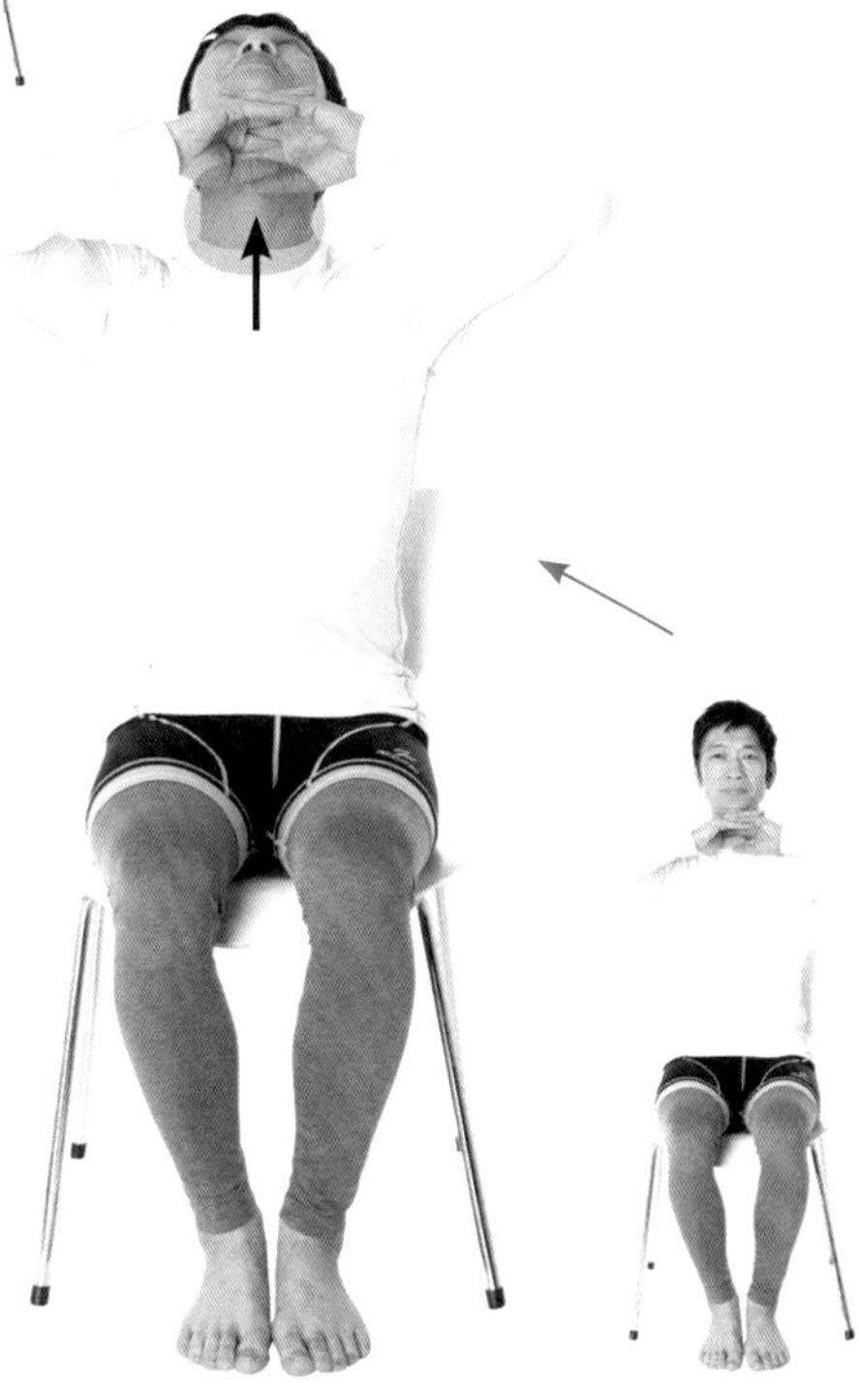

首Ⅱ

指を組んだ両手をあごの下に当てます。 その姿勢から両手であごを押し上げ、 頭部を後ろにゆっくりと倒しましょう。 首の前側に伸びを感じます

背中を反らさないように注意しましょう。頭部だけを後ろに倒します

体側

体側を伸ばして
リフレッシュしよう

体側Ⅰ

右腕を上げて左手を右わき腹に添えます。 右手の指先が引っ張られるような感覚で上体を左側へ倒すと右の体側に伸びが感じられます。 左右ともにやってみましょう

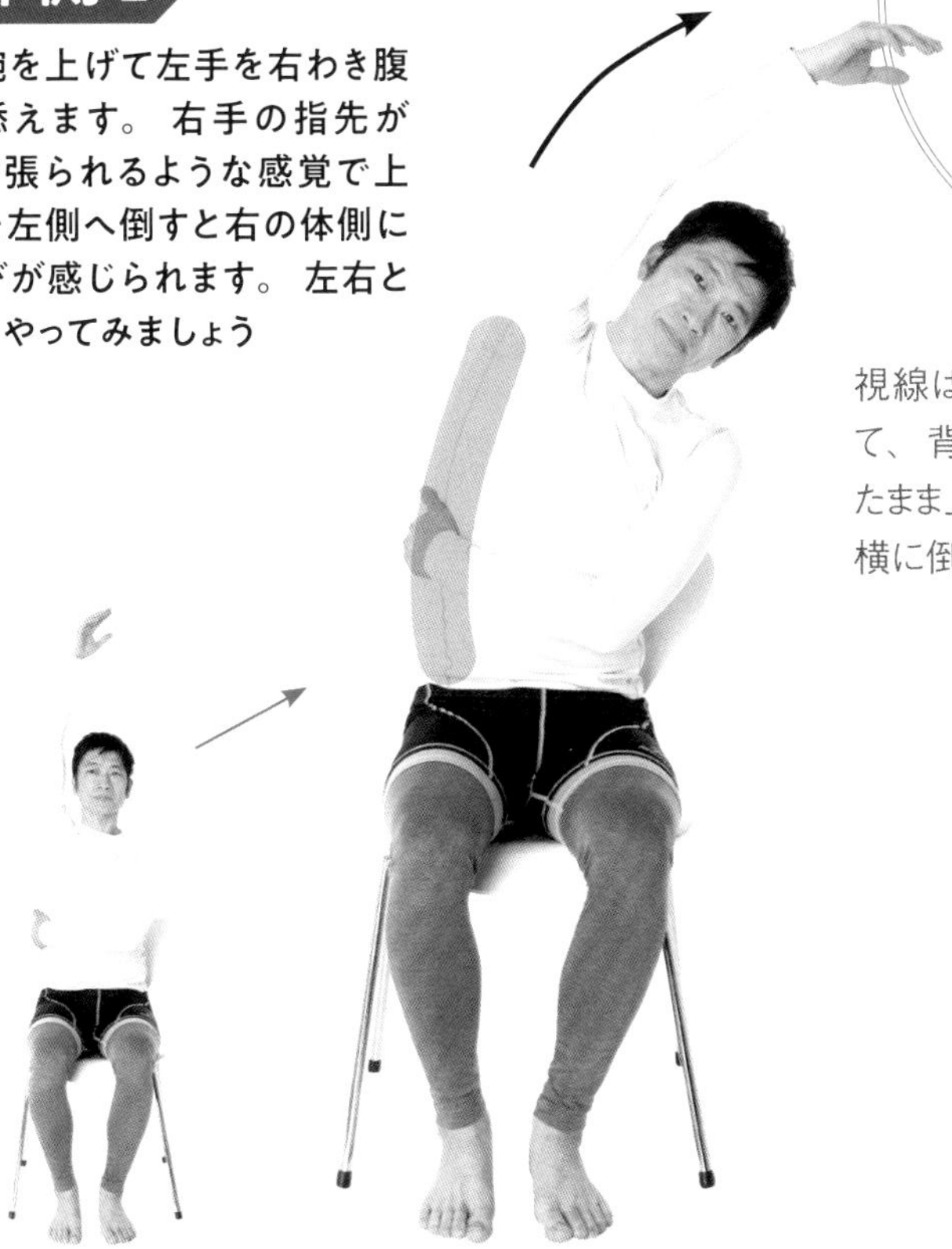

視線は正面に向けて、 背筋は伸ばしたまま上体だけを真横に倒します

体側Ⅱ

頭の後ろで両手をひじに当てる形で組みます。 この姿勢から、 視線を右斜め上に向け上体を左側へ倒すと、 右の体側に伸びが感じられます。 左右ともにやってみましょう

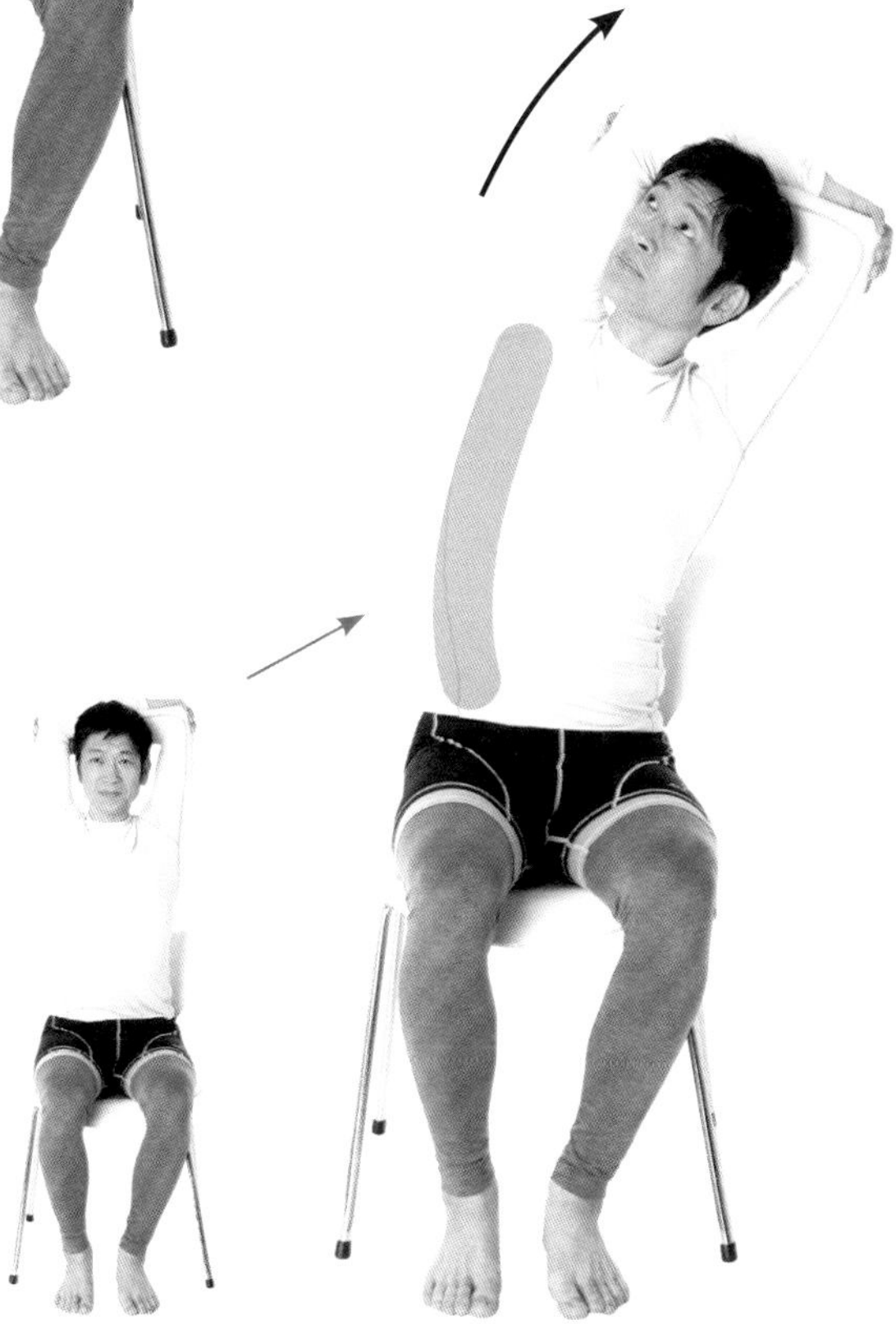

上体を真横ではなく、 わずかに斜め後ろに倒します

冷え性を予防・改善したい

末端冷え性……手先、足先が冷えてしまうことに悩んでいる人は多くいます。

「眠る時に靴下をはくだけでなく、毛糸の手袋までしているのに、朝起きた時、手足、つま先が冷えてしまっているんです」

そう話す人もいます。

冷え性の原因は、さまざまです。しかし、ストレッチを行うことで改善することは十分に可能でしょう。

本来は、体幹部からカラダ全体をケアしていきたいのですが、ここでは、短時間でできるつま先、手・腕の血行を改善するストレッチを紹介します。いずれも簡単に行える動作ですから、ぜひ日常生活に取り入れて繰り返し行ってください。

TARGET

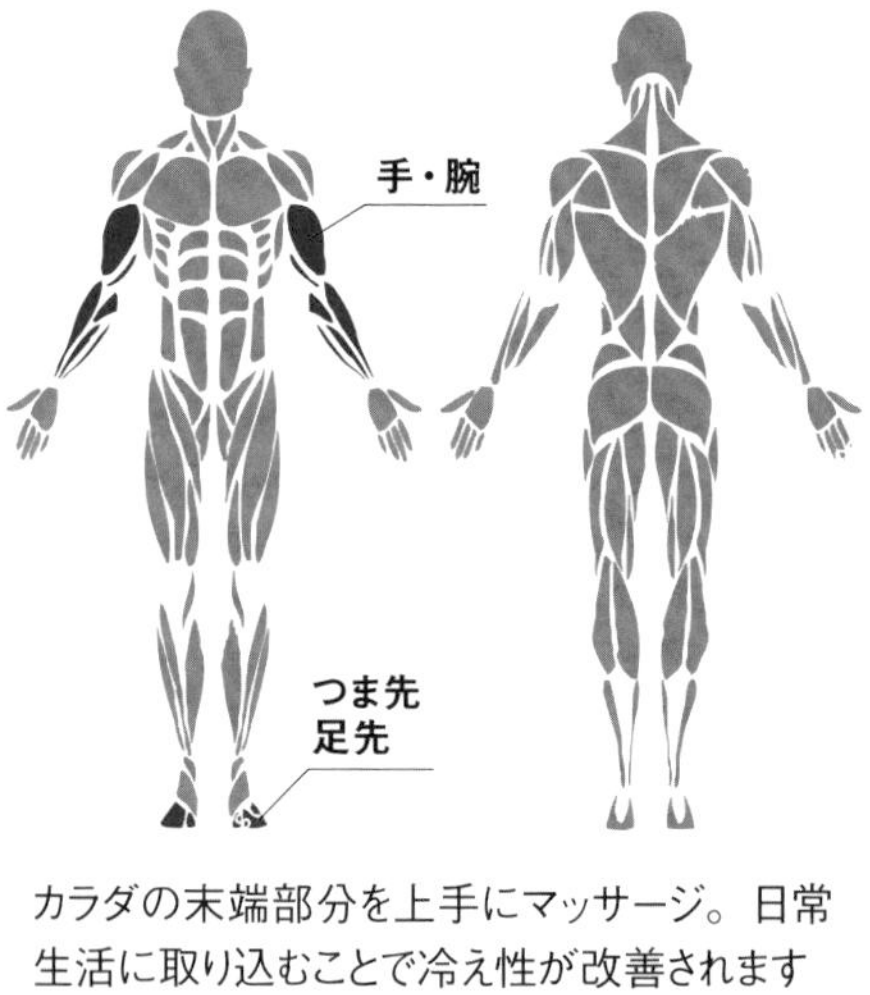

カラダの末端部分を上手にマッサージ。日常生活に取り込むことで冷え性が改善されます

P80~85の
動きを動画で
Check!

https://hyper-body.com/mh09

冷え性改善ストレッチ①

バレエや新体操を習っていなければなかなかケアしない部位ですが、つま先をストレッチすることで血行が改善します。女性に多い、末端冷え性に効果的な動きです

つま先のストレッチ

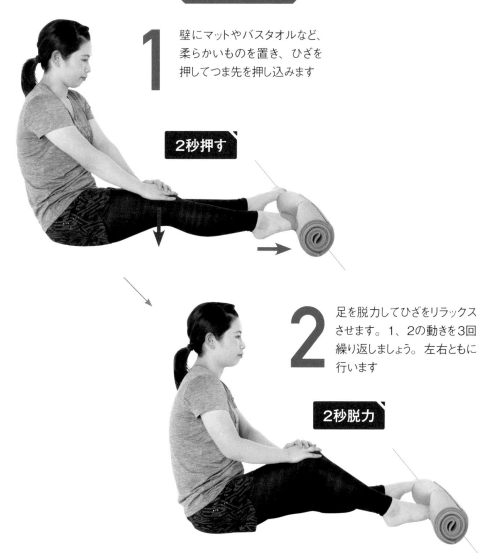

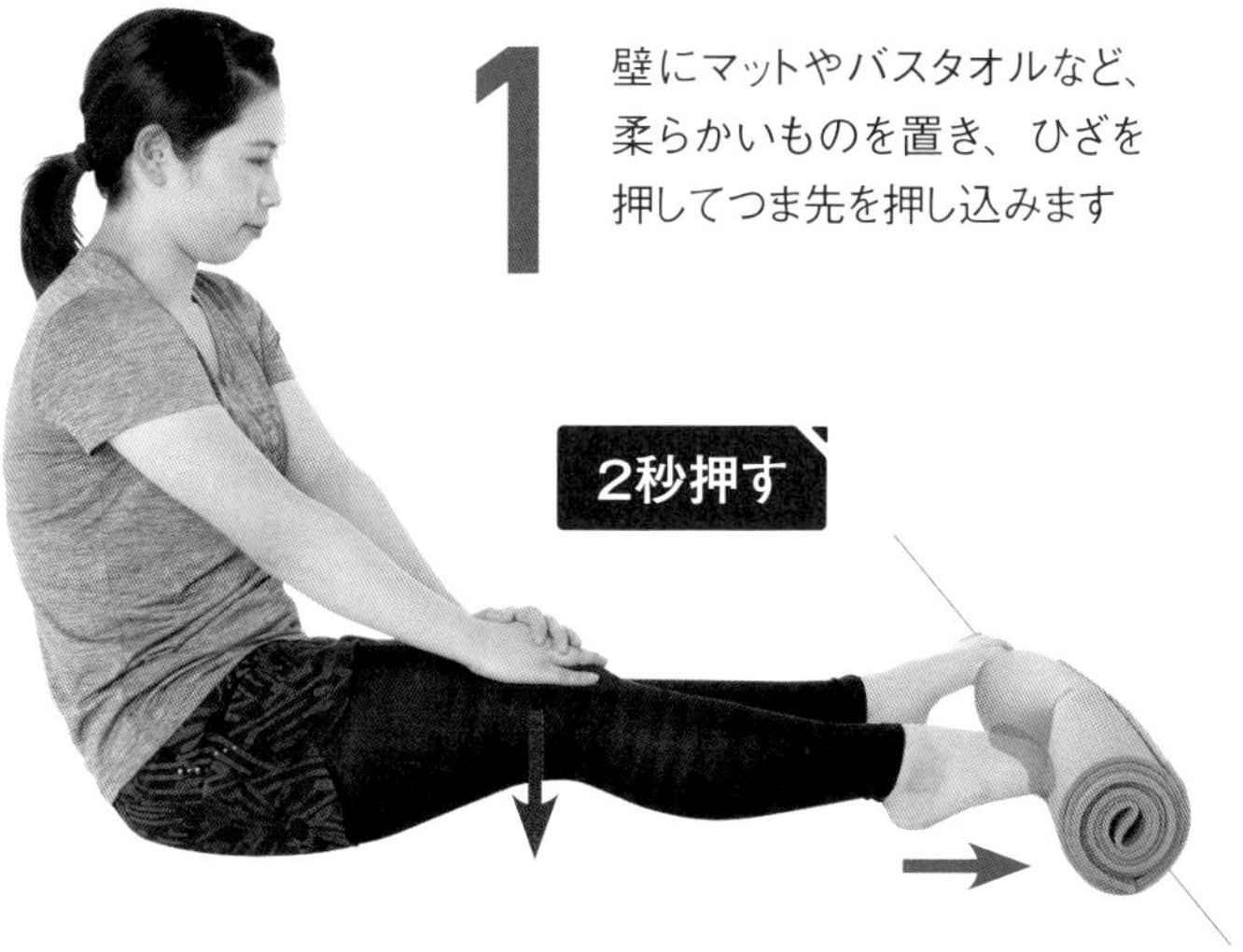

1 壁にマットやバスタオルなど、柔らかいものを置き、ひざを押してつま先を押し込みます

2 足を脱力してひざをリラックスさせます。1、2の動きを3回繰り返しましょう。左右ともに行います

冷え性改善ストレッチ②

前腕はパソコンや細かい作業などで疲れがたまりやすい部位です。かんたんなストレッチでほぐしておくことで、仕事の効率UPを目指しましょう

手・腕のストレッチ

1 手のひらを指先を下にして前に向け、反対の手で指先を引き寄せながら手の力で抵抗します

2秒抵抗

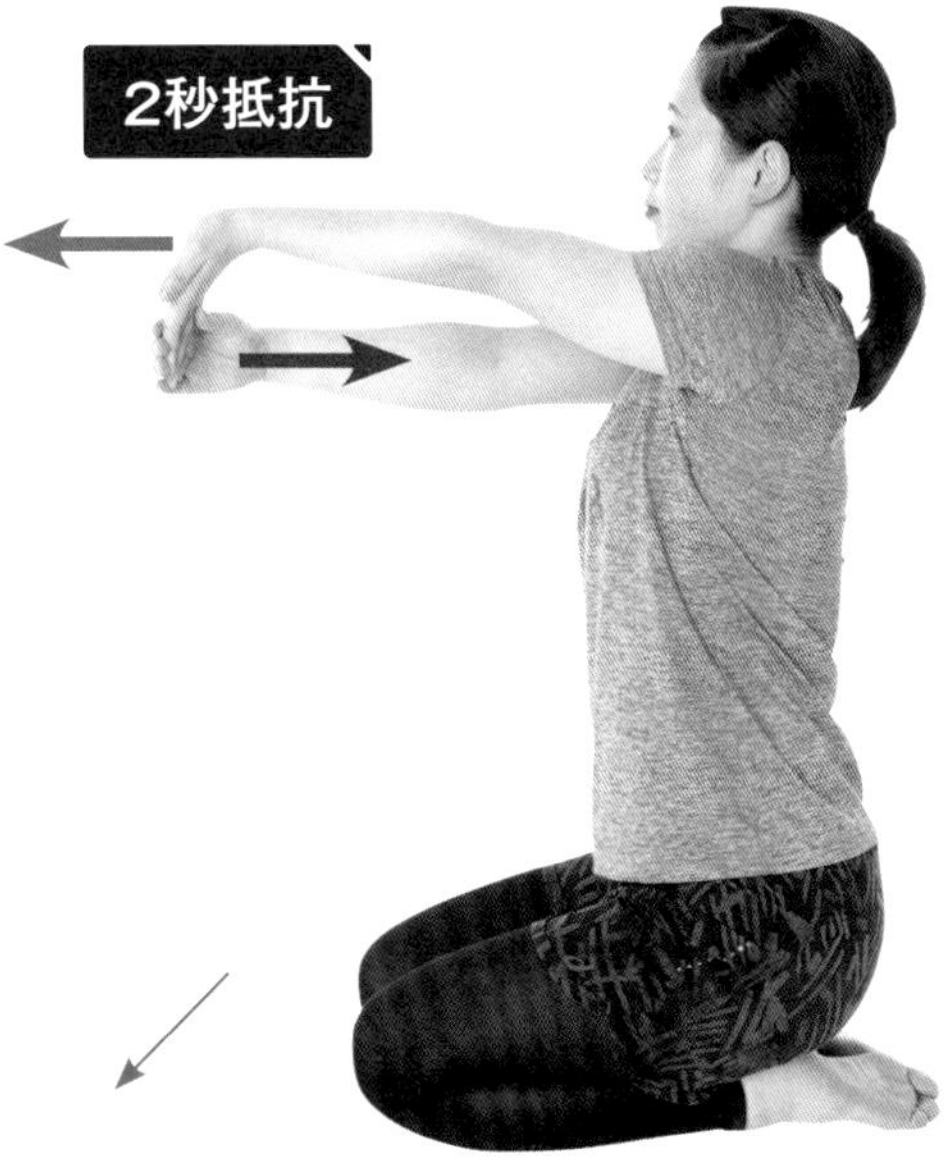

2秒脱力

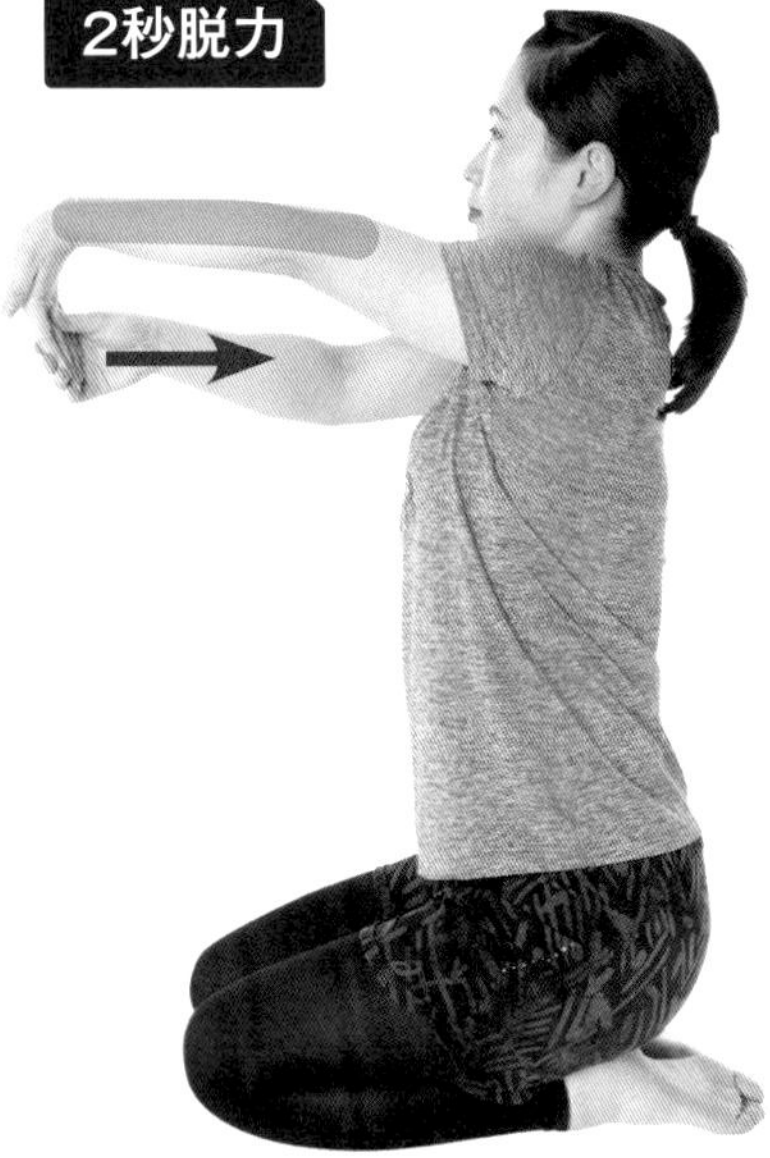

2 手の力は抜き、指先を引き寄せます。1、2の動きを3回繰り返しましょう。左右ともに行います

つま先

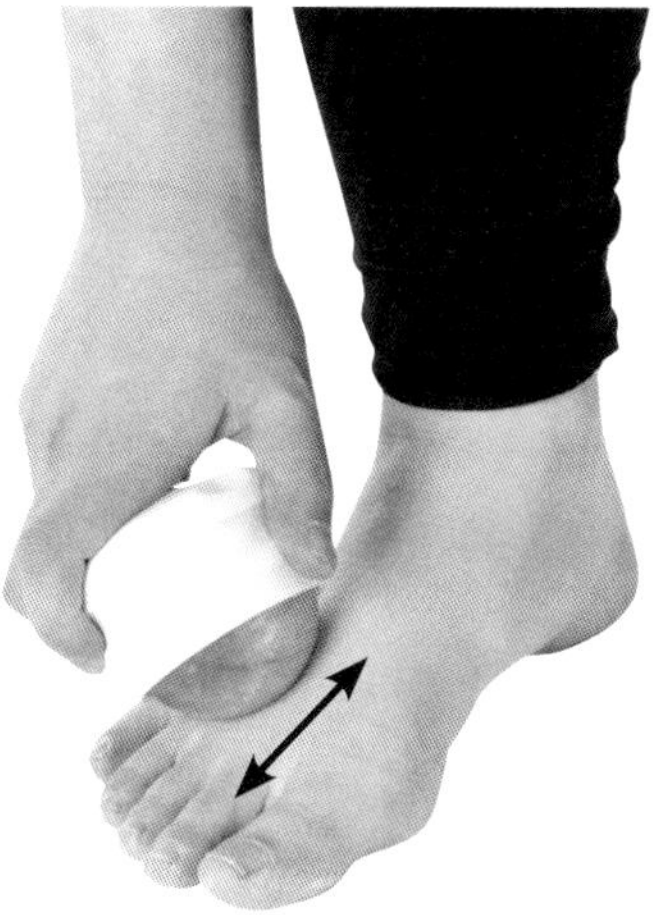

マッサージボールで足の甲全体をほぐします。骨の間に沿って動かすと効果的でしょう

手・腕

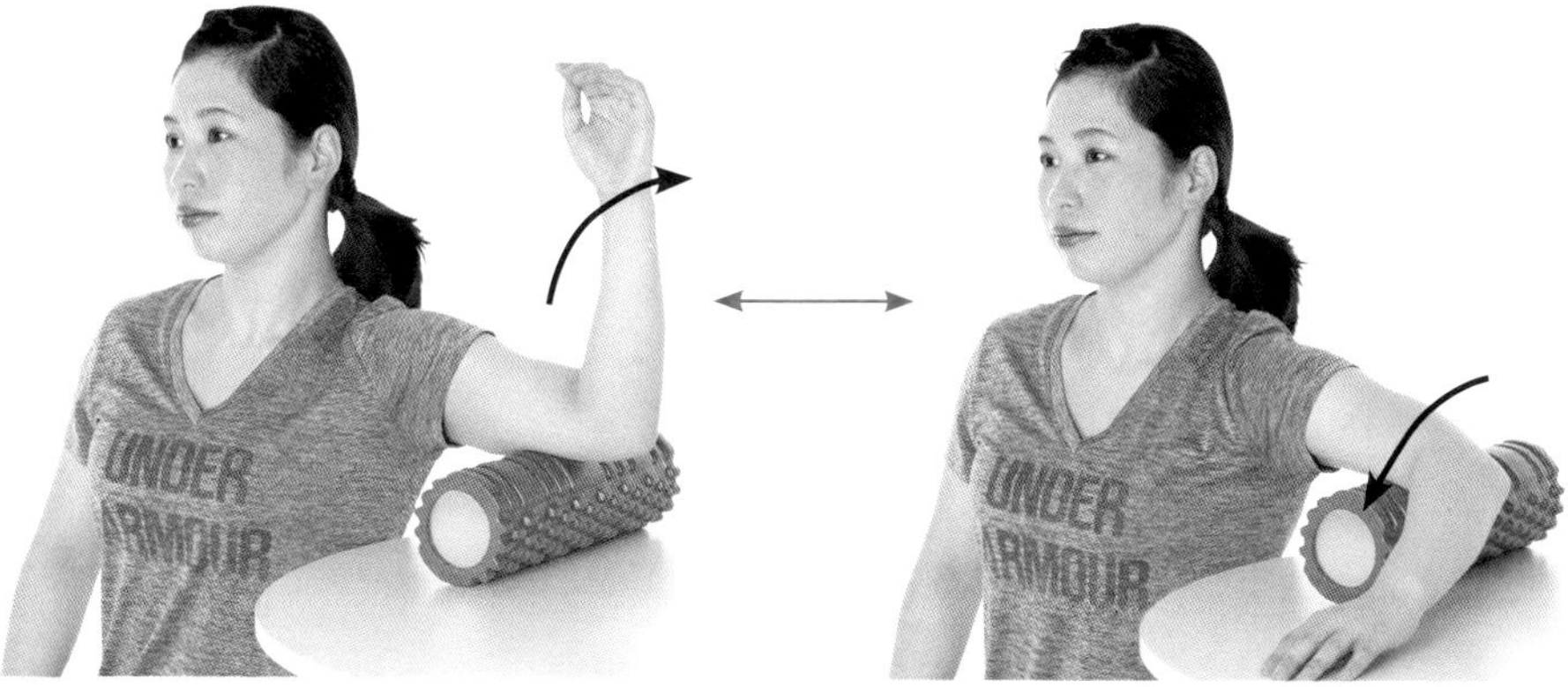

フォームローラーに二の腕を乗せ、腕を前後に倒します

足先

カラダの末端から
温めていこう!

\ さらにやってみよう! /

冷え性改善
厳選ストレッチ

足先Ⅰ

伸ばした左足の上に曲げた右足を乗せて、マッサージする感じで足裏をほぐします。指の付け根から順にさまざまな箇所を押してみましょう。左右ともに行います

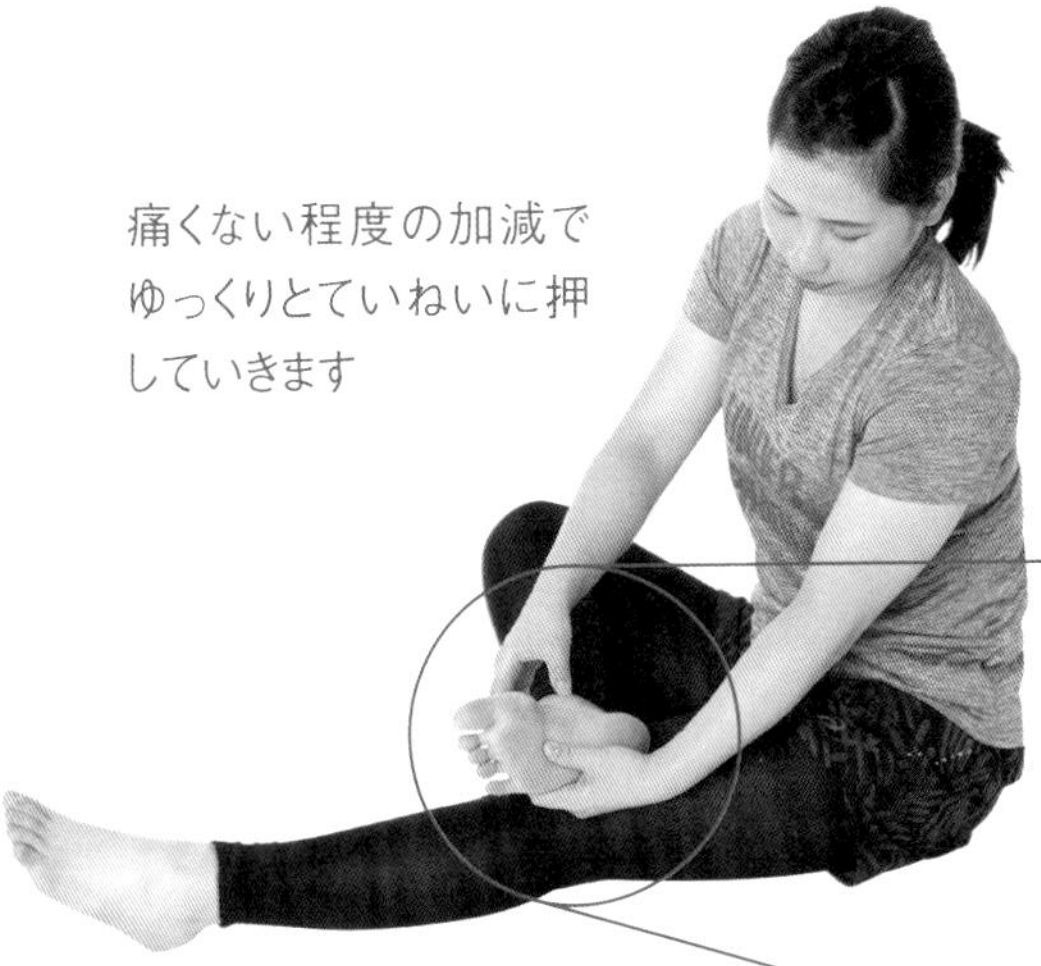

痛くない程度の加減で
ゆっくりとていねいに押
していきます

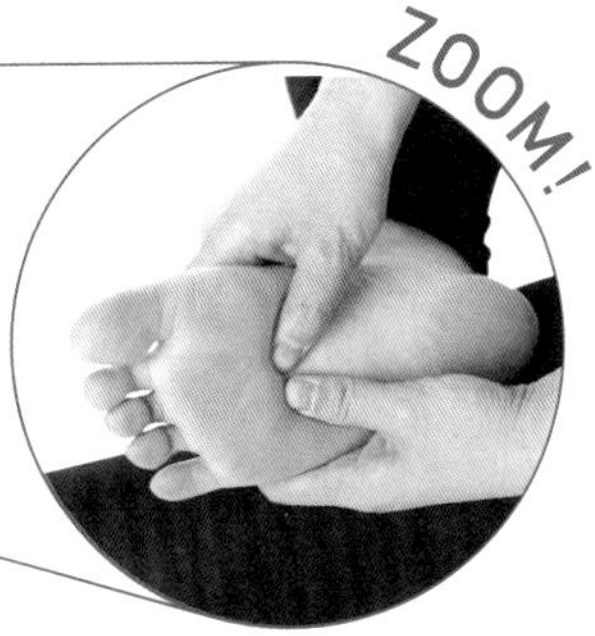

足先Ⅱ

床に座り右足は真っすぐ前に伸ばし、ひざを曲げた左足のつま先を両手でつかみ、手前に引きます。左右ともに行いましょう

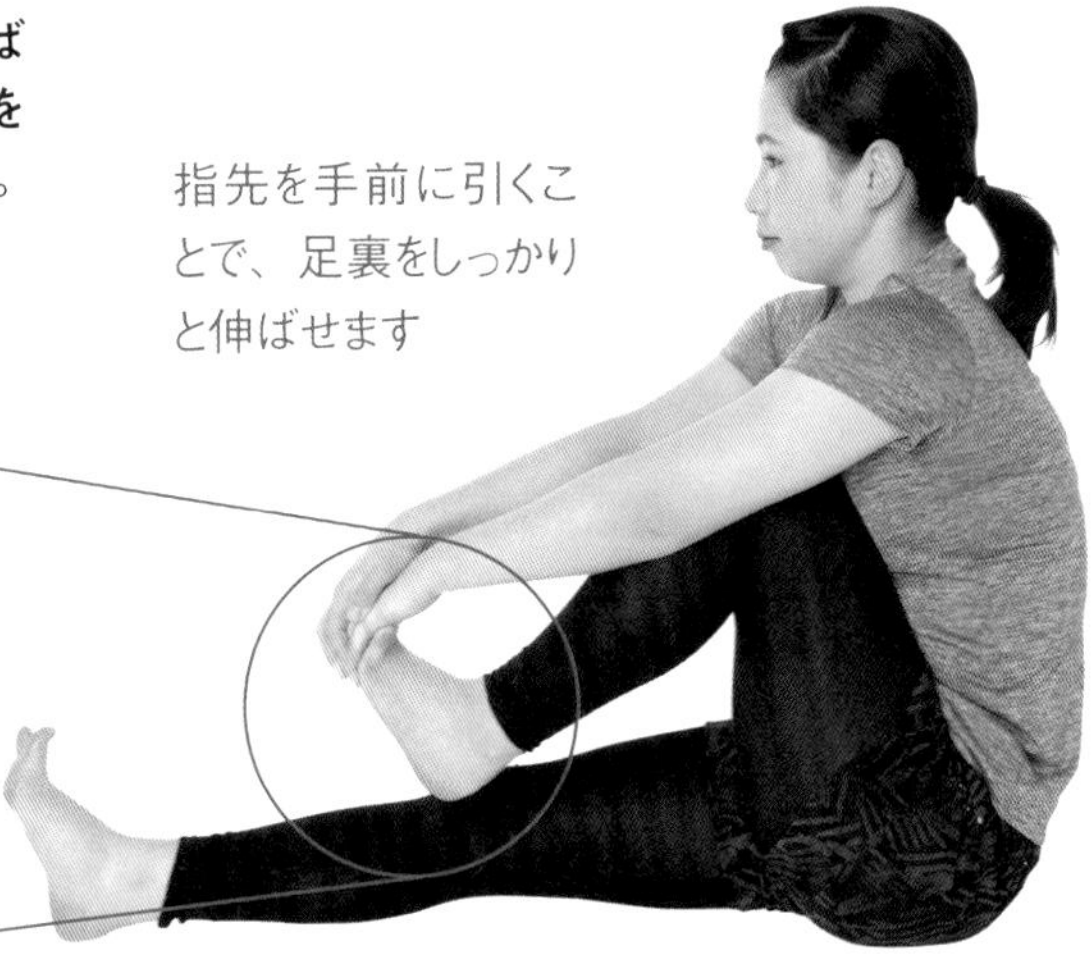

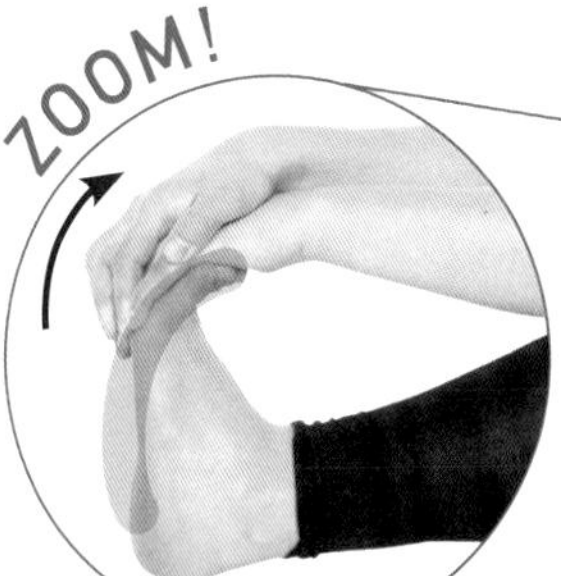

手・腕

日常生活で
多く使う手も
しっかりとケア

手・腕 Ⅰ

両腕を真っすぐ前に伸ばして、 手を握って開きます。 「グー」「パー」 をゆっくりと繰り返し行い、 指の末端をしっかりとほぐしていきましょう

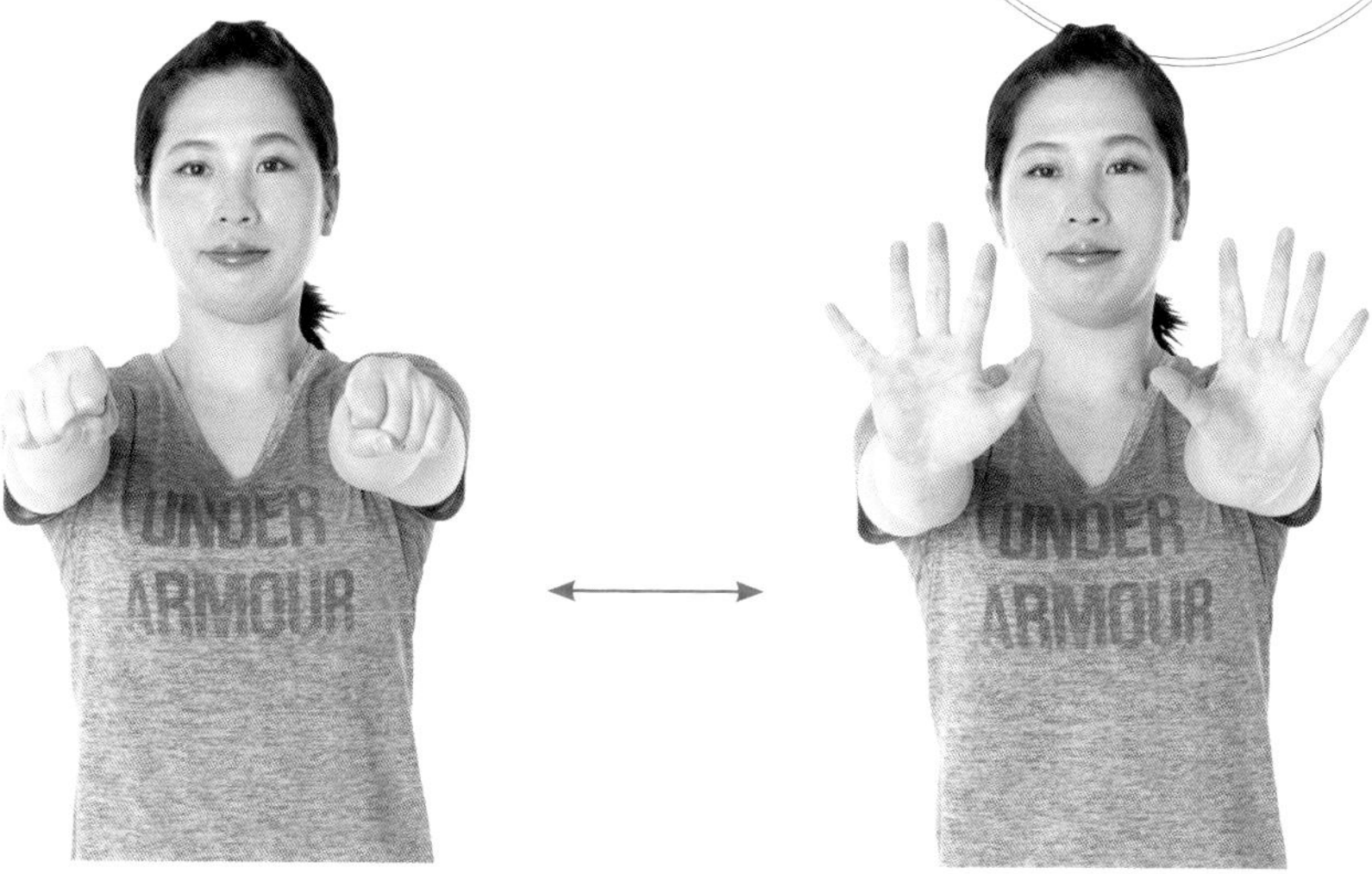

「パー」の時には、手のひらを真正面に向けます

手・腕 Ⅱ

左腕を真っすぐ前に伸ばし、 右手で前腕をつかみます。 左の手のひらが交互に上下になるように前腕を回転させ、 同時に右手で筋肉をほぐしましょう。 左右ともに行います

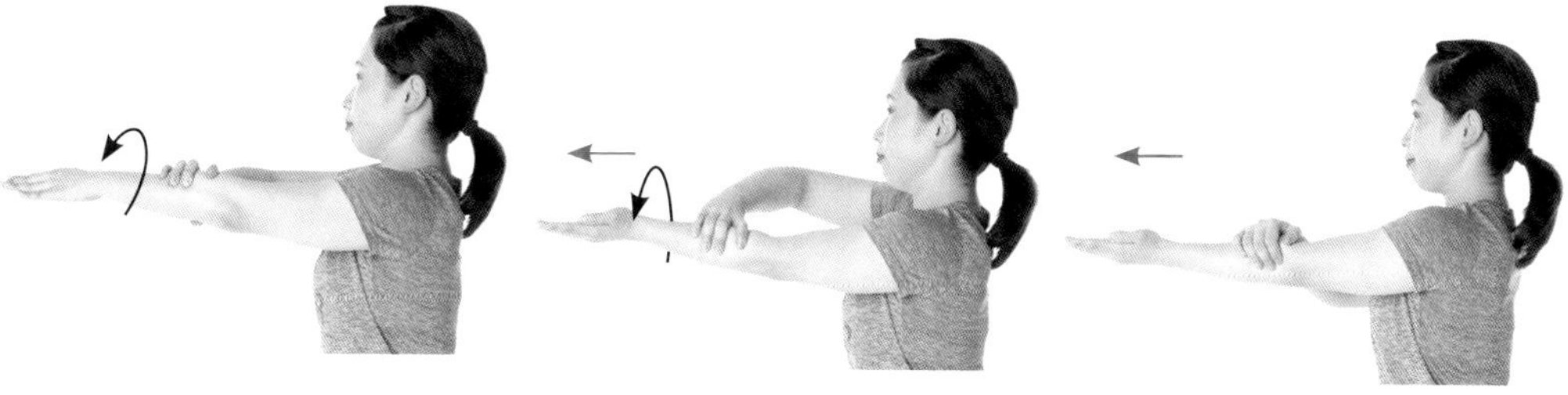

肩の力を抜いて、ゆっくりと腕の筋肉をほぐしましょう

電車を待つ間に立ってできるストレッチ

電車を待つ駅のホーム、ついつい、スマホのゲームやSNSに熱中してしまいがちですが、このスキマ時間をストレッチに割いてみてはどうでしょうか。ここでは、駅のホームで立ったままできるストレッチを3つご紹介しましょう。

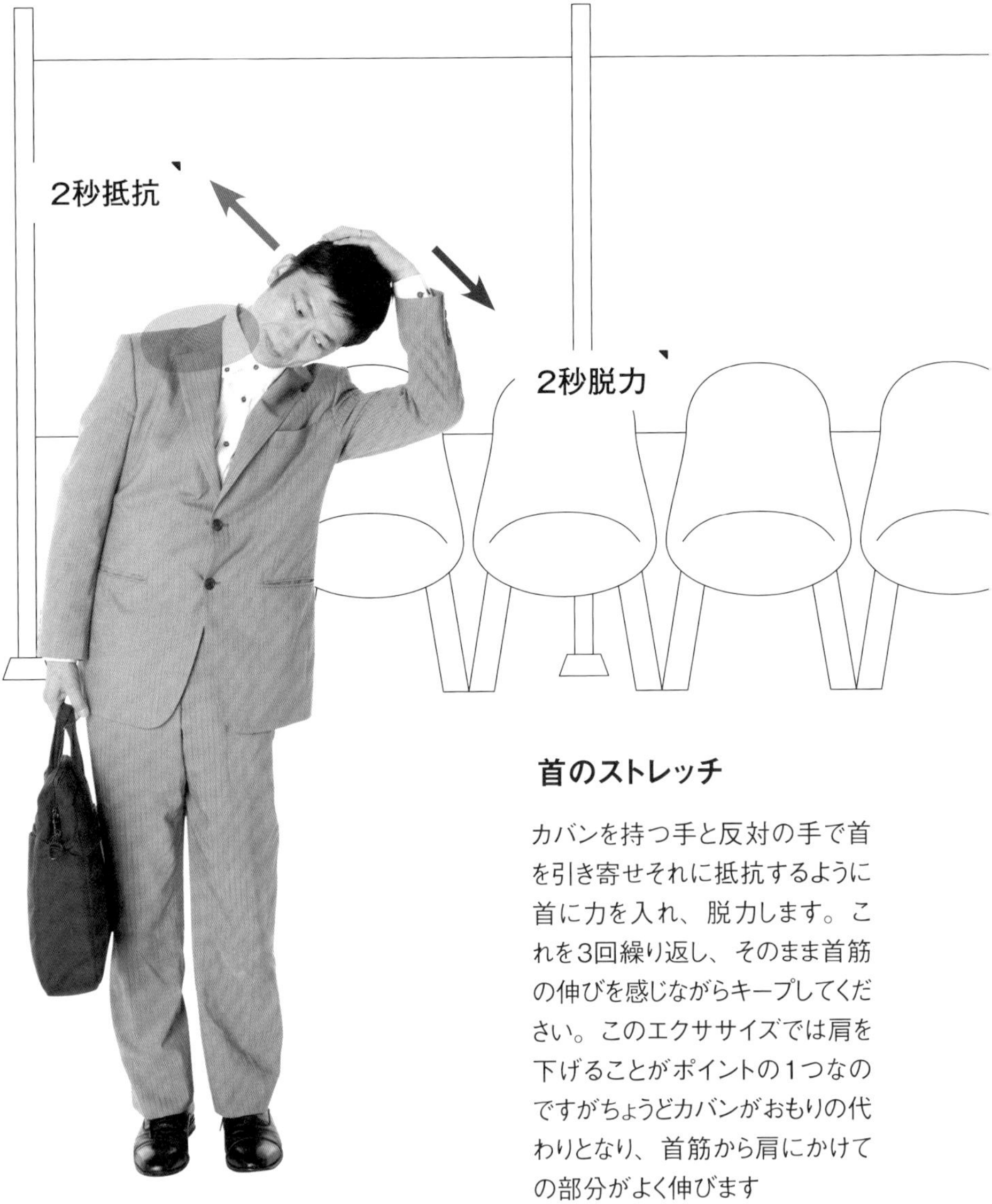

首のストレッチ

カバンを持つ手と反対の手で首を引き寄せそれに抵抗するように首に力を入れ、脱力します。これを3回繰り返し、そのまま首筋の伸びを感じながらキープしてください。このエクササイズでは肩を下げることがポイントの1つなのですがちょうどカバンがおもりの代わりとなり、首筋から肩にかけての部分がよく伸びます

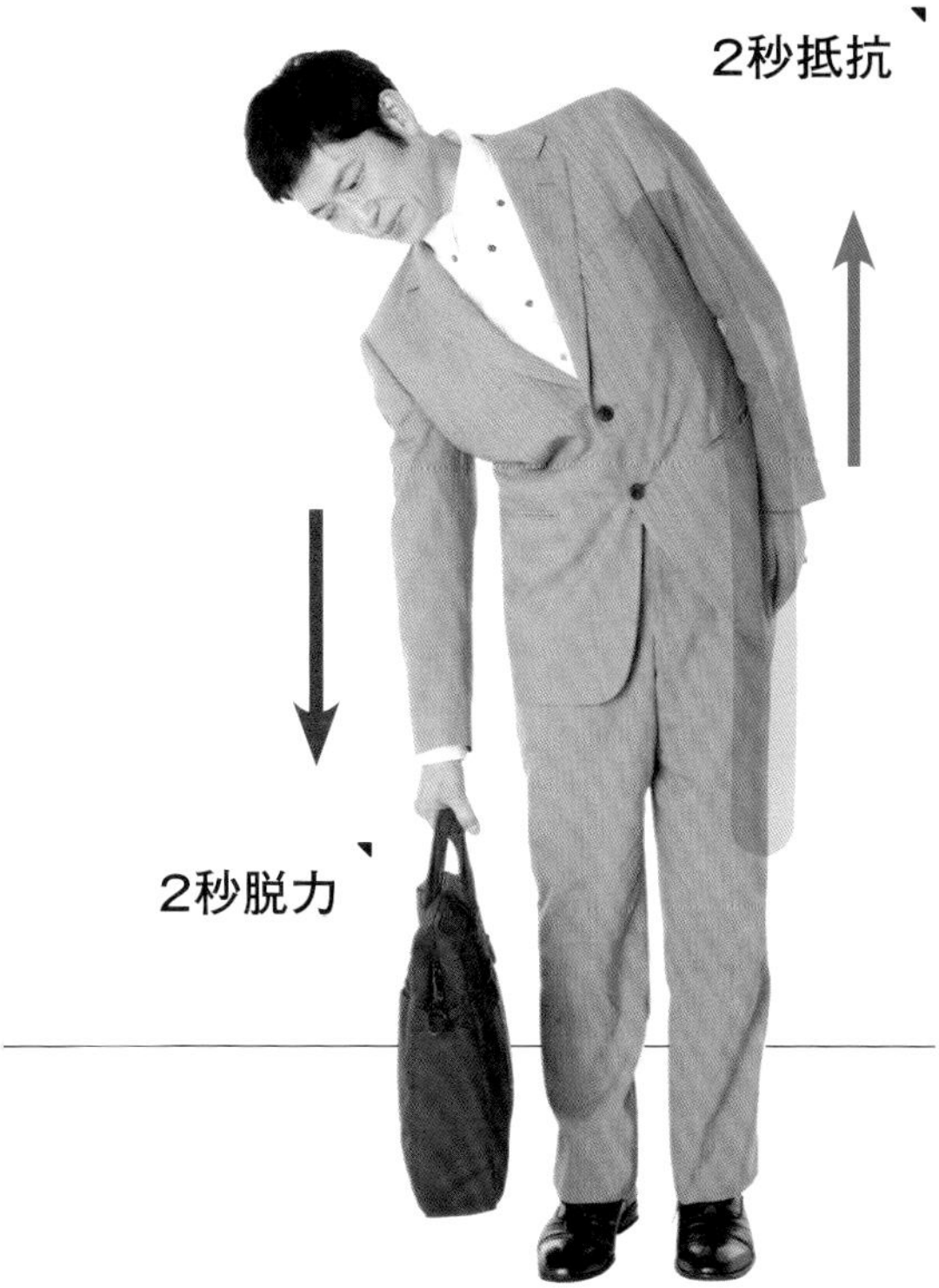

体側のストレッチ

カバンの重さに任せて写真のようにカバンを持った手と反対側のわきから腰にかけての体側部を伸ばします。カバンを持つ手と反対側のわきを縮めるように2秒間力を入れ、その後脱力します。カバンがおもりとなり、先ほどまでよりも深くカラダが沈み体側部が伸びるのを感じるでしょう。3回繰り返し、そのまま体側部の伸びを感じながらキープしてください

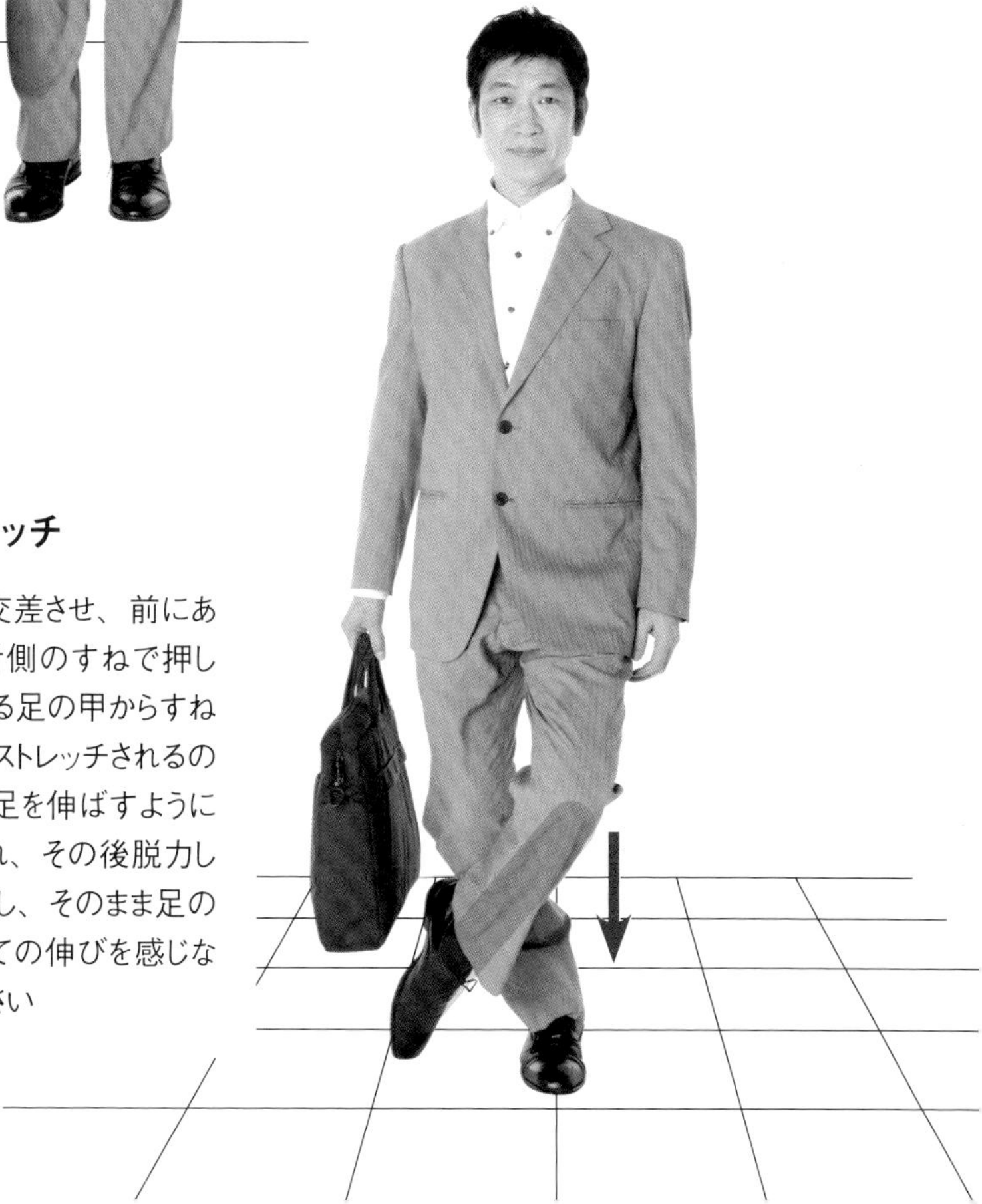

ひざ下のストレッチ

写真のように足を交差させ、前にあるふくらはぎを反対側のすねで押し下げます。前にある足の甲からすねにかけての部分がストレッチされるのを感じます。前の足を伸ばすようにして2秒間力を入れ、その後脱力します。3回繰り返し、そのまま足の甲からすねにかけての伸びを感じながらキープしてください

立ったままペタッと手を付けたい

小学生、中学生の頃、スポーツテストに「立位体前屈」という種目があったことを覚えていますか？

真っすぐに立った状態から上体を前に倒し、指先がどこまで届くかを測定するというものです。

「子どもの頃は、指が床に付きましたけど、いまはもう無理ですよ」と言う人もいることでしょう。

ならば、あなたのカラダをよみがえらせる、あるいは進化させてみませんか？

床に手を〝ペタッ〟と付けることも不可能ではありません。ポイントは、ハムストリングス（太もも裏側）、そして、意外にも足裏にあるのです。

TARGET

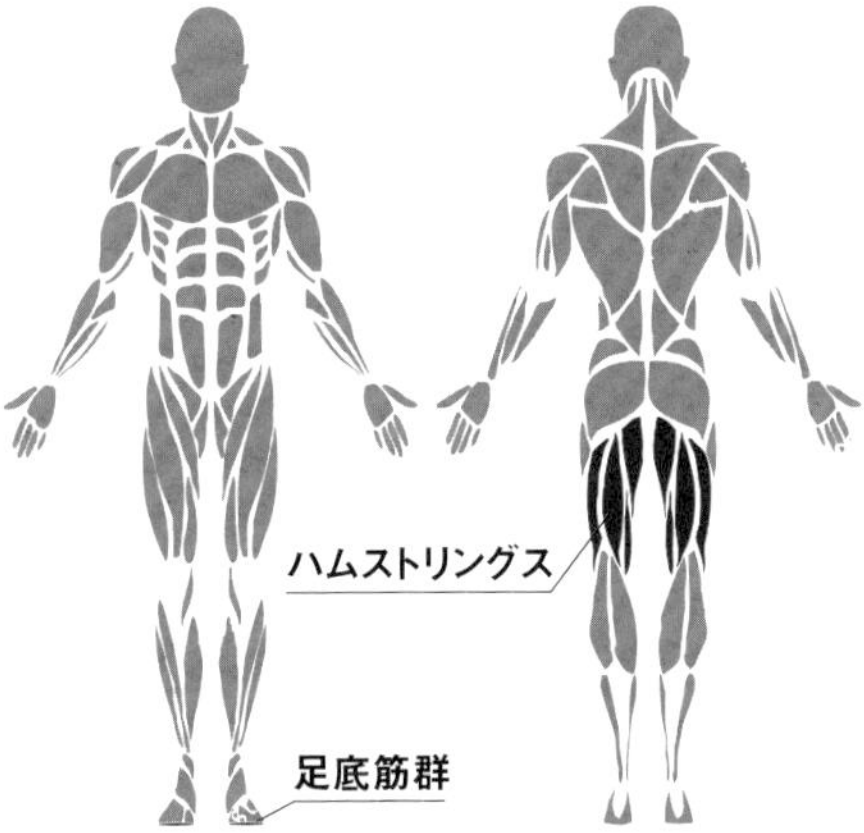

ハムストリングスと足裏部分をゆるめると、上体をしなやかに前方に倒すことができます

P88~93の動きを動画でCheck!

https://hyper-body.com/mh10

Brain science approach

脳科学アプローチ

前屈実現ストレッチ①

足裏は毎日の生活で全体重を支えているため、実はとてもこり固まっています。つまずいたり、足底筋膜炎になりやすくなるので、ほぐしておきましょう。前屈も楽にできるようになります

足裏のストレッチ

1 つま先に手をかけ、手前に引きながら足裏の力で抵抗します

2秒抵抗

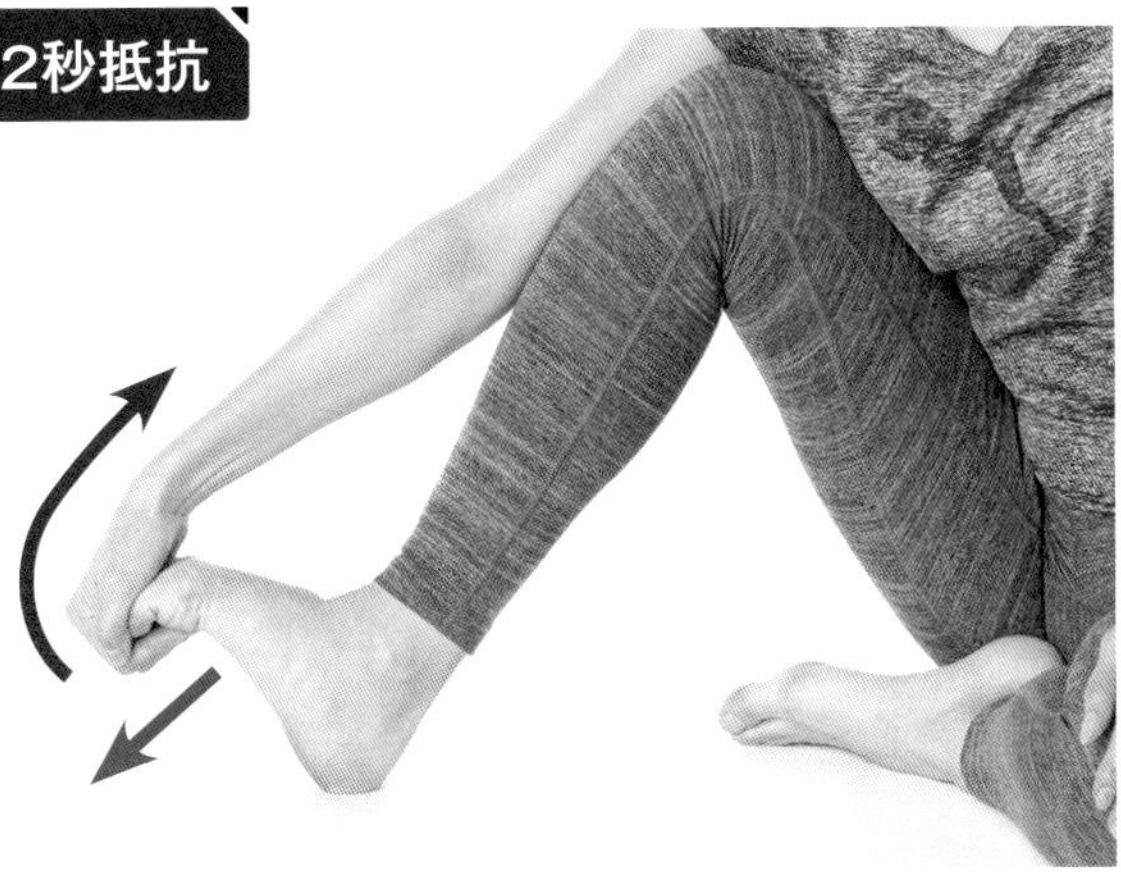

2秒脱力

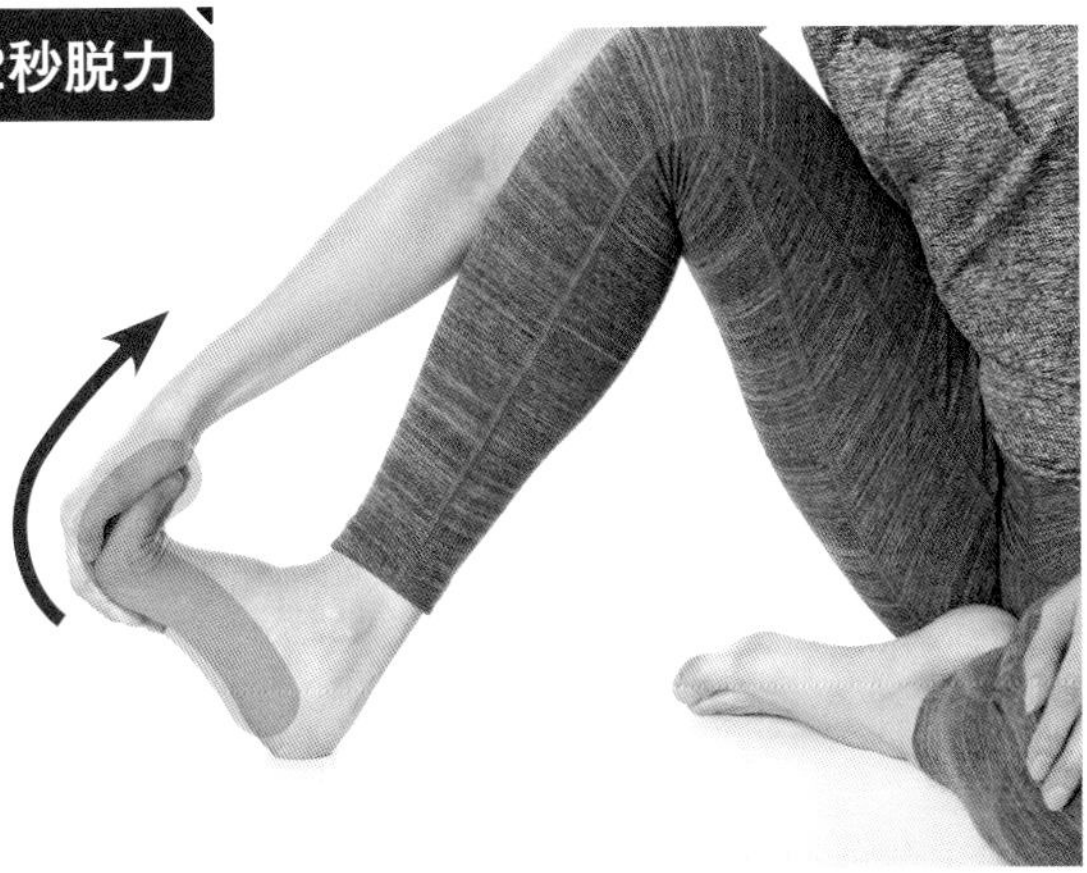

2 足裏を脱力して手の力でつま先をそらします。その位置から1、2の動きを3回繰り返します。左右ともに行いましょう

Brain science approach

脳科学アプローチ

前屈実現ストレッチ②

もも裏側は走る、立つ、座るなど、基本的な動作を支える部位です。柔軟にしておくことで歩くことや階段の上り下りなどの動きが楽になります

もも裏側のストレッチ

1 足首を持って胸に引き寄せ、もも裏の力で抵抗します

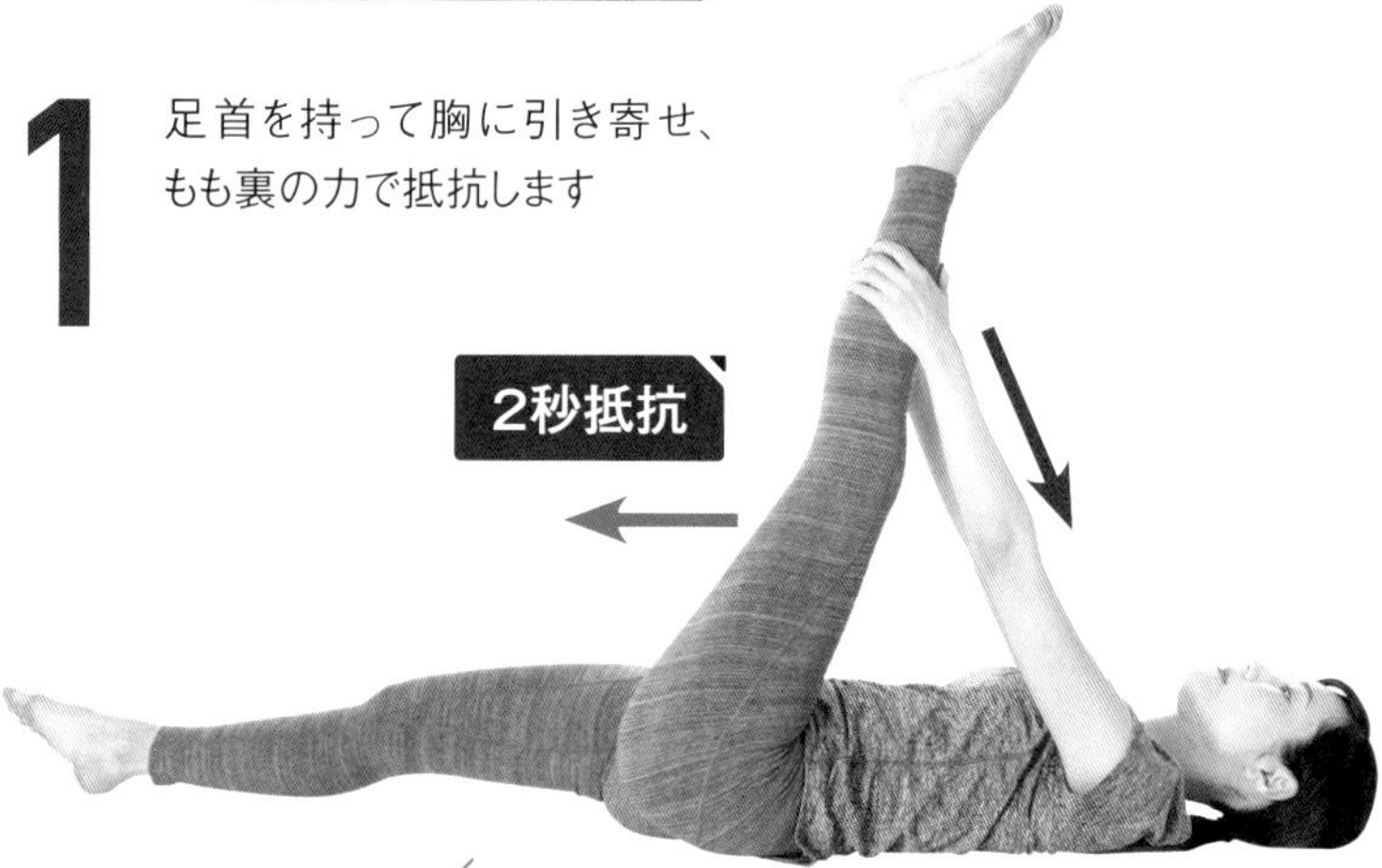

2 上げた足を脱力し、胸に引き寄せます。その位置から1、2の動きを3回繰り返します。これを左右ともに行いましょう

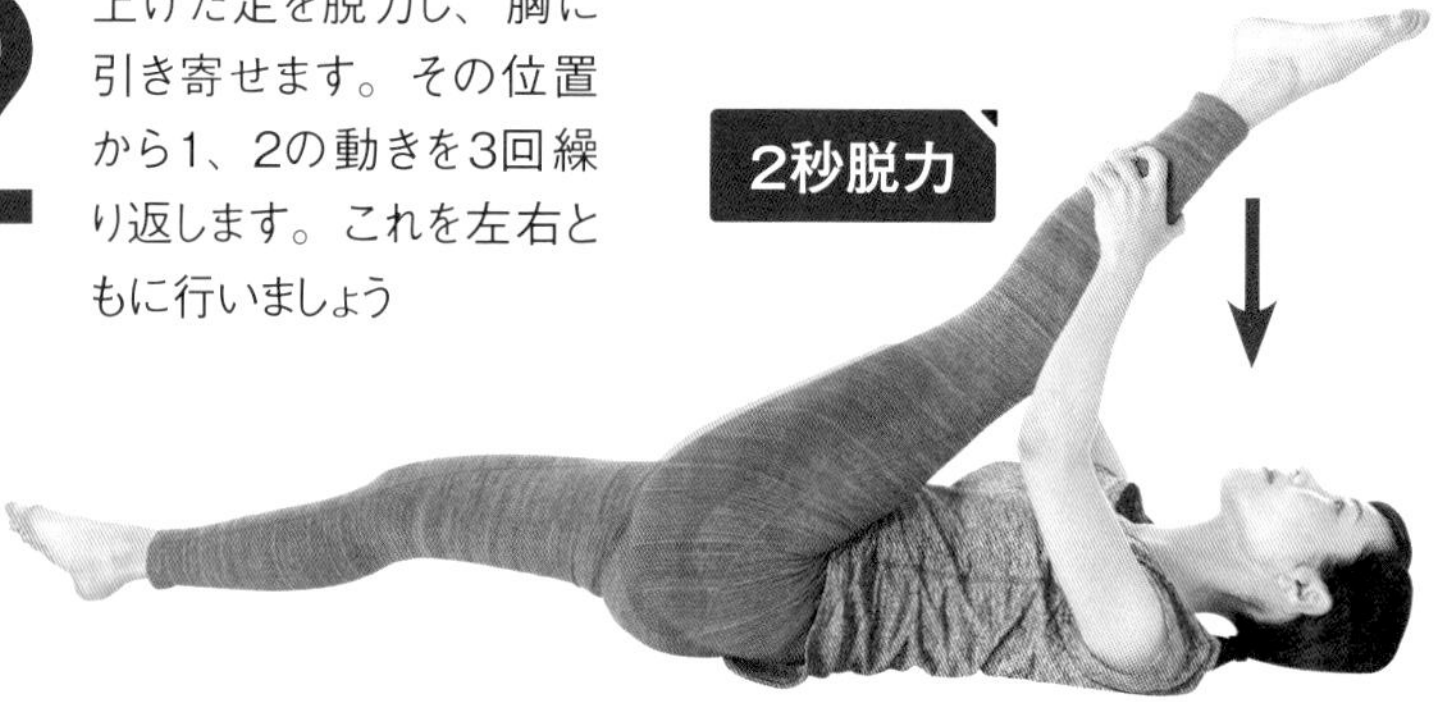

Check! ▶▶▶

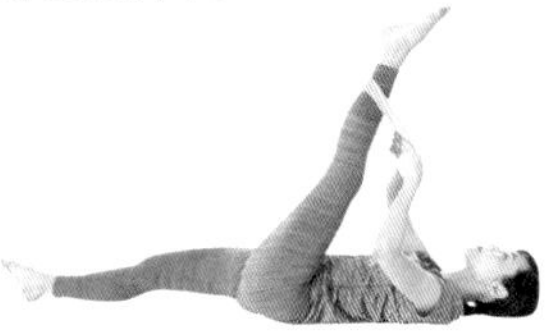

足首に手が届かない場合は、ゴムバンドなどを使います

足裏

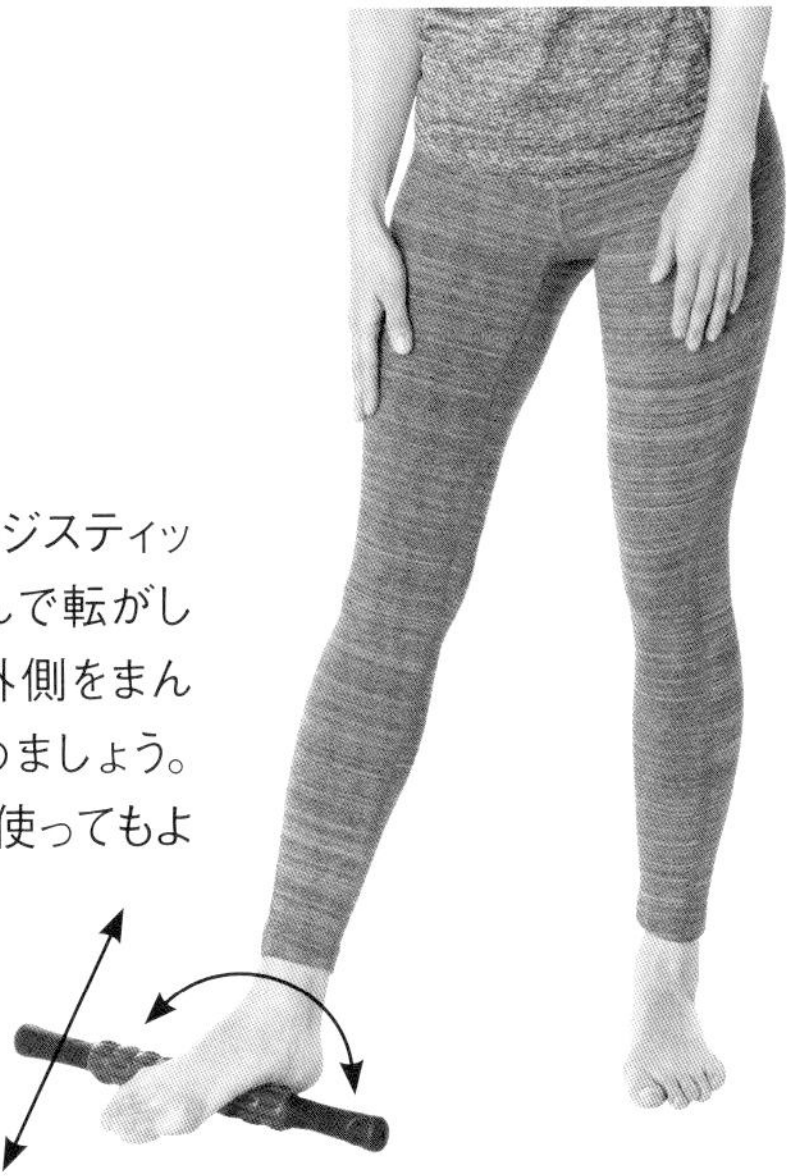

足裏でマッサージスティックを強めに踏んで転がします。内側・外側をまんべんなくゆるめましょう。ゴルフボールを使ってもよいです

もも裏側

仰向けでフォームローラーにももを乗せ、足の付け根から左右に大きく倒します。フォームローラーの位置を変えながら、全体をゆるめましょう。103ページ下段の動きも参考になります

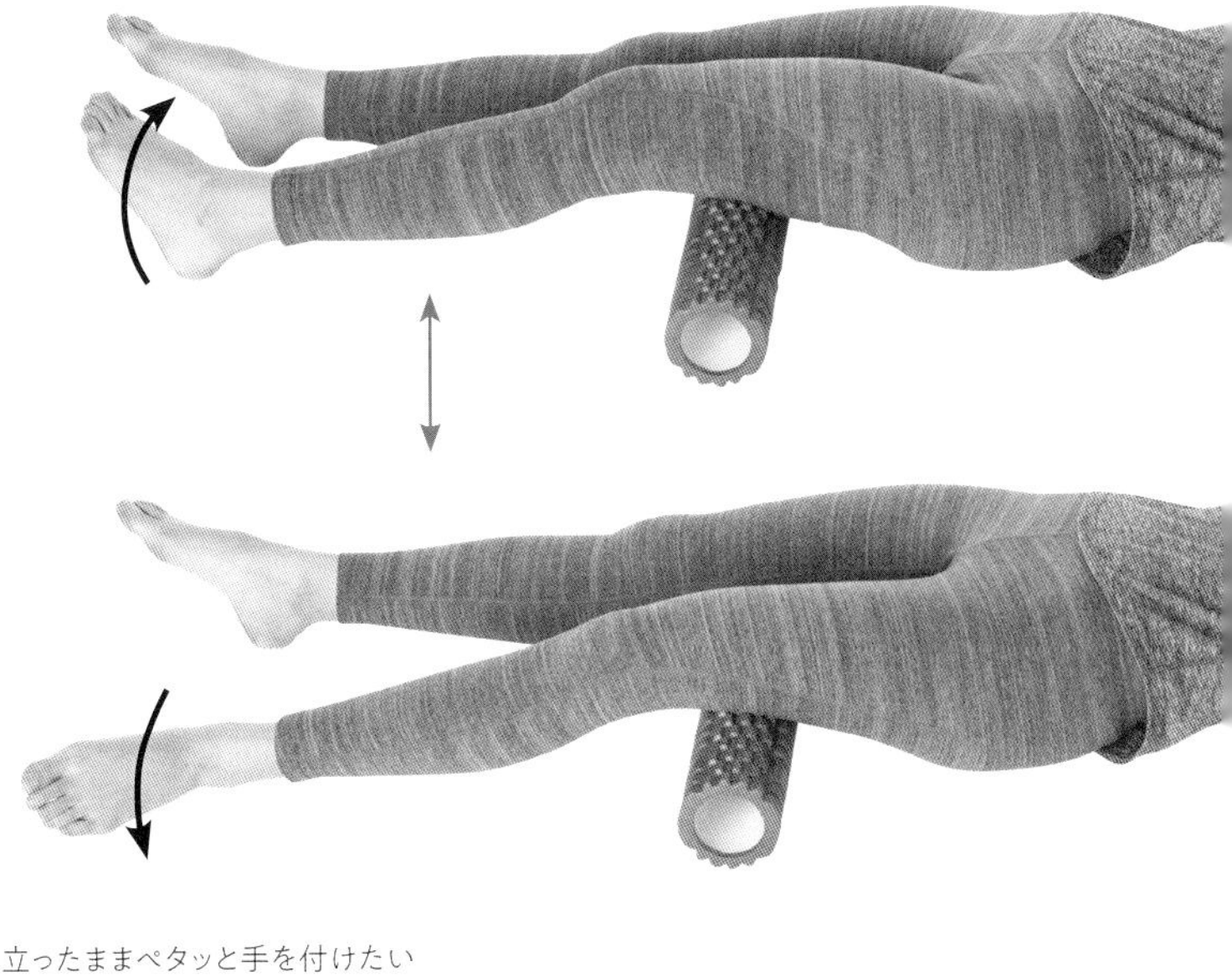

足裏

しっかりとほぐそう!
足裏でカラダが変わる

＼さらにやってみよう!／

前屈実現
厳選ストレッチ

両手の位置を指方向からかかと方向へと移しながら、足裏全体を刺激します

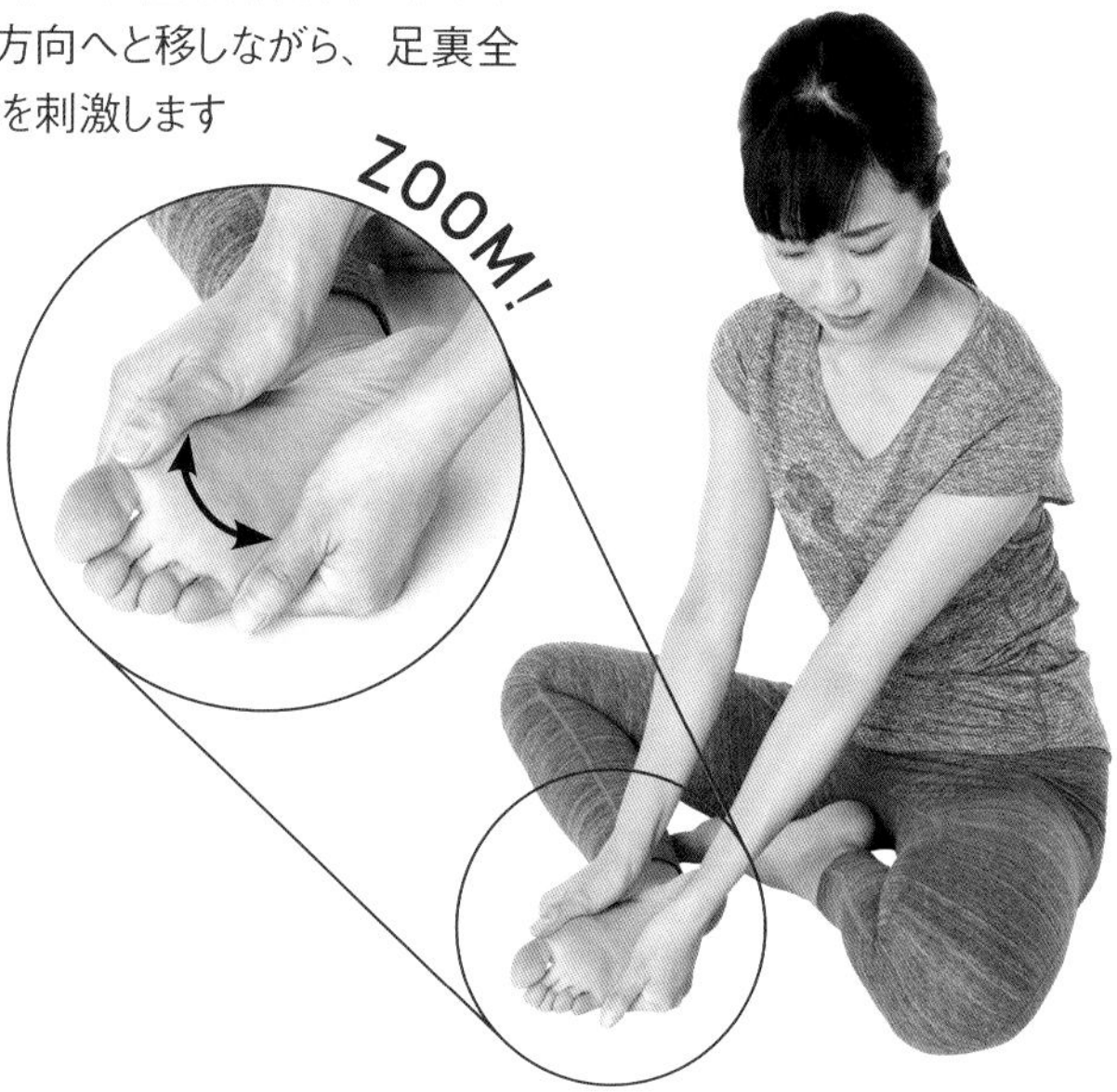

足裏

床に座った状態で右足の甲を両手でつかみ足裏を斜め上に向けます。 両手で足裏を広げるようにマッサージ。 左右ともにやってみましょう

もも裏側

硬くなりがちな箇所を
しっかりとケア

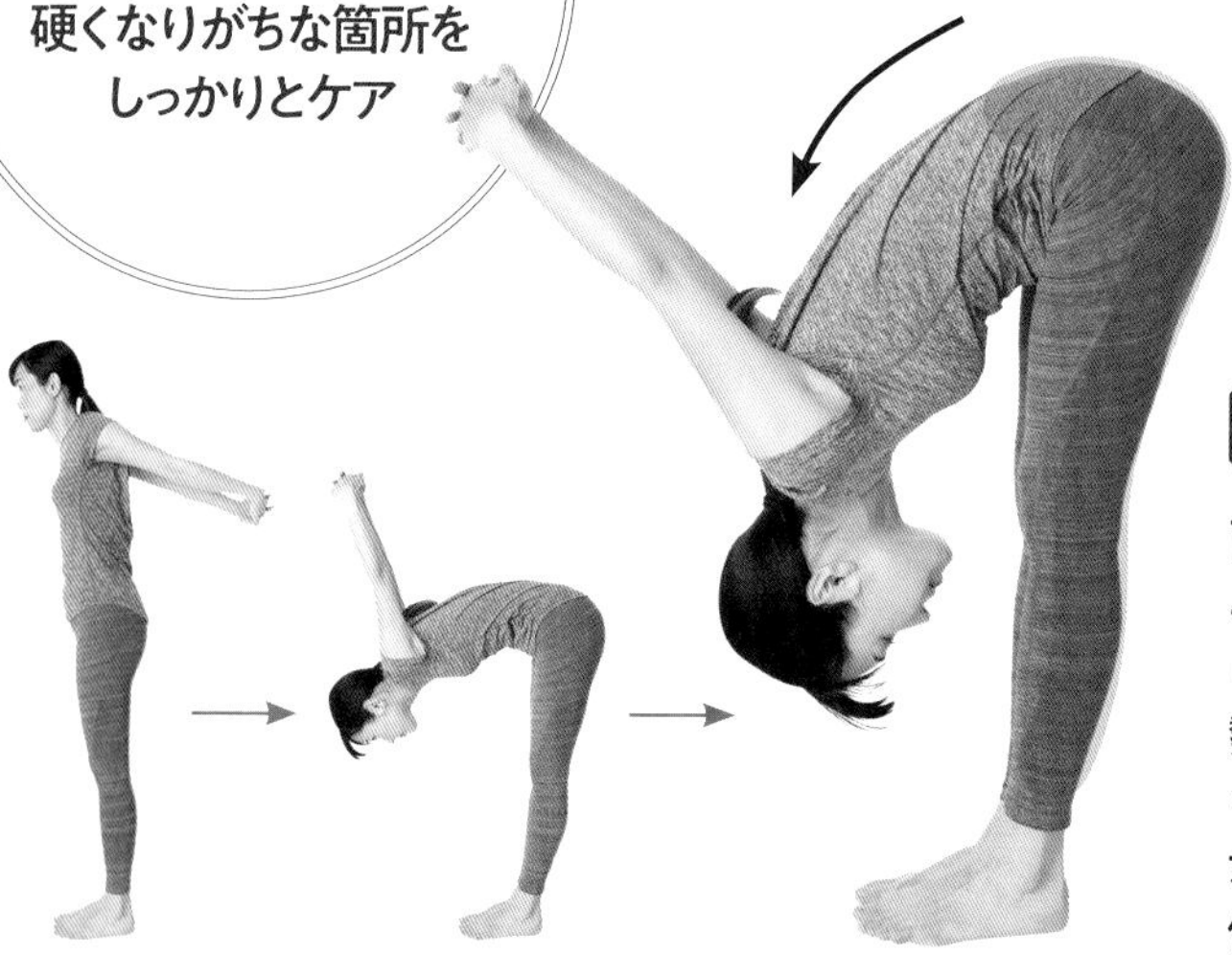

無理をせずに、 できる範囲で上体を前に倒しましょう

もも裏側 I

両手をカラダの後ろで組み、 ひじを真っすぐに伸ばして胸を張ります。 この姿勢から上体を前へ倒していくと太ももの裏側、 腰などカラダの背面がしっかりと伸ばせます

もも裏側 Ⅱ

左足を折りたたみ右足を伸ばします。 左手でつま先をつかみ、 胸を右ひざに近づけるようにして、 ゆっくりと上体を倒していきます。 左右ともにやってみましょう

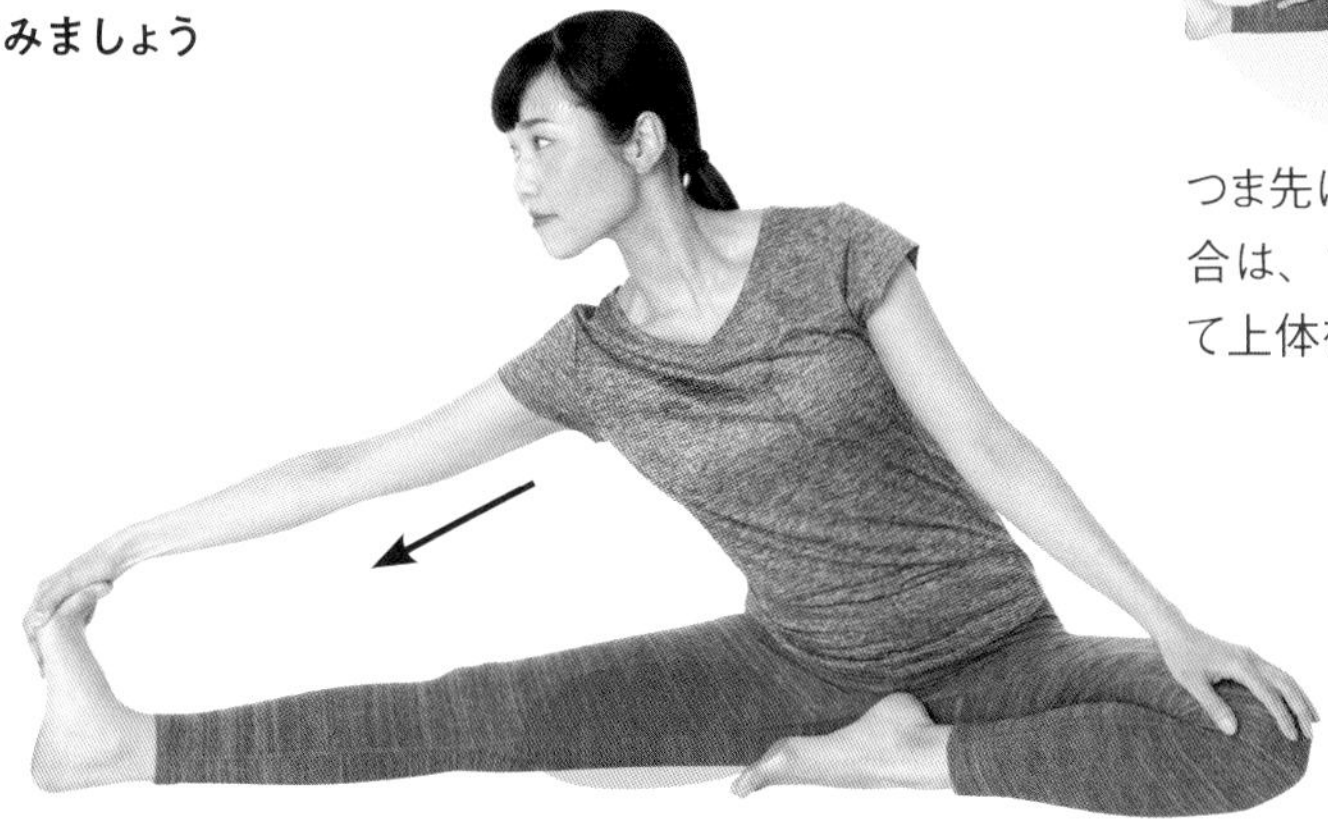

この姿勢でもOK！

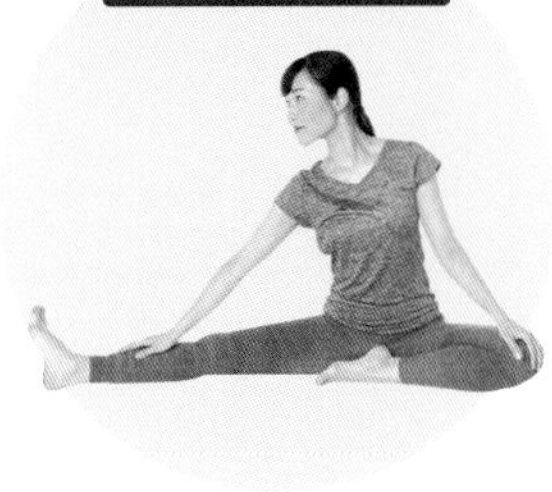

つま先に手が届かない場合は、すねに手をそわせて上体を倒しましょう

もも裏側 Ⅲ

左手を後方につき、 右手で左足の裏を持ちながら後ろを向くようにして上体をひねります。 左太ももの裏側に伸びを感じましょう。 左右ともに行います

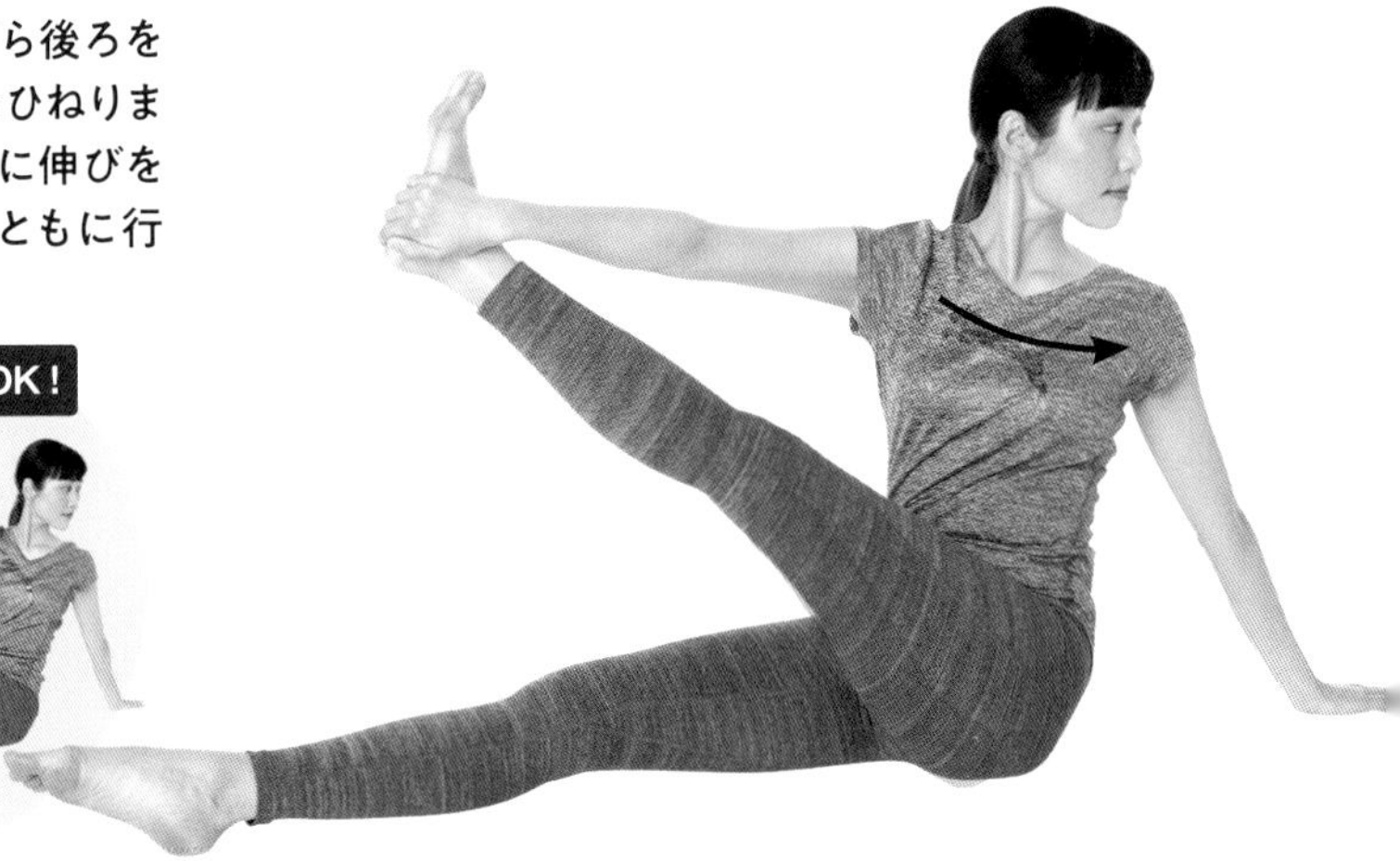

このやり方でもOK！

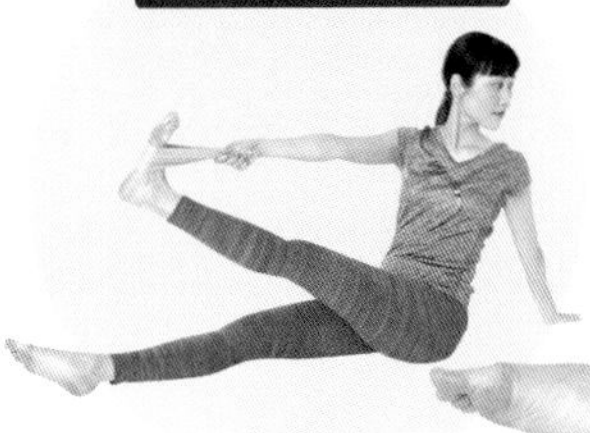

足裏に手が届かない場合は、ゴムバンドやタオルを用いて行ってください

股関節を柔軟にしておきたい

「股関節が小さい頃から硬いんです。開脚をして床に胸をつけるなんて絶対に無理ですよ。足を開いて上半身を少し前に倒すだけでも、ひざが浮き上がってしまうんですから」

　これは特別なケースではありません。ほとんどの人がそうです。一時、「開脚ブーム」がありましたが、「あんなことはできない」と思われたことでしょう。

　でも、やってみたいと思いませんか？

　実は、カラダが硬いと思い込んでいるあなたでも実現は可能です。こり固まっている太ももの内側と外側の筋肉をしっかりと伸ばしてほぐせば股関節にしなやかさを宿せます。骨盤まわりを柔軟にしておくことは、アンチエイジング実現にも欠かせません。

TARGET

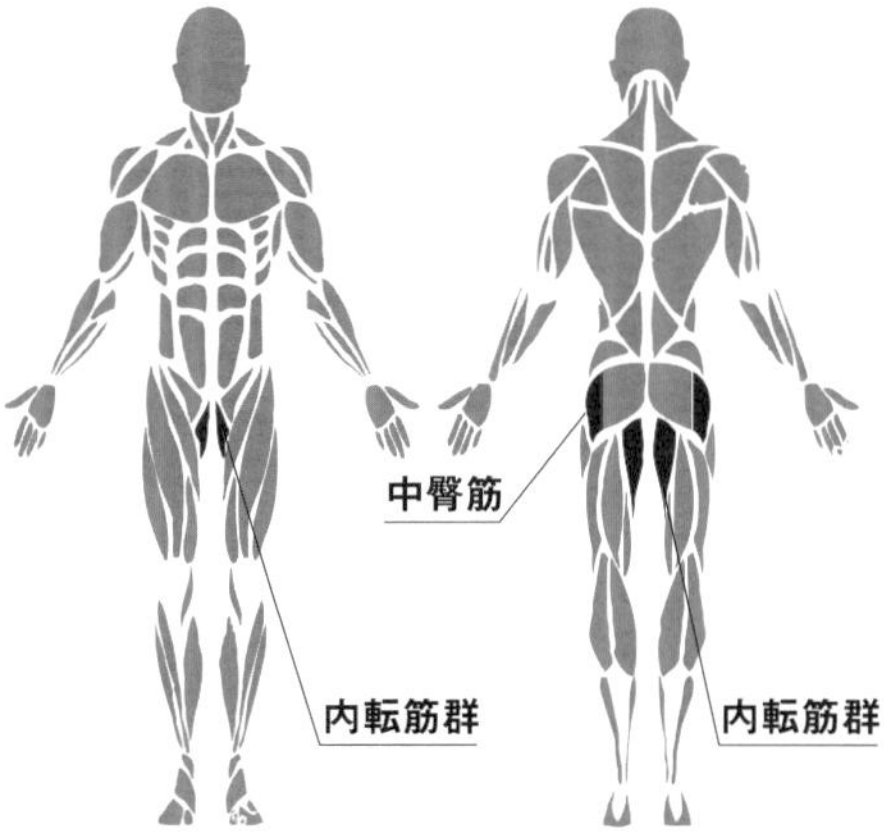

太ももの内側、外側を伸ばしてほぐすことが、股関節の柔軟性につながります

P94~99の
動きを動画で
Check!

https://hyper-body.com/mh11

Brain science approach

脳科学アプローチ

股関節を柔軟にするストレッチ①

走る、打つ、投げる、泳ぐなど、多くの動作のカギを握るもも内側は、疲労もたまりやすいのでケアしておきたいものです。また、足を高く上げるためには、この部位の柔軟性が大切です

もも内側のストレッチ

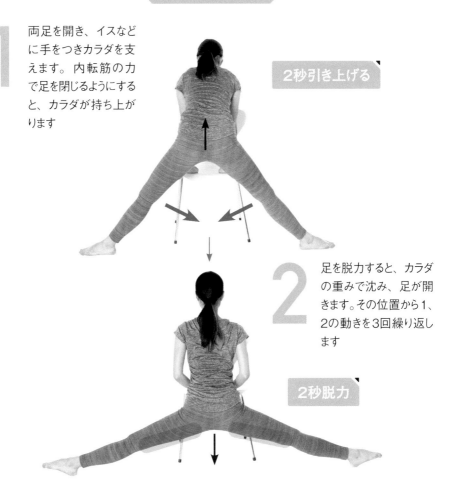

1 両足を開き、イスなどに手をつきカラダを支えます。内転筋の力で足を閉じるようにすると、カラダが持ち上がります

2秒引き上げる

2 足を脱力すると、カラダの重みで沈み、足が開きます。その位置から1、2の動きを3回繰り返します

2秒脱力

股関節を柔軟にするストレッチ②

片足で立つ姿勢を支え、骨盤の安定にも一役買っているのがもも外側です。この部分をしっかりほぐすことで 、O脚や反り腰などを予防・改善することもできます

もも外側のストレッチ

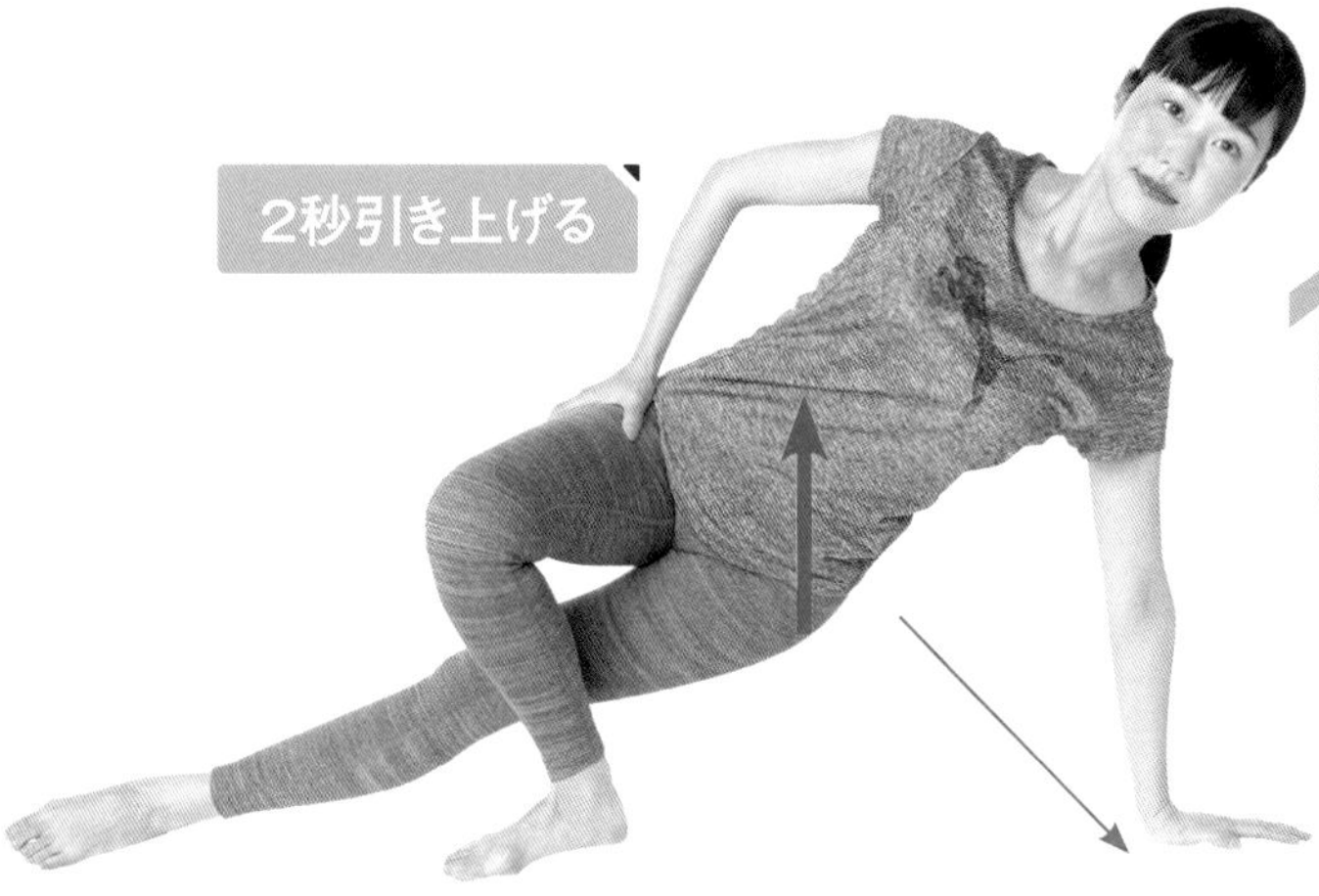

1 左手を床に付き、左足を右に伸ばし、右足でカラダを支えます。その後、左足の力で腰を持ち上げます

2 足を脱力すると、重みでカラダが沈み、ももの外側が伸びるのを感じます。 その位置から1、2の動きを3回繰り返します。左右ともに行いましょう

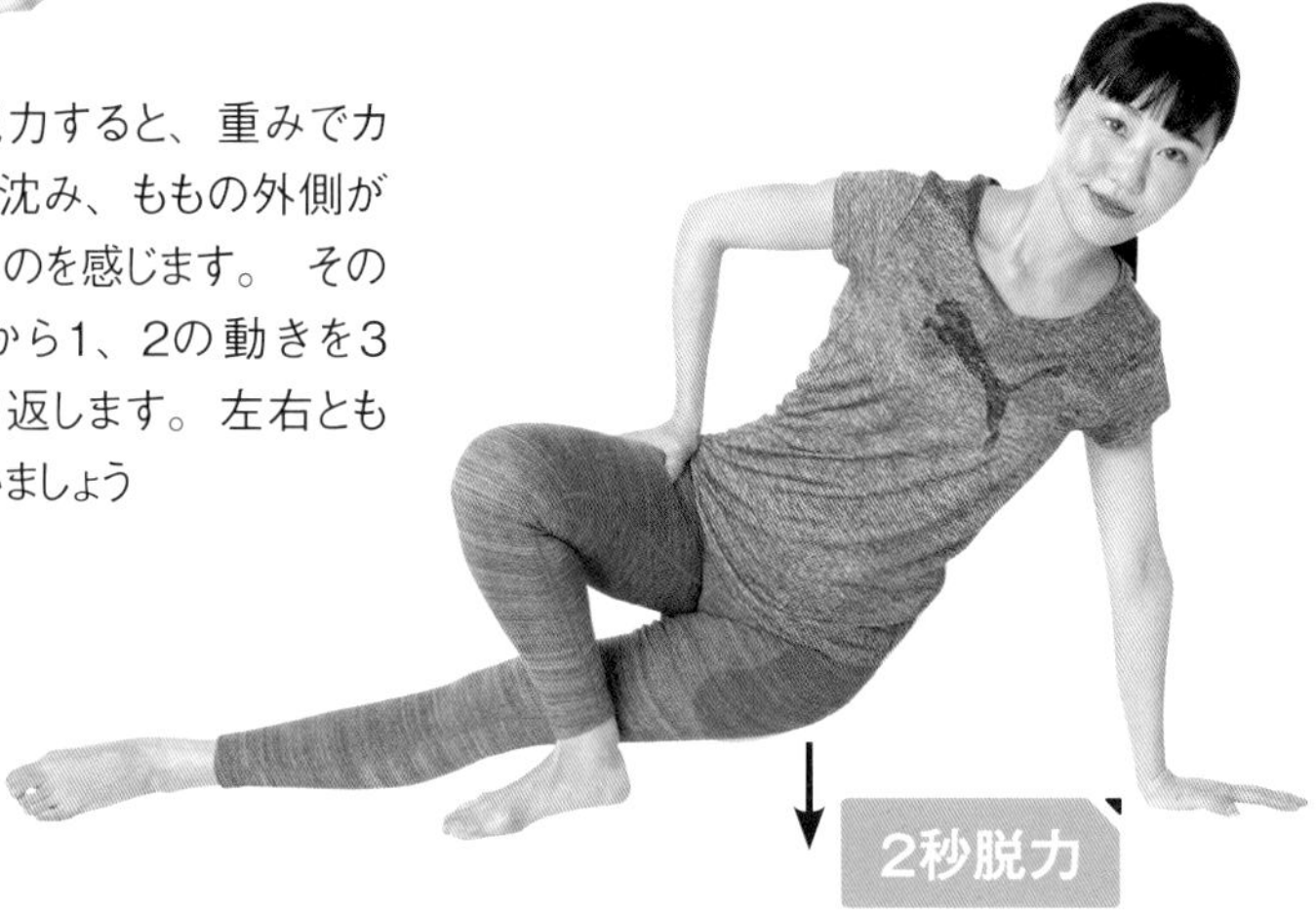

もも内側

マッサージスティックで足の付け根付近からひざまで、ももの内側全体を強めにほぐします。 手のひらで体重をかけて押すことによっても、ゆるめることができます

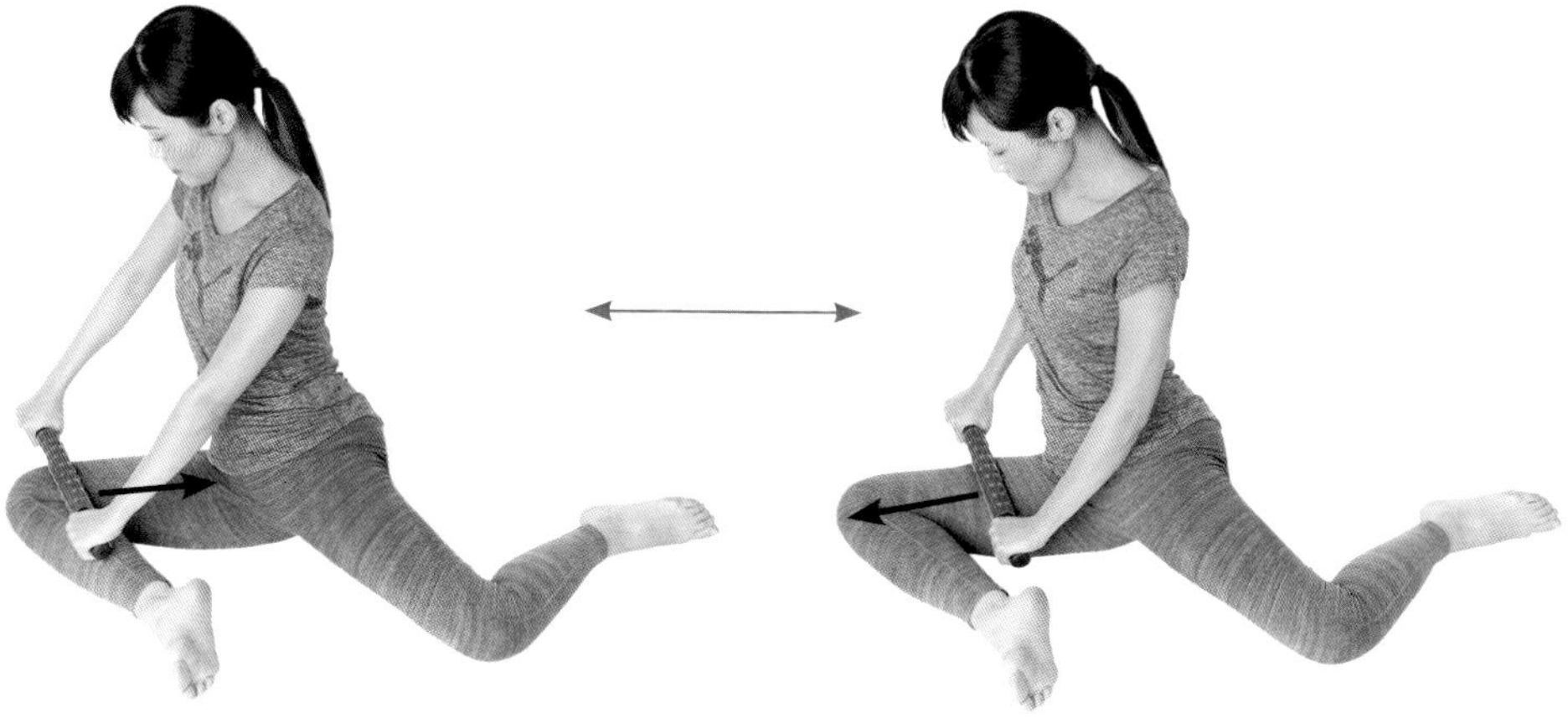

もも外側

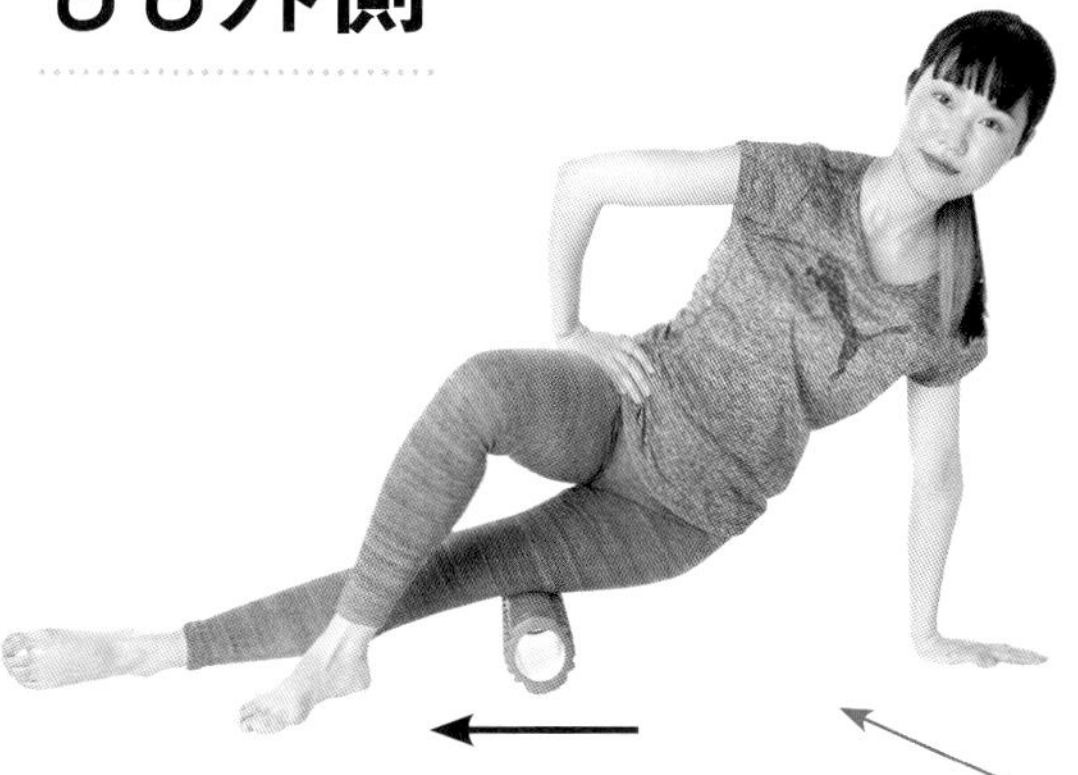

1 もも外側を下にして、フォームローラーに体重を乗せます

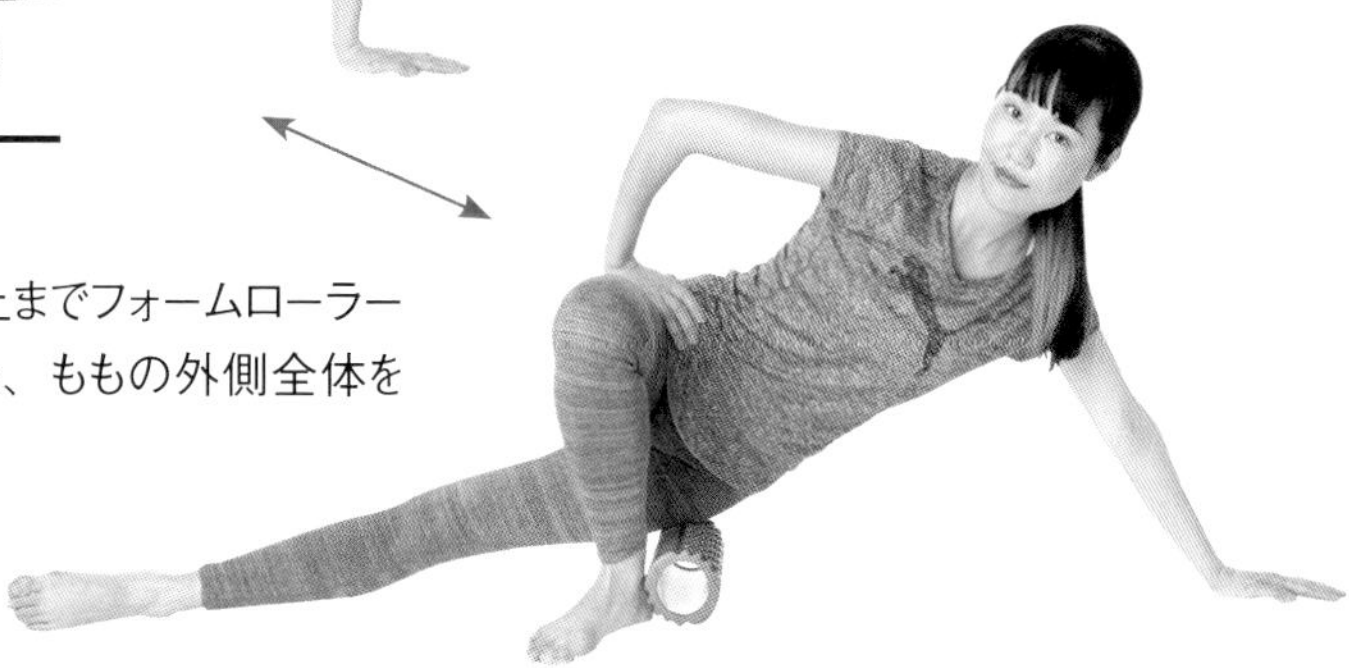

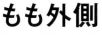

2 腰骨からひざ上までフォームローラーを移動しながら、ももの外側全体をゆるめます。

太もも

前面、外側ともに
柔軟性を宿したい

＼さらにやってみよう！／

股関節を柔軟にする

厳選ストレッチ

太ももⅠ

右足は前に伸ばし、左ひざを曲げた姿勢から上体を倒し右手で右足のつま先を持ちます。カラダが硬い人は、下のように右ひざをわずかに浮かせてもOK。左右ともにやってみましょう

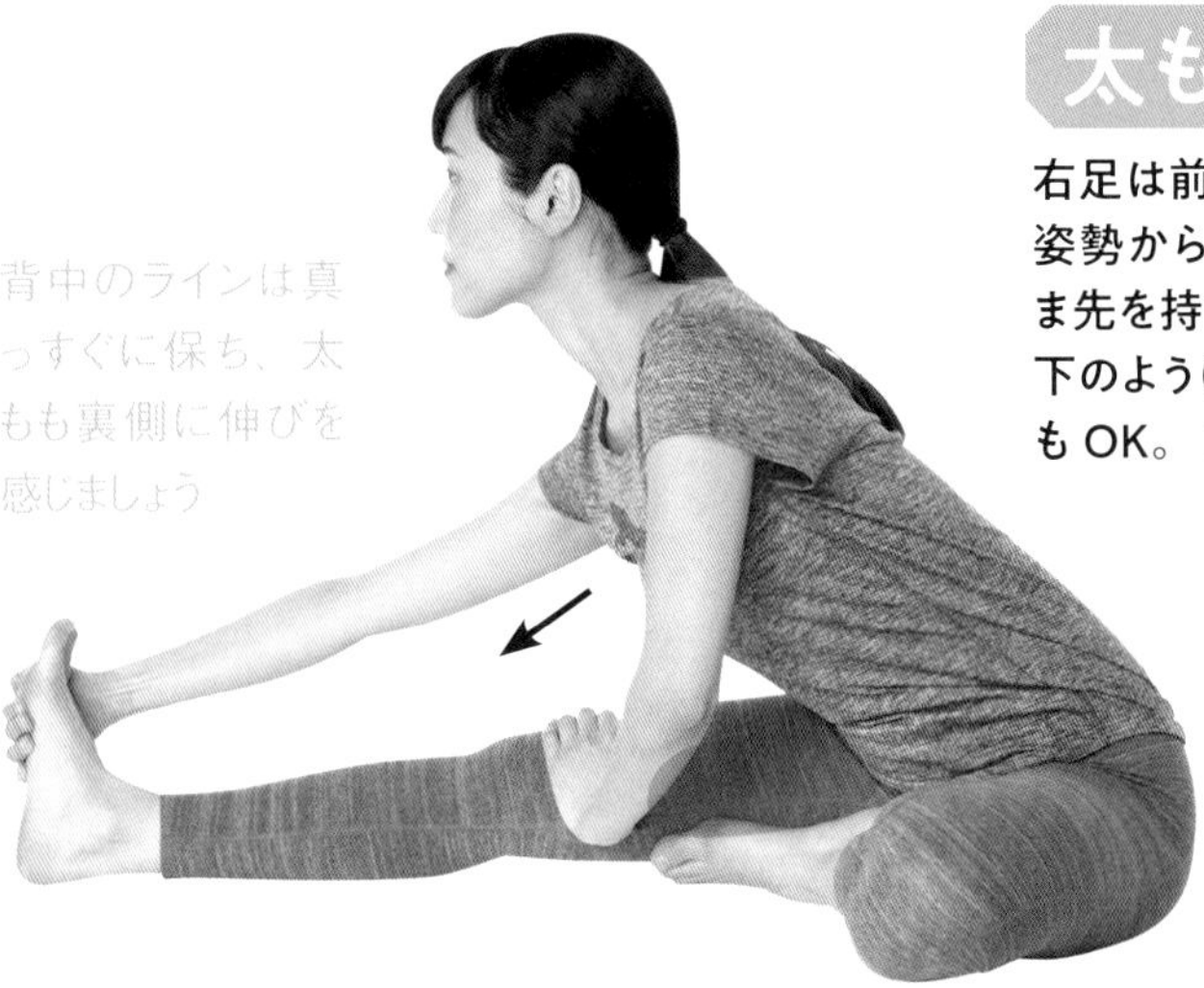

背中のラインは真っすぐに保ち、太もも裏側に伸びを感じましょう

ひざを浮かせてもOK！

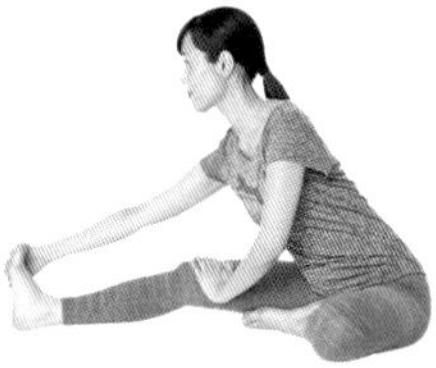

太ももⅡ

床に座り、後方に手をつき、両ひざを曲げて右足を左ひざの上に乗せます。この姿勢から視線の高さを変えずに首を左側へひねりましょう。左右ともに行います

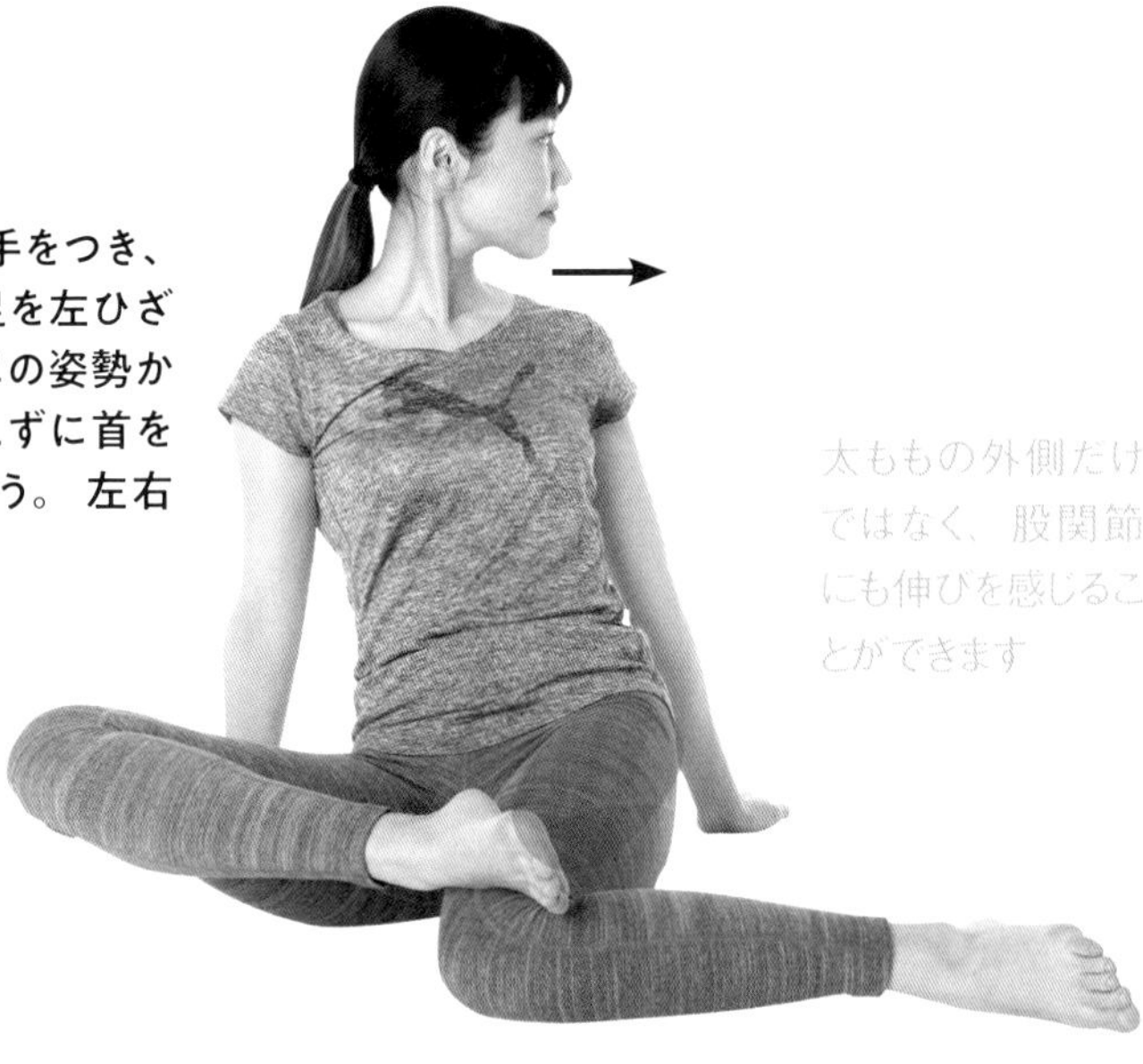

太ももの外側だけではなく、股関節にも伸びを感じることができます

もも内側&股関節

硬くなりがちな
股関節をほぐそう

もも内側&股関節Ⅰ

床に座り足裏を合わせて、 つま先を両足で持ちます。 この姿勢から上体を前に倒し、 両ひじを床につけていきましょう。 太ももの内側、 股関節をしっかりと伸ばします

両ひざを少し前に出しながら、
上体を前に倒しましょう

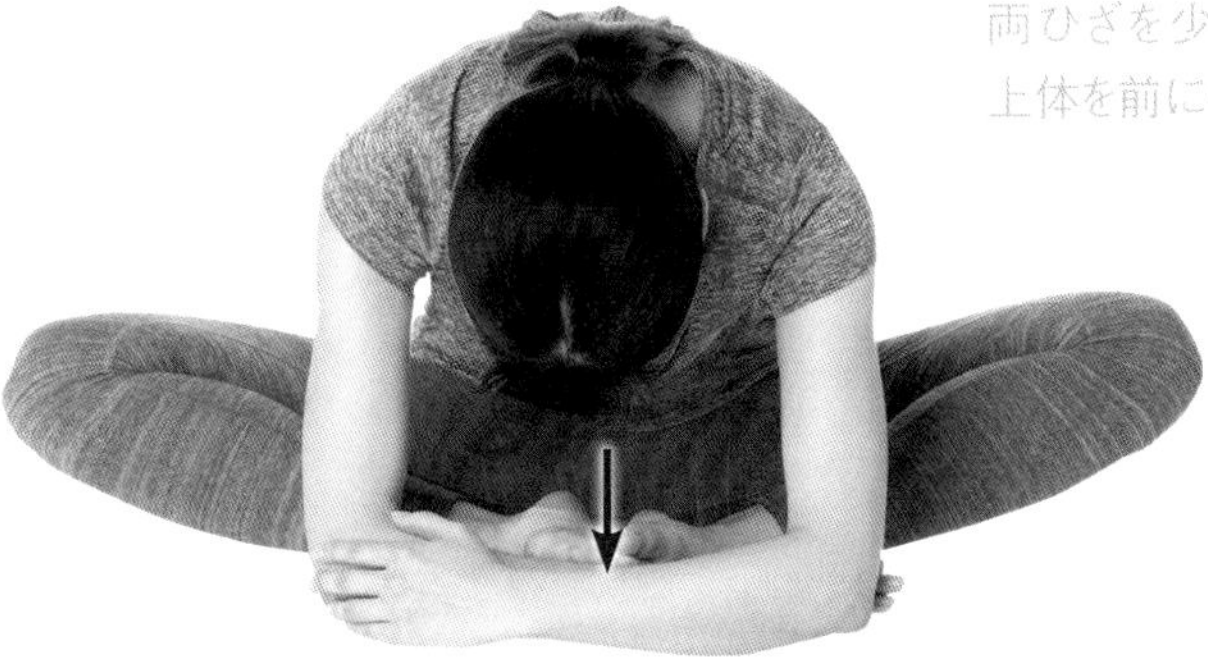

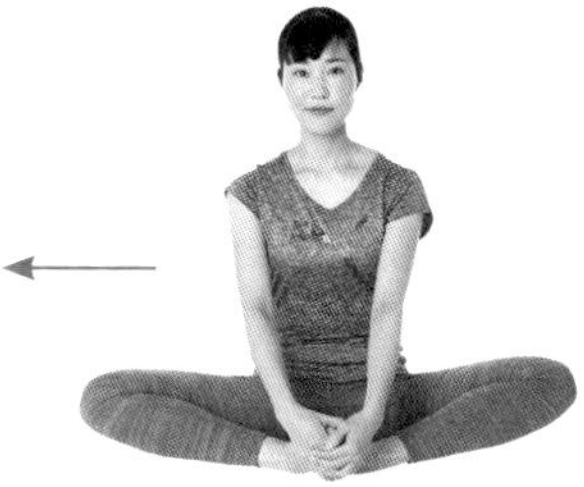

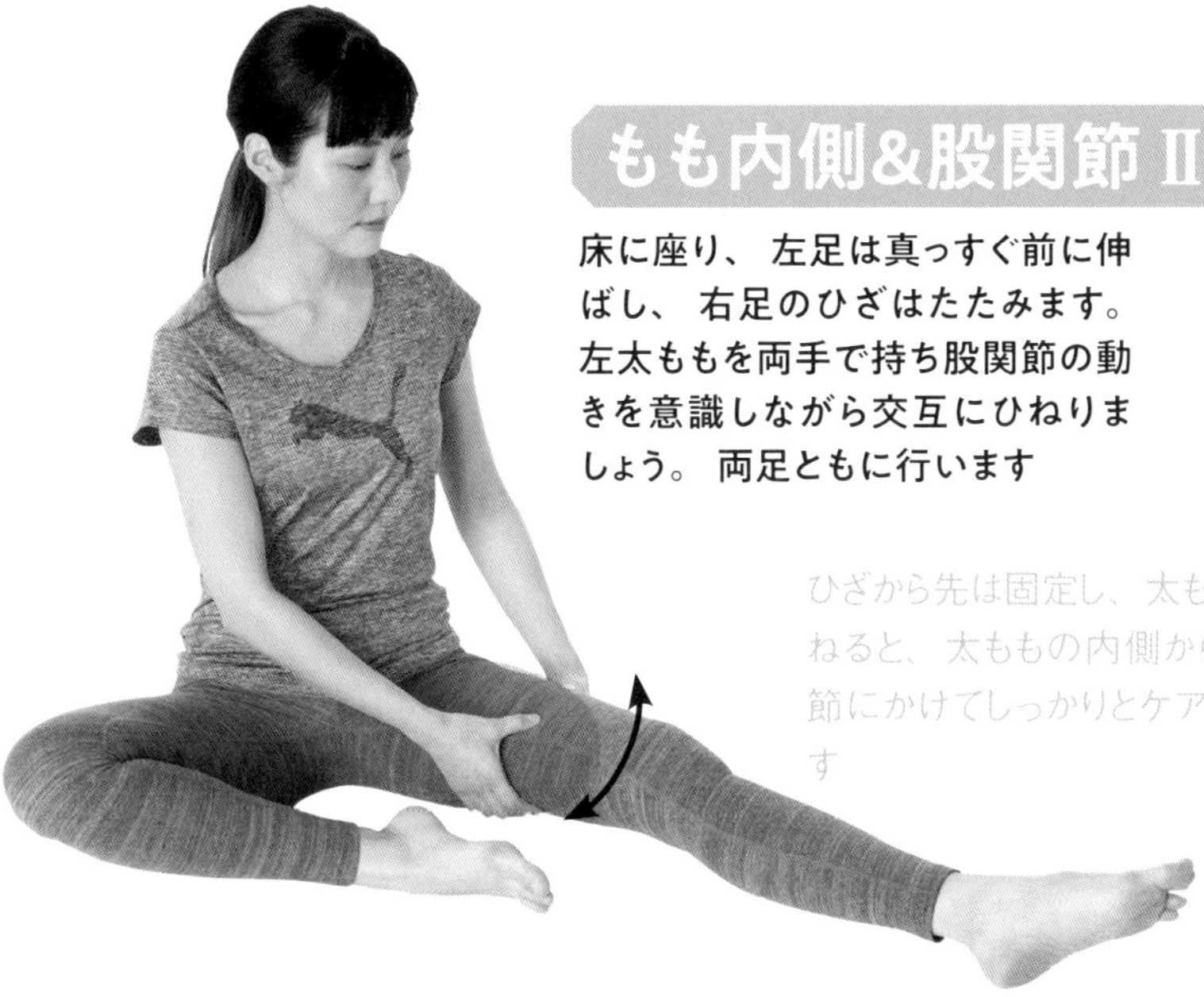

もも内側&股関節Ⅱ

床に座り、 左足は真っすぐ前に伸ばし、 右足のひざはたたみます。 左太ももを両手で持ち股関節の動きを意識しながら交互にひねりましょう。 両足ともに行います

ひざから先は固定し、 太ももをひねると、 太ももの内側から股関節にかけてしっかりとケアできます

ランニングを長く楽しく続けたい

ケガをせずに、できる限り長くランニングを続けたいのであれば、走る前、走った後のストレッチは欠かせません。

時々、ストレッチをせずに、いきなり走り始める人を見かけますが、それではケガに見舞われるおそれもありますし、パフォーマンスの向上も見込めないでしょう。

また、ランニングを始める前にはストレッチをするけれど、走り終えた後は行わない人もいます。

ランニングは、思いのほかカラダに大きな負担をかける運動です。ケガ予防に加えて、翌日に疲れを残さないためにも、走った後のストレッチも不可欠。ふくらはぎ、そして太ももの裏側の柔軟性を保つように心がけてください。

TARGET

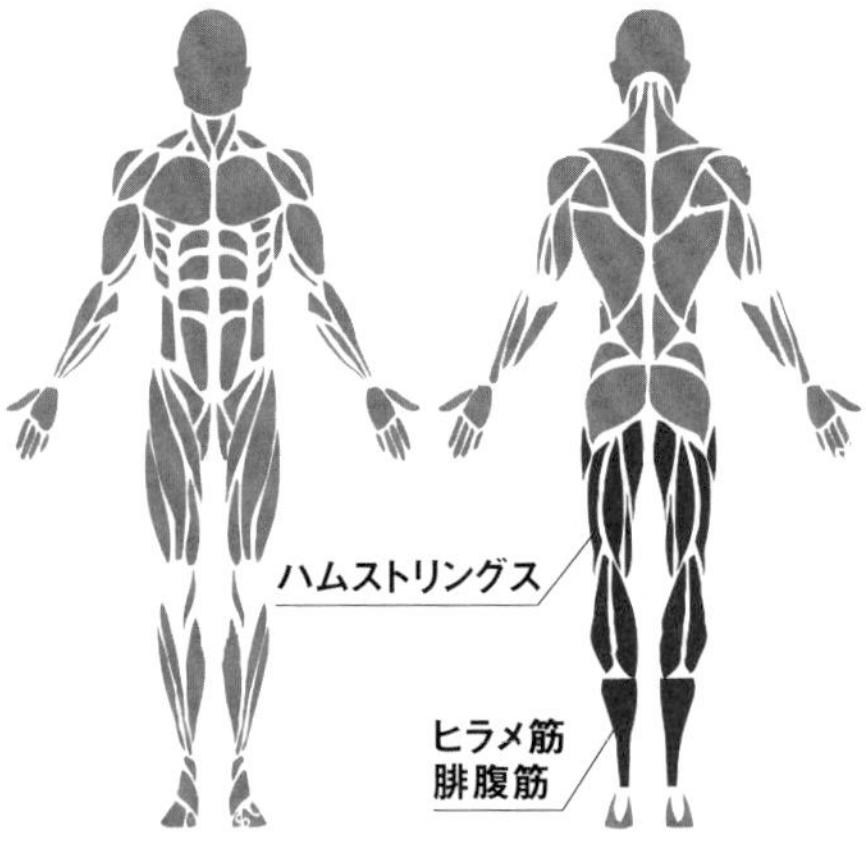

ランニングで主に活用する下半身の背面を重点的にケアしていきましょう

P100~105の動きを動画でCheck!

https://hyper-body.com/mh12

Brain science approach

脳科学アプローチ

ランナーのための ストレッチ①

ふくらはぎは立ち姿勢や歩行など、普段の生活でもフル稼働しているため、疲労しやすい部位です。肉離れなどを防ぐためにも、走る前後にしっかりと伸ばしましょう

ふくらはぎのストレッチ

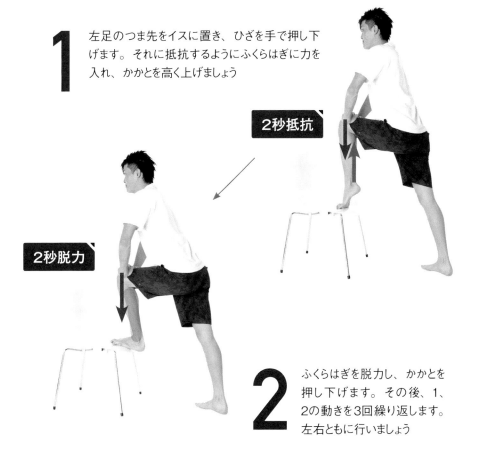

1 左足のつま先をイスに置き、ひざを手で押し下げます。それに抵抗するようにふくらはぎに力を入れ、かかとを高く上げましょう

2秒抵抗

2秒脱力

2 ふくらはぎを脱力し、かかとを押し下げます。その後、1、2の動きを3回繰り返します。左右ともに行いましょう

Brain science approach

脳科学アプローチ

ランナーのための ストレッチ②

もも裏側は足を前に送り出す働きがあり、走る原動力となる部位です。同時に肉離れなどケガのリスクも高いので走る前後にしっかりと伸ばしましょう

もも裏側のストレッチ

1 イスなどでカラダを支え、足を前後に開きます。前足のももの裏側に力を入れてカラダを持ち上げます

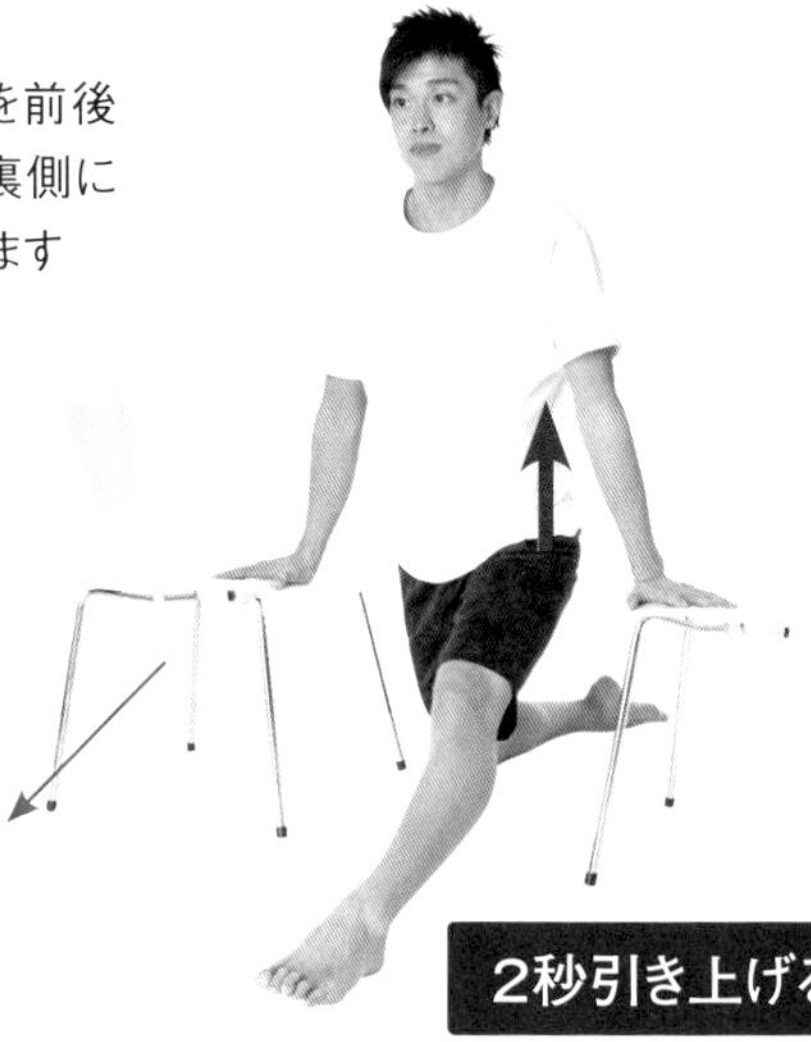

2秒引き上げる

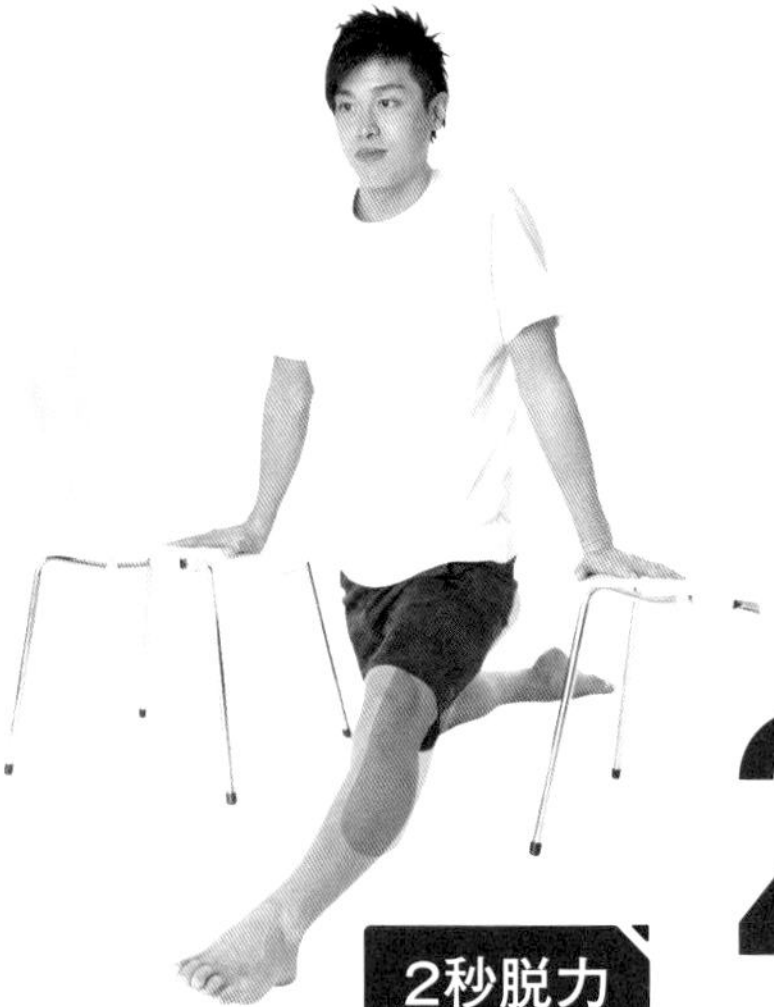

2秒脱力

2 足を脱力すると、重みでカラダが沈み、ももの裏側が伸びるのを感じます。その位置から1、2の動きを3回繰り返します。左右ともに行いましょう

Check! ▶▶▶

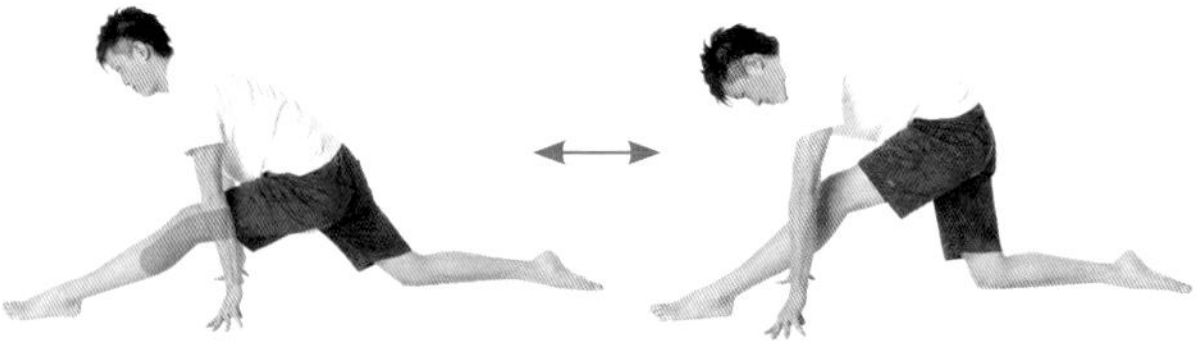

支えがない場合には、後ろ足のひざを地面について行うことも可能です

ふくらはぎ

マッサージスティックで、ひざから足首までふくらはぎをゆるめます。後ろ足重心で前足があまり緊張しないようにします。71ページ上段の動きも参考になります

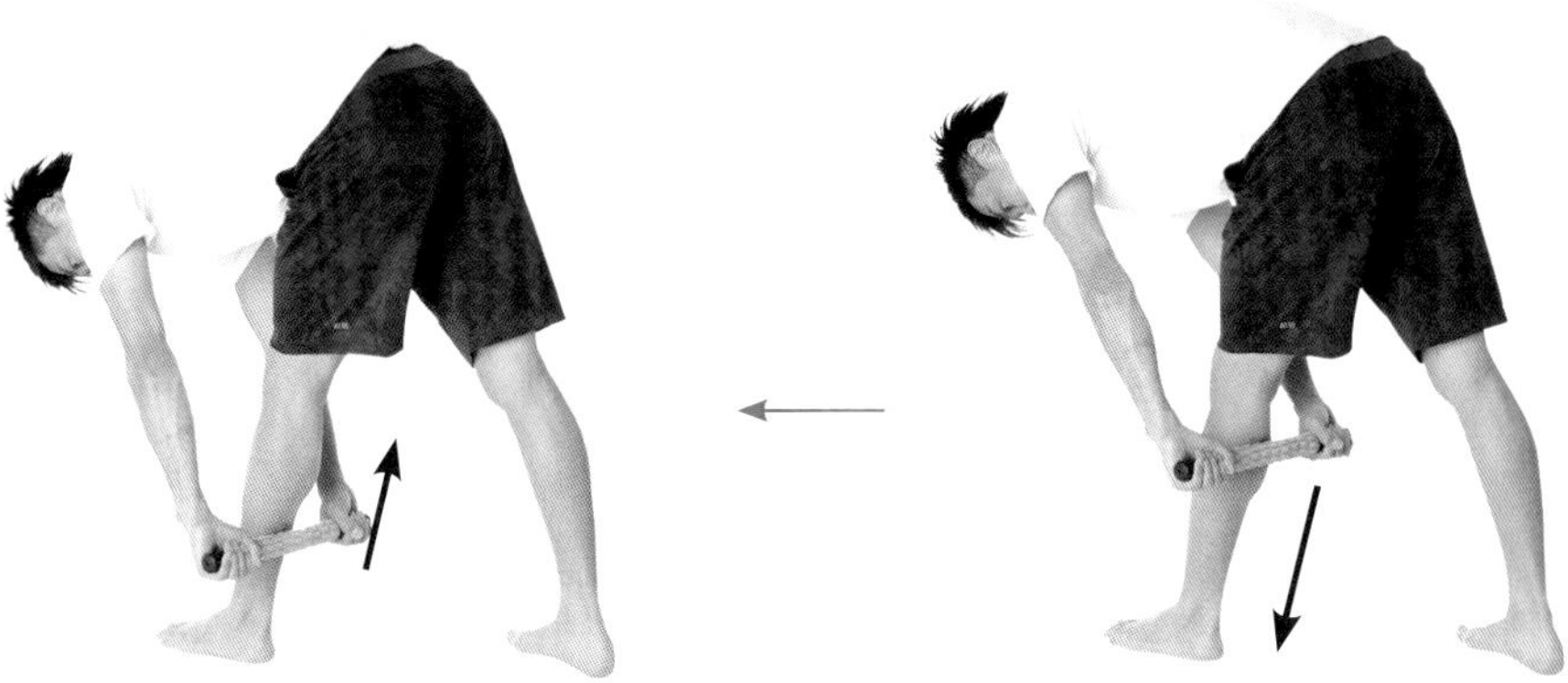

もも裏側

マッサージスティックで足の付け根からひざまで、ももの裏側をゆるめます。上と同様に、後ろ足重心で行いましょう。91ページ下段の動きも参考になります

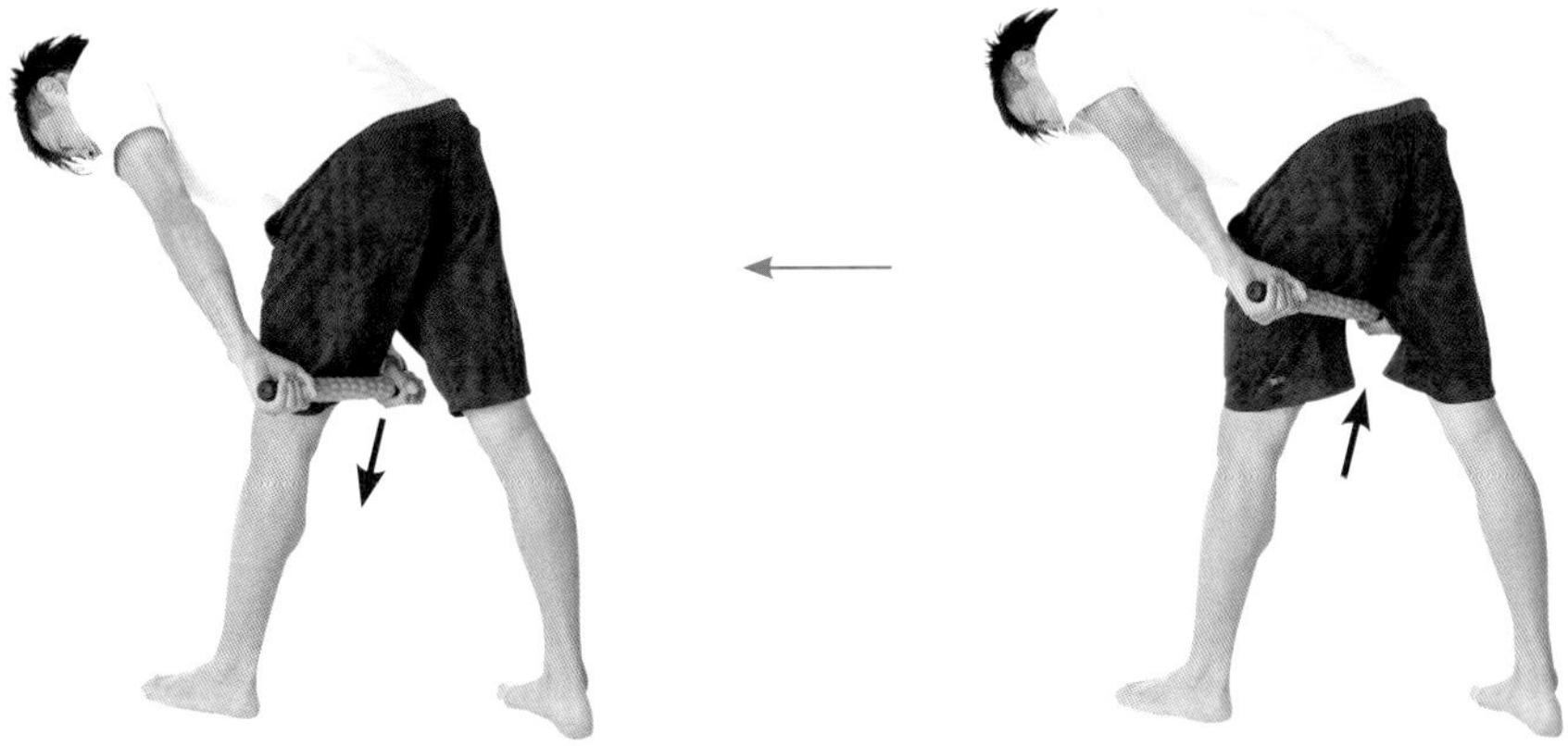

ふくらはぎ

傷めがちな箇所を
しっかりとケア

＼さらにやってみよう！／

ランナーのための厳選ストレッチ

ふくらはぎⅠ

壁に両手をつき左足を後方に引いてひざを伸ばします。ふくらはぎの上部にしっかりと伸びを感じましょう。左右ともに行います

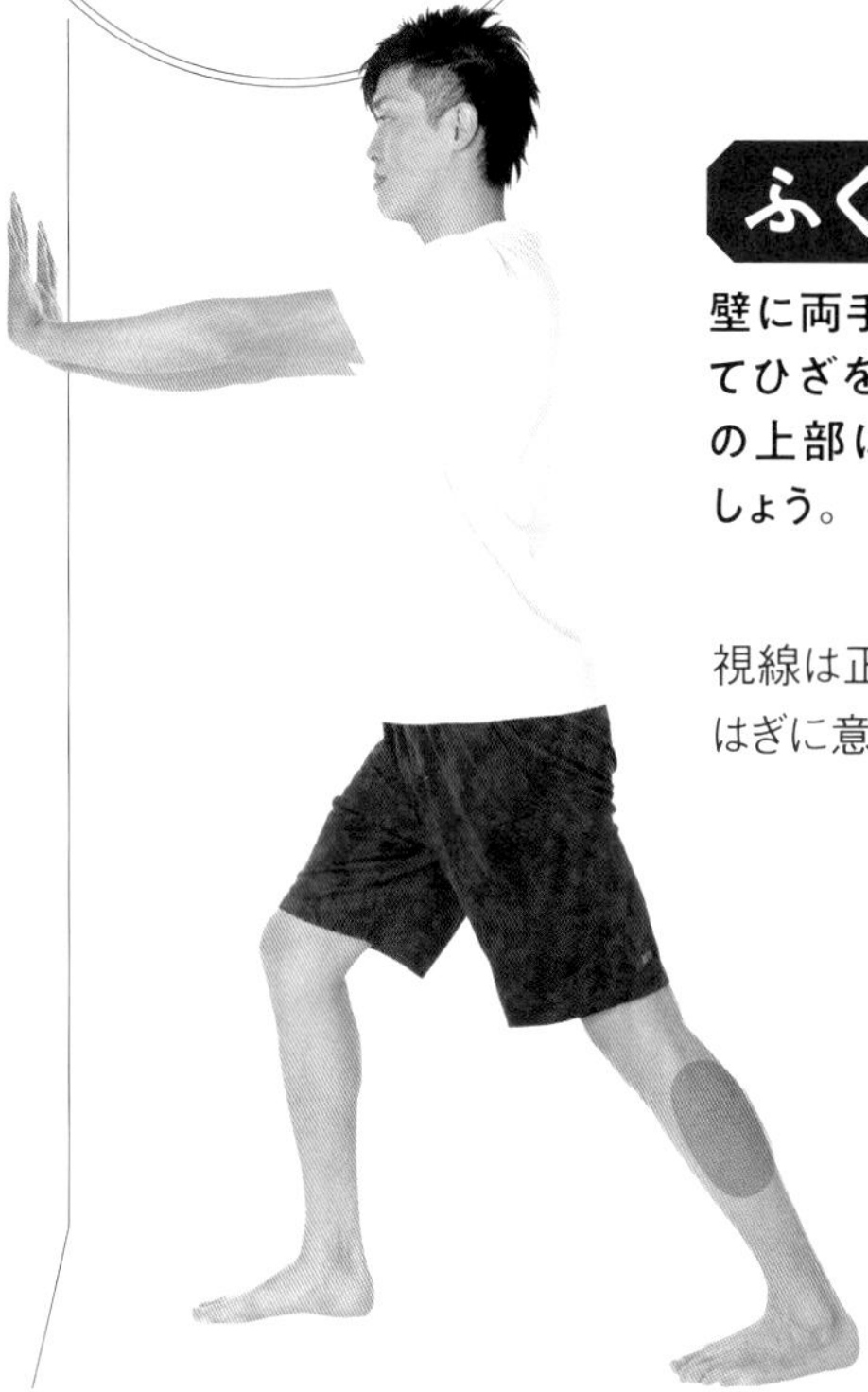

視線は正面に向け、ふくらはぎに意識を置きましょう

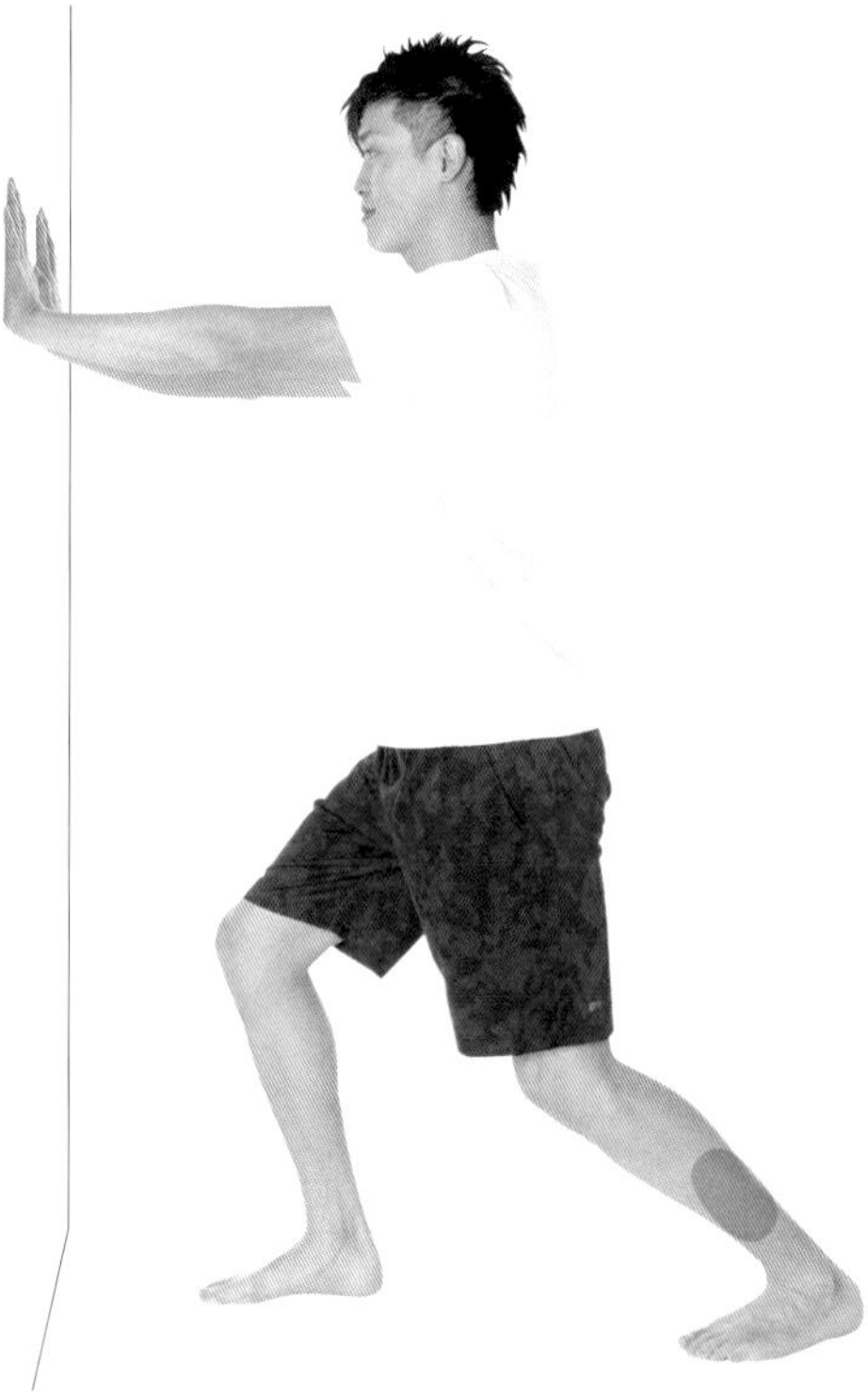

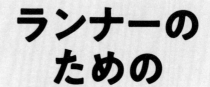

つま先も真っすぐ前に向けます。意識はふくらはぎに置きましょう

ふくらはぎⅡ

上と同じ姿勢から引いた左足のひざを曲げます。すると、ふくらはぎの下部をしっかりと伸ばすことができます。左右ともに行います

もも裏側

走る前には
必ずやって
おきたい

もも裏側Ⅰ

屈伸運動です。しゃがんだ姿勢からスタートし、カラダを浮き上がらせた時に、しっかりと太ももの裏側に伸びを感じましょう

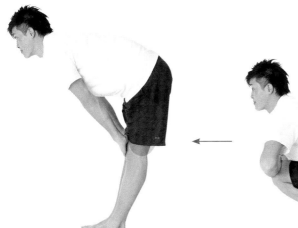

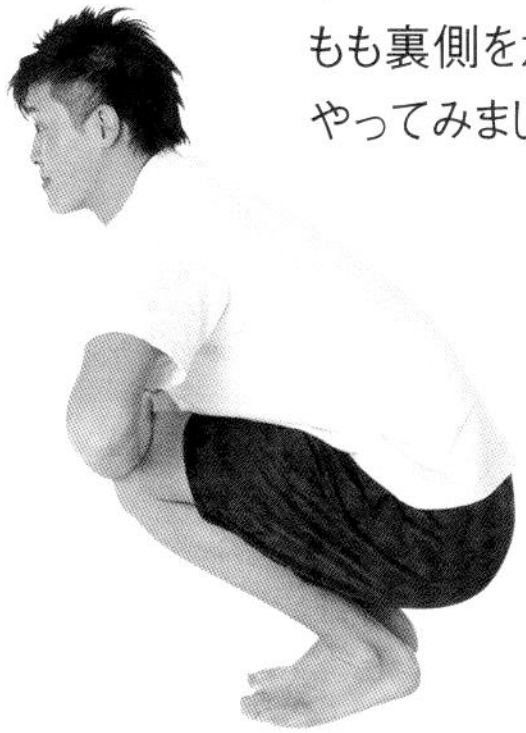

ゆっくりとした動作で太もも裏側を意識しながらやってみましょう

もも裏側Ⅱ

足を交差させて両手をひざの上に置きながら上体を前へ倒します。ももの裏側に伸びを感じましょう。左右入れ替えて行います

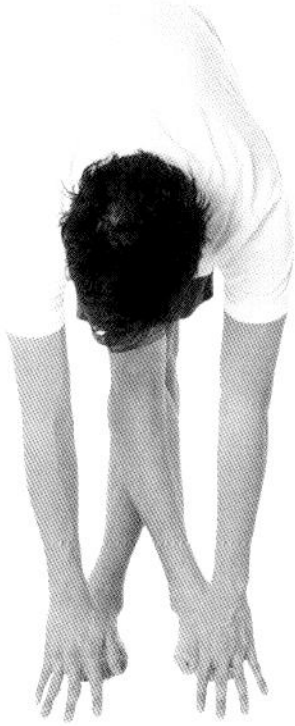

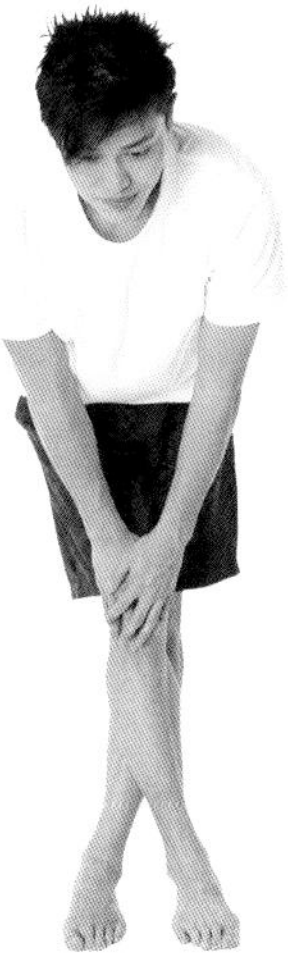

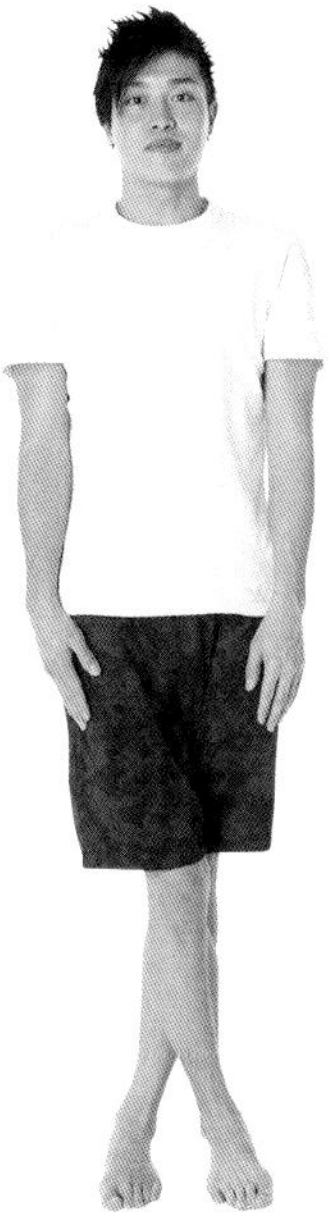

背中を丸めることなく、上体を前に倒します

トップギアストレッチで生活習慣病予防!

本書で紹介する「筋膜アプローチ」には、柔軟性以外にも”カラダがみるみるよみがえる効果”も期待できます。それはなぜなのでしょうか?

P47で述べた通り、**「筋膜アプローチ」**によって血行が促進され、体温が上がることで、下記のようなさまざまなうれしい効果が期待できます。

①血液の流れがスムーズになるので、高血圧改善の効果が期待できます
②手足の末端の血流が改善するので、冷え性や低体温症の予防・改善につながります
③代謝がよくなることで肌や髪の毛にハリ・つやが出て、若く見られるようになります
④肩こり、腰痛などの症状が軽減されます
⑤老廃物や毒素がスムーズに排出されるので、むくみが解消されるほか、免疫力の向上も期待できます
⑥同じ運動量でも脂肪が燃焼されやすい、やせ体質になれます

高脂血症や高血圧、糖尿病などに代表される生活習慣病は、肥満や低体温・免疫力の低下などが要因ですから、トップギアストレッチには生活習慣病予防の効果もあると言えるかもしれません。
ぜひ、本書で紹介するストレッチを習慣化することで、生活習慣病も予防してみてください。

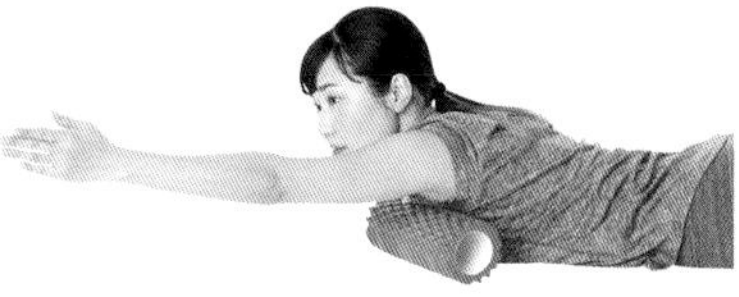
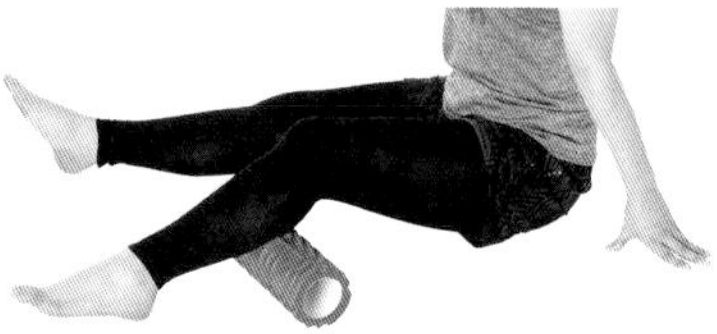

実際に体験した人からは「汗ばむぐらいカラダがポカポカしてきた」という声もよく聞かれます

特別編

Let'sチャレンジ!

より柔軟性を高めたい人のための上級ストレッチ講座

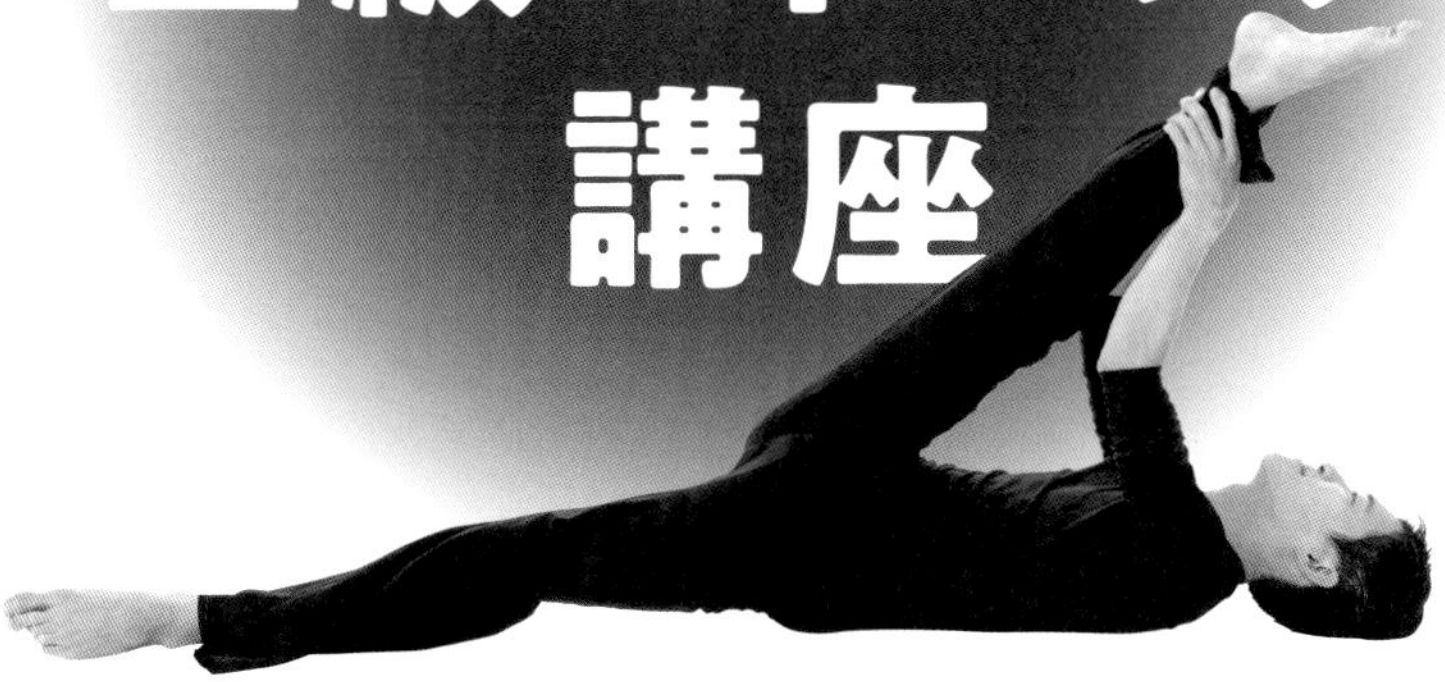

ここからは、誰もが一度は夢見る
上級者向けのポーズとその練習法を紹介します。
かつて前屈すらできなかった著者が、
いかにしてこれらのポーズが
できるようになったのかも必見です!

ガチガチだった私が柔軟なカラダを手に入れるまで

「巧《たくみ》先生は子どもの頃からカラダが柔軟だったのですか？」

よくそんな風に尋ねられます。

「いいえ、**そんなことはありません**。ストレッチを始める前は激硬人間でした。立位体前屈で床に指が付かないくらいでしたから」

私がそう答えると、相手は「本当ですか!?」と目を丸くして驚きます。でも、これは本当の話です。そんな私のカラダでさえ、数年で劇的に変わりました。ここに至る過程に少し触れてみたいと思います。

ストレッチは裏切らない！
硬いカラダを柔らかくするのは
誰にでもできる！

私がストレッチに出会ったのは、10年ほど前のことです。

当時、会社員だった私は趣味でフィギュアスケートを始めました。でも、**なかなかうまく滑ることができません。**スピンやジャンプも思い描く理想の出来栄えには程遠いものでした。

なぜ、上手に滑れない、上手に跳べないのだろう？

すぐに、その理由に気づきました。私のカラダが硬いことが原因なのではないか？　ならば、カラダを柔軟にすればもっと綺麗に滑ることができるのではないかと思い、ストレッチに興味を持ち始めました。

ストレッチを始めてすぐ、**一気にカラダが柔軟になったわけではありません。**それでも少しずつ、自分のカラダが変わっていくことを実感することができました。

それだけではありません。

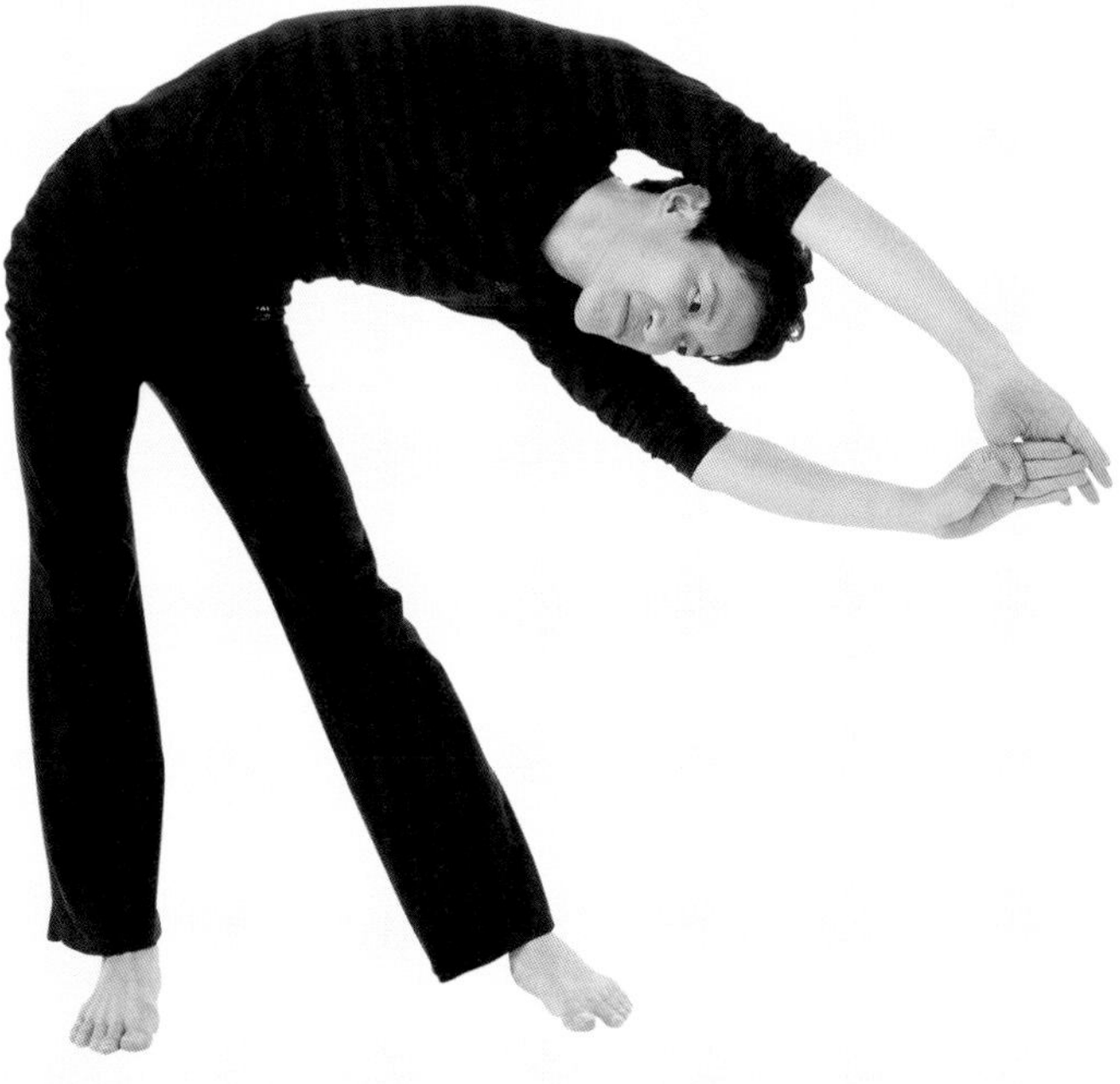

自分の肉体が変わっていくと同時に、柔らかくなっていく「成長の喜び」を実感できたのです。もう、**フィギュアスケートのためのストレッチではなくなっていました。**こり性であった私は、ストレッチ自体にのめり込んでしまったのです。

私は、人生の大きな転機を迎えました。ストレッチに没頭するようになり、ヨガや解剖学も含め、国内外のさまざまな書物に触れ、セミナーにも参加しました。

その結果、数年前まで立位体前屈で床に指が付かなかった私のカラダが驚異的な変化を遂げました。これからご紹介する「I字バランス」、そして「ビールマン」もできる柔軟なカラダを手に入れることができたのです。

2016年に、私は柔軟美®トレーナーとしての活動を始めます。以降、今日までに2万人以上の方を指導してきました。おかげさまで、より柔

ビールマンが完成するまで

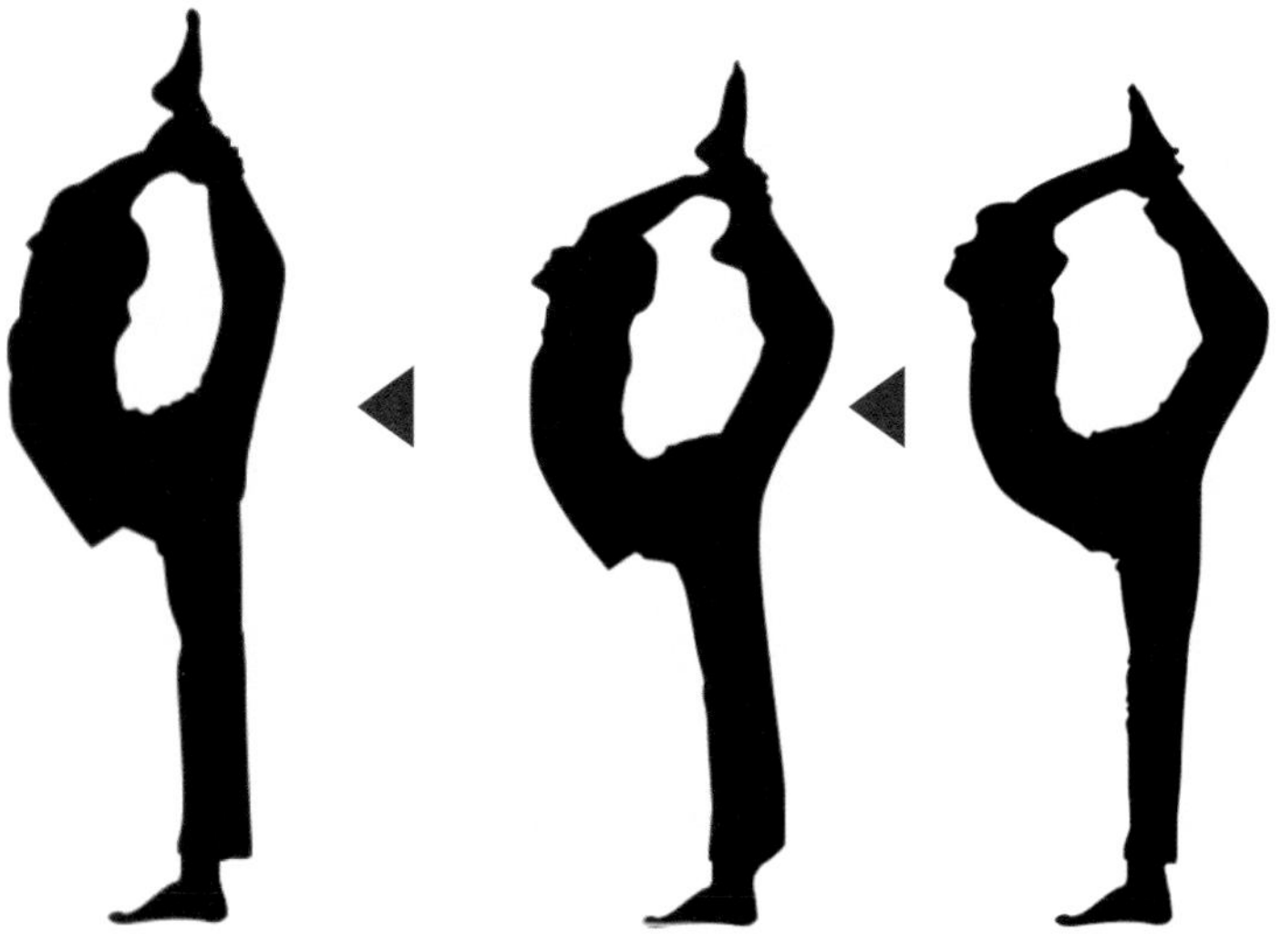

軟性を必要とする新体操の選手やプロフィギュアスケーター、チアダンサーといったアスリートの方々にもお声掛けをいただける機会も増えました。

「自分は生まれつきカラダが硬いから、ストレッチをしてもなぁ……」

そう思っているあなたもあきらめないでください。**ストレッチは、やり方次第で劇的にあなたのカラダに変化をもたらしてくれます。**

これからご説明する内容は、特別編「Ｌｅｔ，ｓチャレンジ！　より柔軟性を高めたい人のための上級ストレッチ講座」と題した上級者向けの内容になります。

その達成方法のヒントをご紹介しますので目指したい人は少しずつ、じっくりとトライしてみてください。ただし、くれぐれも無理は禁物です。

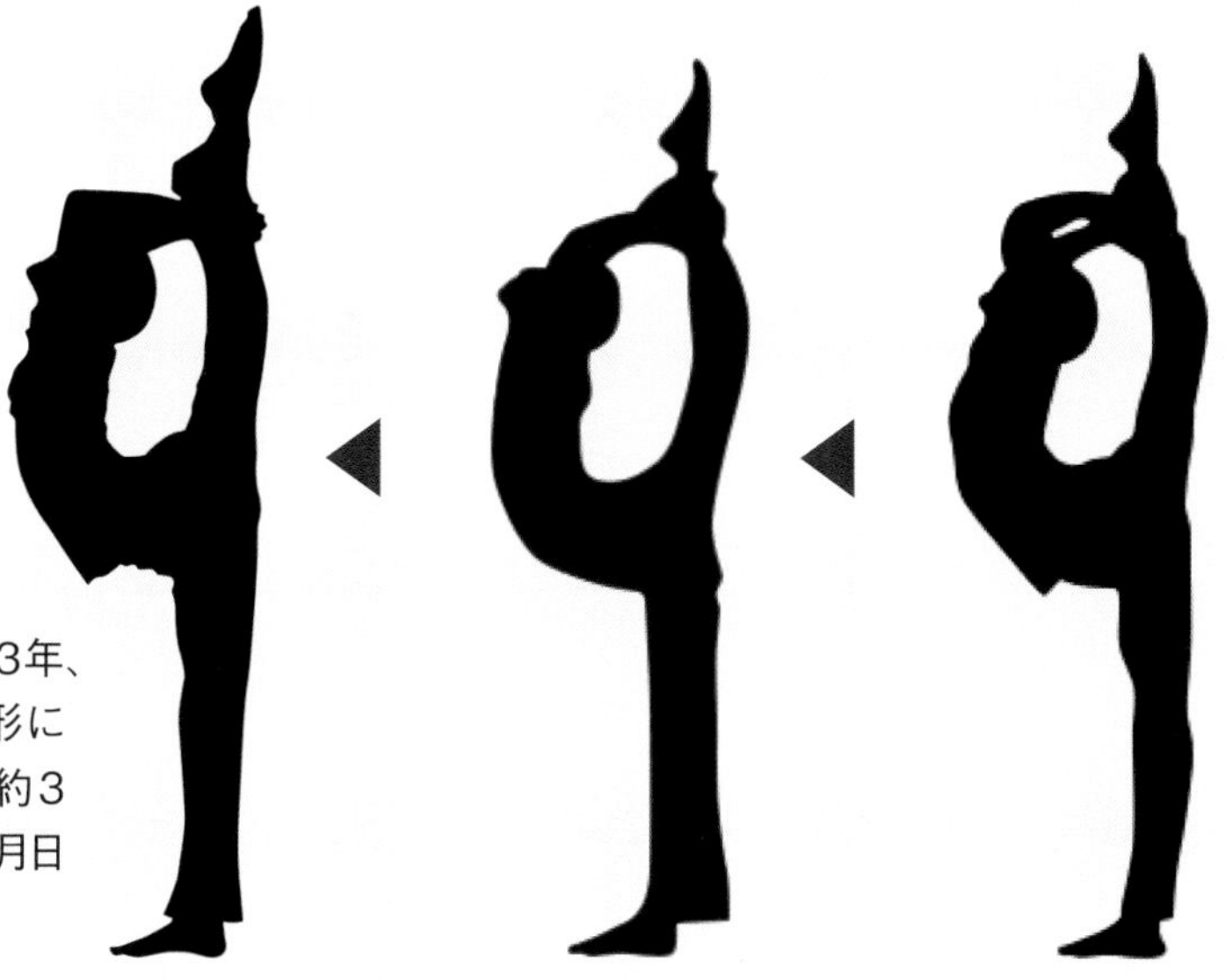

足首を持つまでに3年、そこからきれいな形になるまでにさらに約3年、計6年以上の月日を費やした

特別編

Let's チャレンジ！　より柔軟性を高めたい！

1

横開脚にトライしたい！

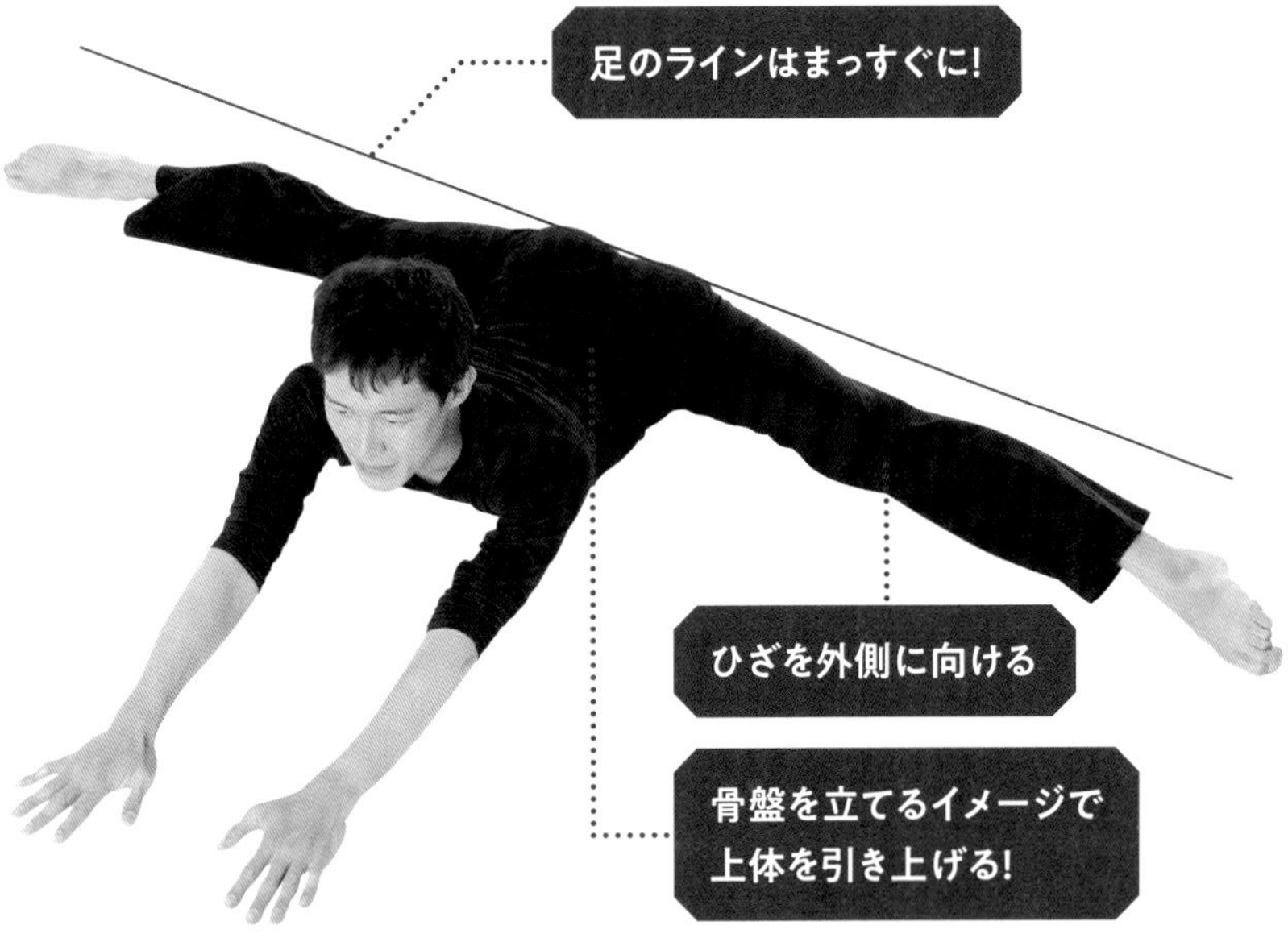
足のラインはまっすぐに！
ひざを外側に向ける
骨盤を立てるイメージで上体を引き上げる！

通称「180度開脚」や「左右開脚」と呼ばれるストレッチです。お客様からリクエストの多い憧れのポーズナンバーワン！　動きとしては股関節を外側に開くだけなので比較的単純ですが、もちろん難易度は高め。主にもも内側（内転筋群）、もも外側をゆるめていきます。本書のエクササイズを参考にして「ベタッと開脚」を目指してください。

Brain science approach

脳科学アプローチ

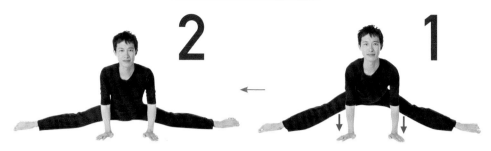

1

もも内側（内転筋群）をほぐしていきます。手でカラダを支え、内転筋に力を入れてお尻を持ち上げます

2

足を脱力し、重みに任せてカラダを沈めます。その位置から1、2の動きを3回繰り返します。難しい方は片方のひざを立てて行うとやりやすいです

その他に
ゆるめておきたい部位 ▶▶▶

- **背中（36ページ）**

Fascia approach

筋膜アプローチ

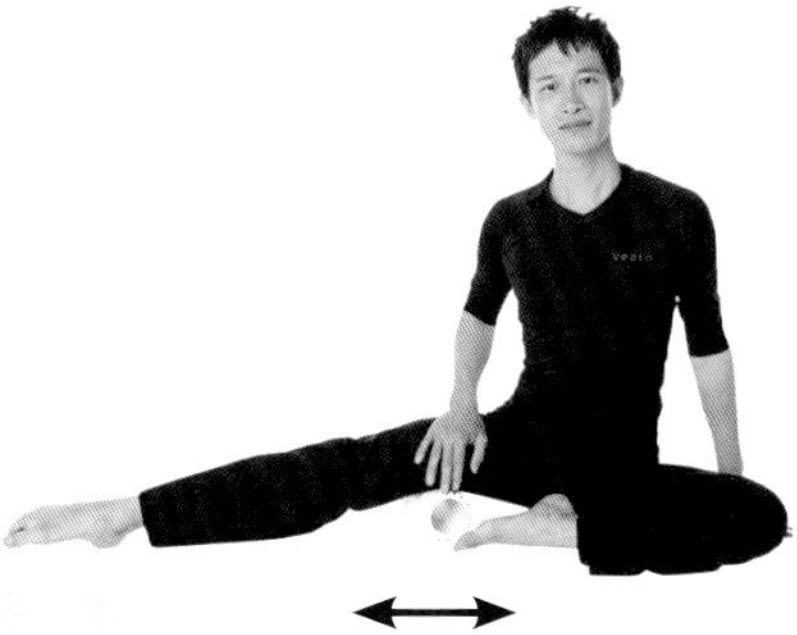

フォームローラーにももの内側を乗せ、上から手で押さえるようにしてももの内側をゆるめます

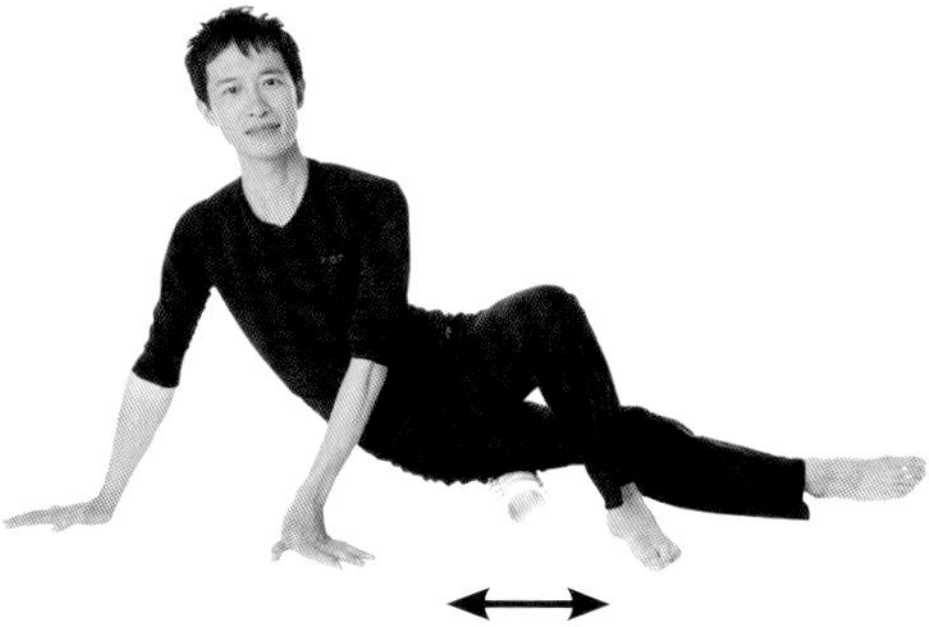

フォームローラーにももの外側を乗せ、腰骨からひざ上までをゆるめます

その他に
ゆるめておきたい部位 ▶▶▶

- **ふくらはぎ（71ページ）**
- **お尻・もも裏側（57、91ページ）**

特別編

Let's チャレンジ！　より柔軟性を高めたい！

❷

I字バランス
にトライしたい！

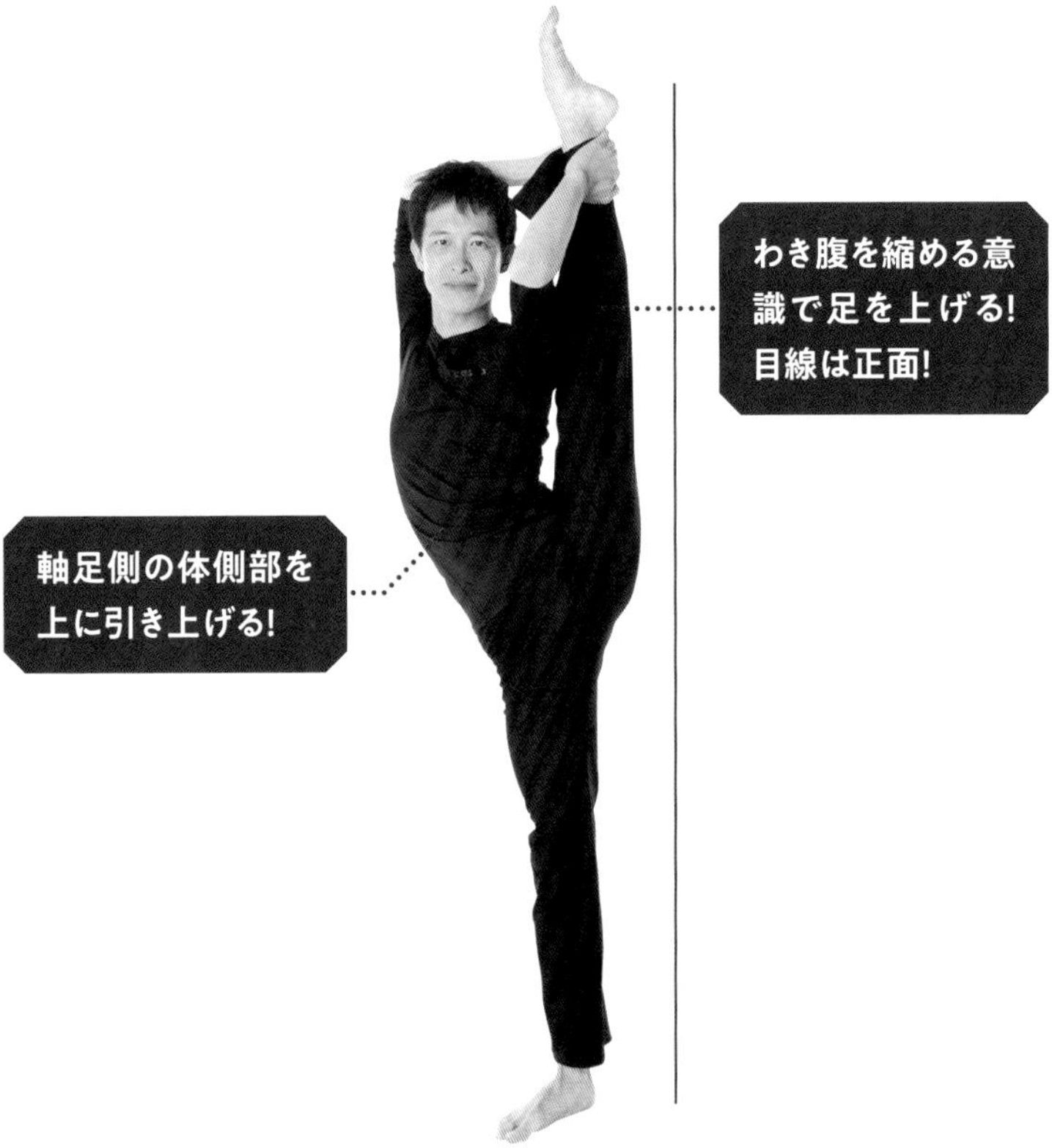
わき腹を縮める意識で足を上げる！目線は正面！
軸足側の体側部を上に引き上げる！

Y 字バランスのさらに上級ポーズになります。上げた足と反対側の手で足を掴むポーズです。上げる足のもも裏側（つま先からお尻の筋肉）と軸足側の側面を伸ばします。軸足の足の付け根付近の筋力が弱いと、静止することができませんので筋力トレーニングも取り入れてトライしてみてください

Brain science approach

脳科学アプローチ

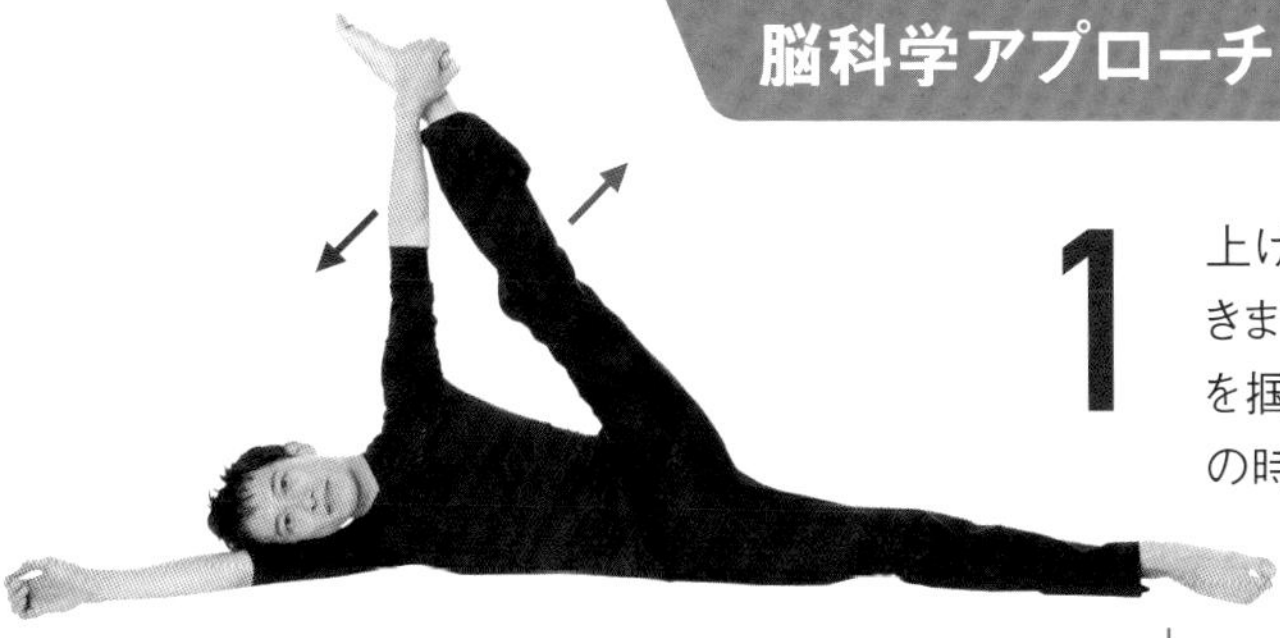

1 上げる足のもも裏側をほぐしていきます。横向きに寝て手で足首を掴み、足を引き寄せます。この時、足の力で抵抗します

2 脱力し、手の力で足を引き寄せます。難しい方はタオルを足にひっかけて行うとやりやすいです

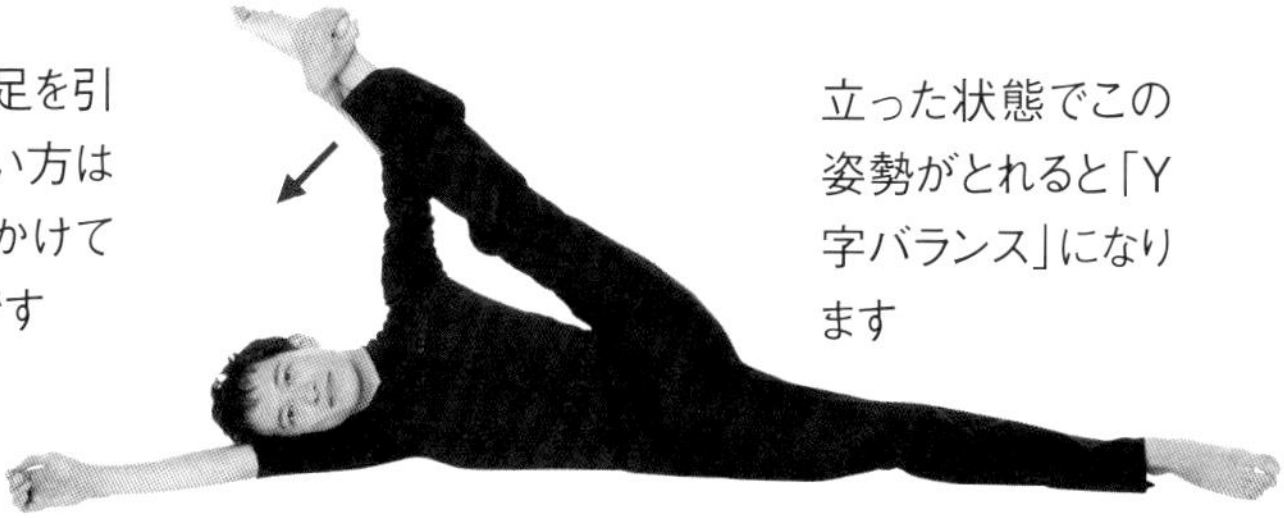

立った状態でこの姿勢がとれると「Y字バランス」になります

Fascia approach

筋膜アプローチ

1 軸足側の側面をゆるめます。横向きに寝てフォームローラーに脇腹を乗せ、前と後ろにカラダを倒します

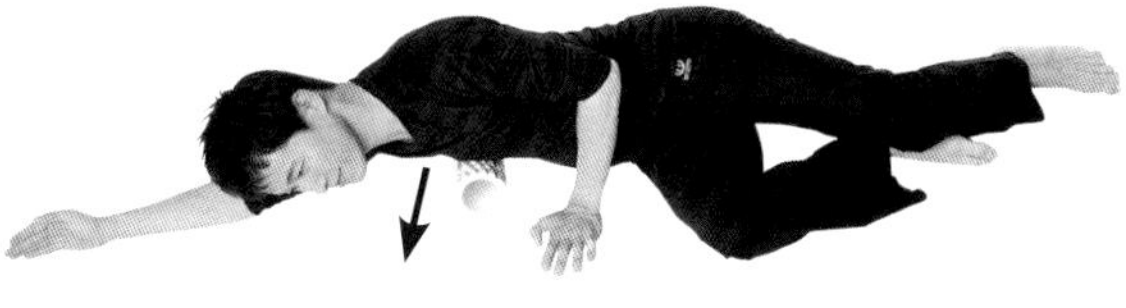

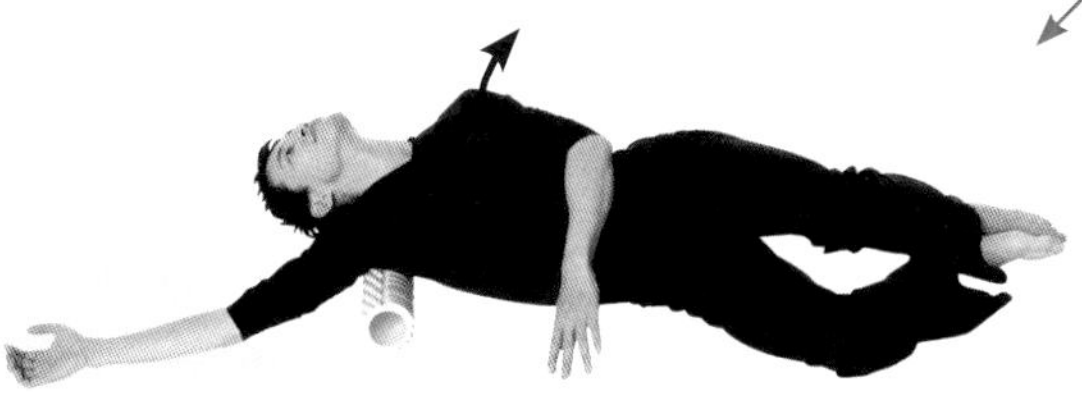

2 少しずつフォームローラーの位置を変えながら、軸足側の側面全体をほぐします

その他に ゆるめておきたい部位 ▶▶▶

■ お尻・もも裏側（57、91ページ）
■ ふくらはぎ（71ページ）
■ もも内側（97ページ）

特別編

Let's チャレンジ！　より柔軟性を高めたい！

3

ビールマンにトライしたい！

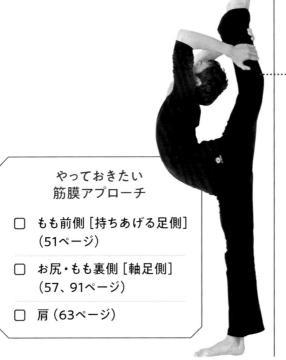

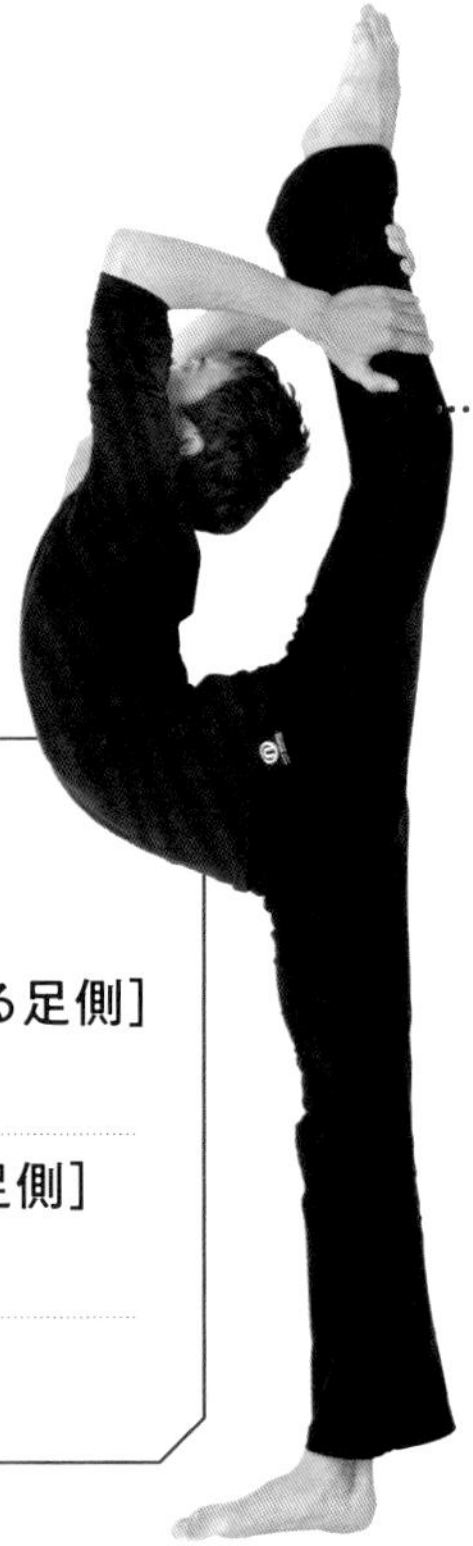

全身をくまなくほぐして、足を掴んで引き上げる！

軸足を安定させる筋力も必要不可欠！

やっておきたい
筋膜アプローチ

- □ もも前側［持ちあげる足側］（51ページ）
- □ お尻・もも裏側［軸足側］（57、91ページ）
- □ 肩（63ページ）

背面で上げた足を両手で掴みます。フィギュアスケートやチアリーディング、新体操などの世界では必須のポーズです。頭からつま先まで全身の部位をくまなくゆるめ、最大限にストレッチすることで到達可能な最難関のポーズです

STEP 1

1

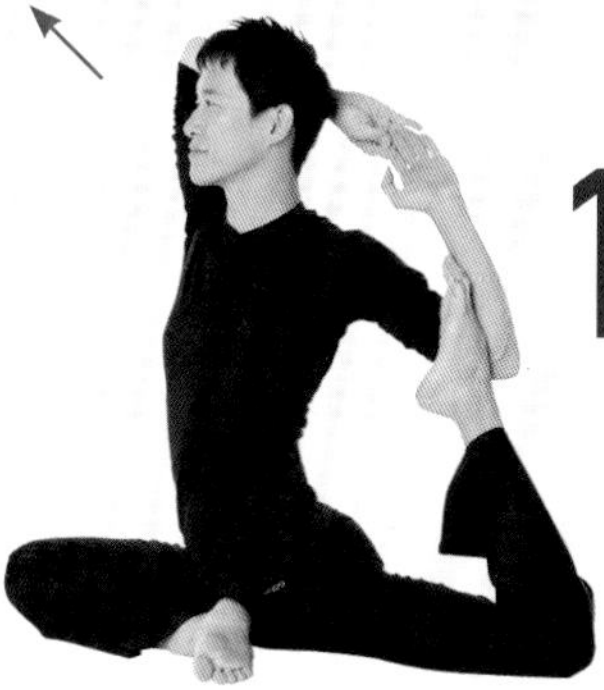

鳩のポーズから練習します。頭の後ろで手を組み、つま先をひじに引っ掛けます。上体が起きない場合や後ろのひざが曲がらない場合は、後ろ足のもも前側の柔軟性が必要です

2

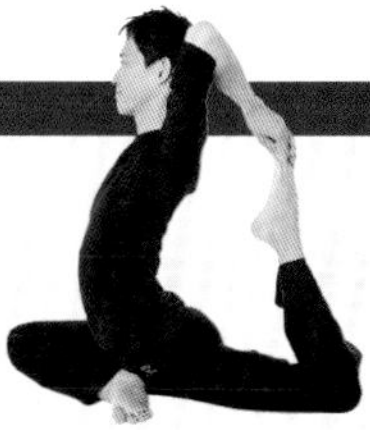

3

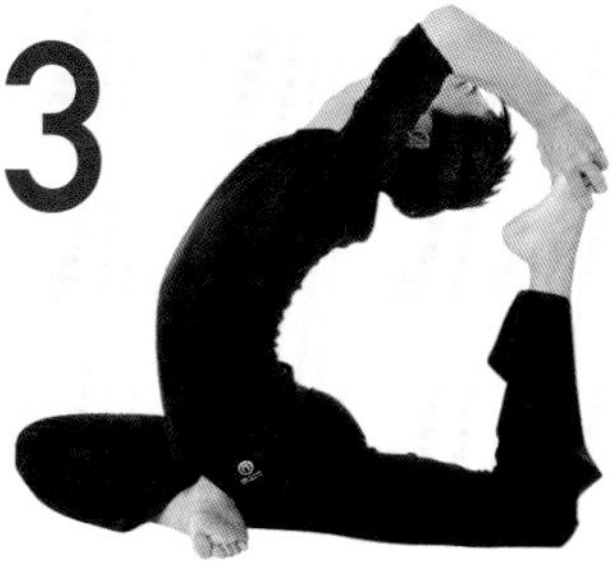

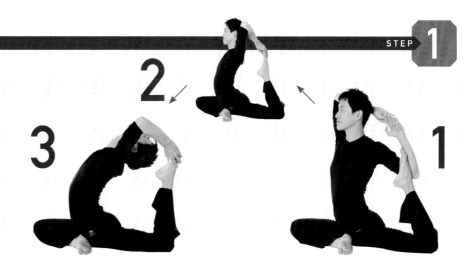

手を上から回して両手で足を掴み、頭と足を近づけます。これを鳩王のポーズといいます

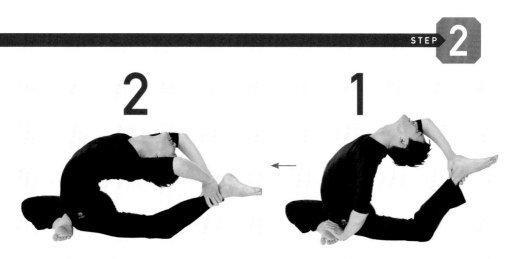

STEP 2

1

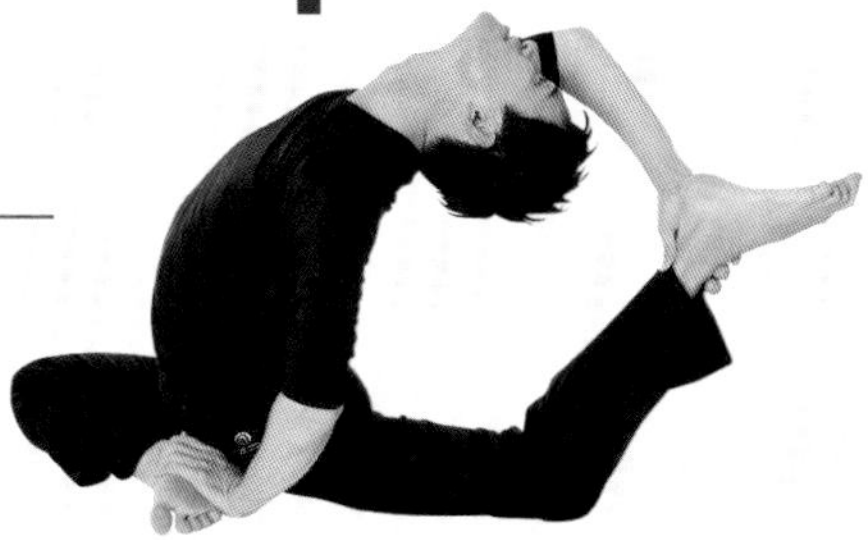

2

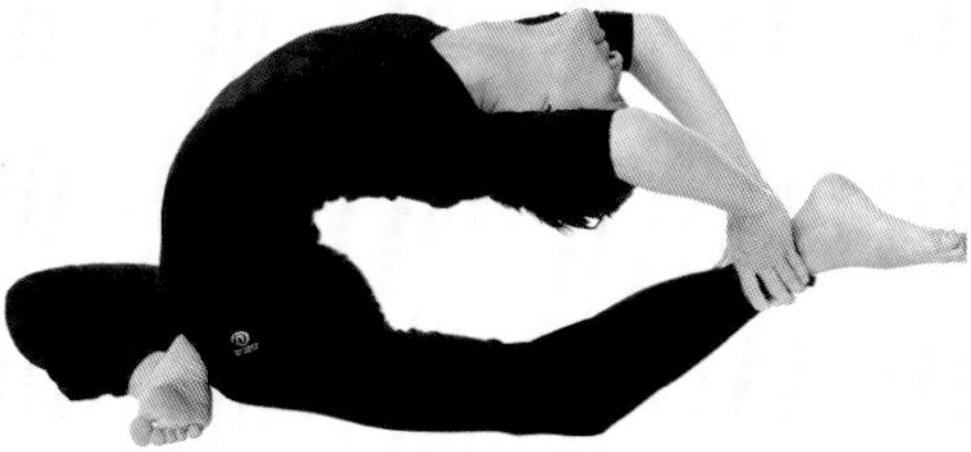

足首を掴んだまま、少しずつひざを伸ばしていきます。上体が安定しないときは片手を床に添えて補助するか、壁に寄りかかって行います

3 STEP

スタンディングで練習!

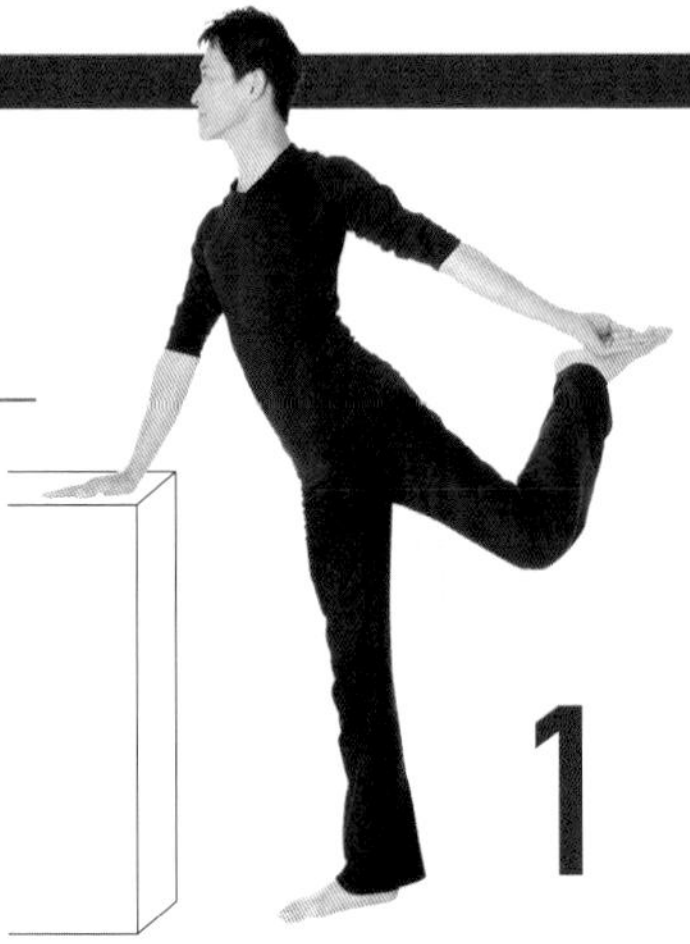

1

手を後ろに伸ばし、あげた足を持ちます。はじめのうちは、台などを支えにするとよいでしょう

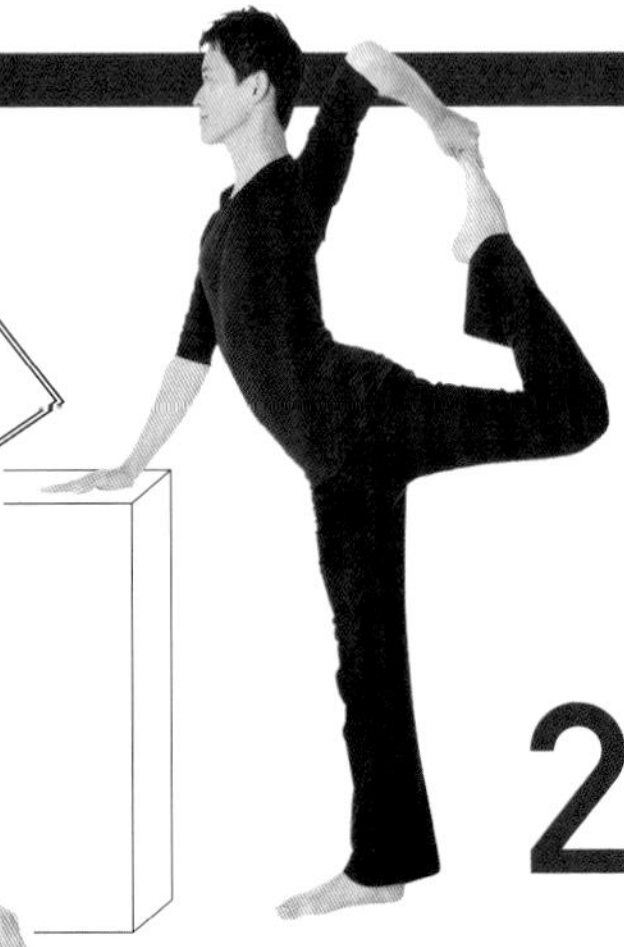

2

手を上から回し、あげた足を持ちます

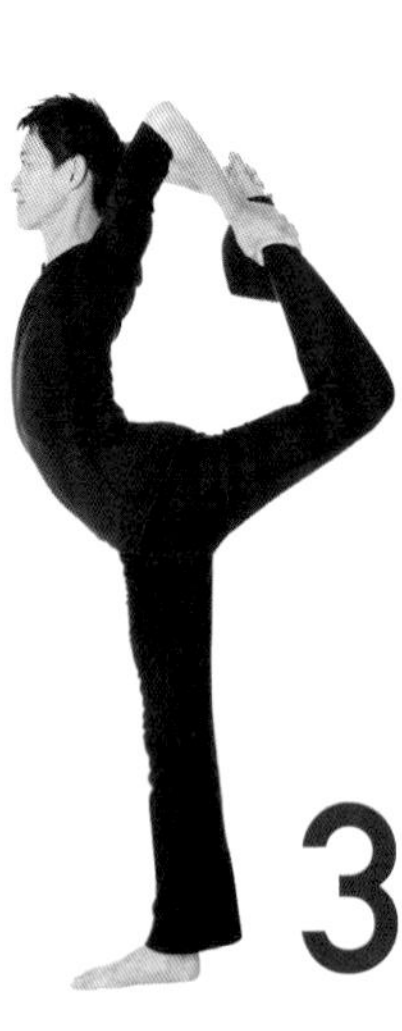

3

両手であげた足を掴みます。これでひとまず完成!

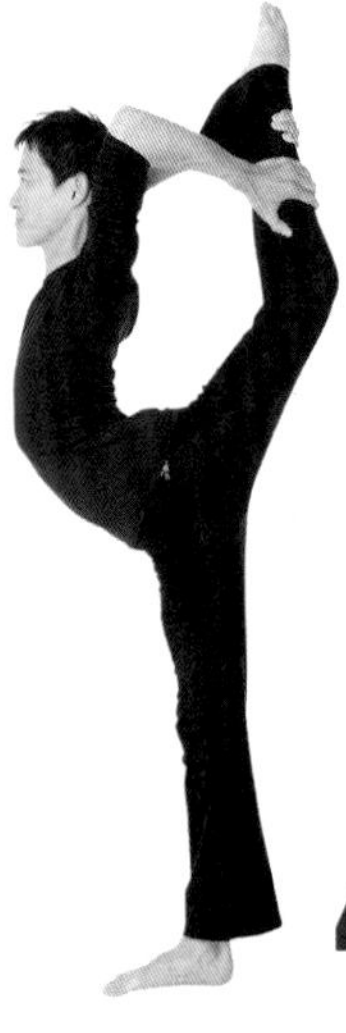

4

掴んだ状態でひざとひじを伸ばします

完成!

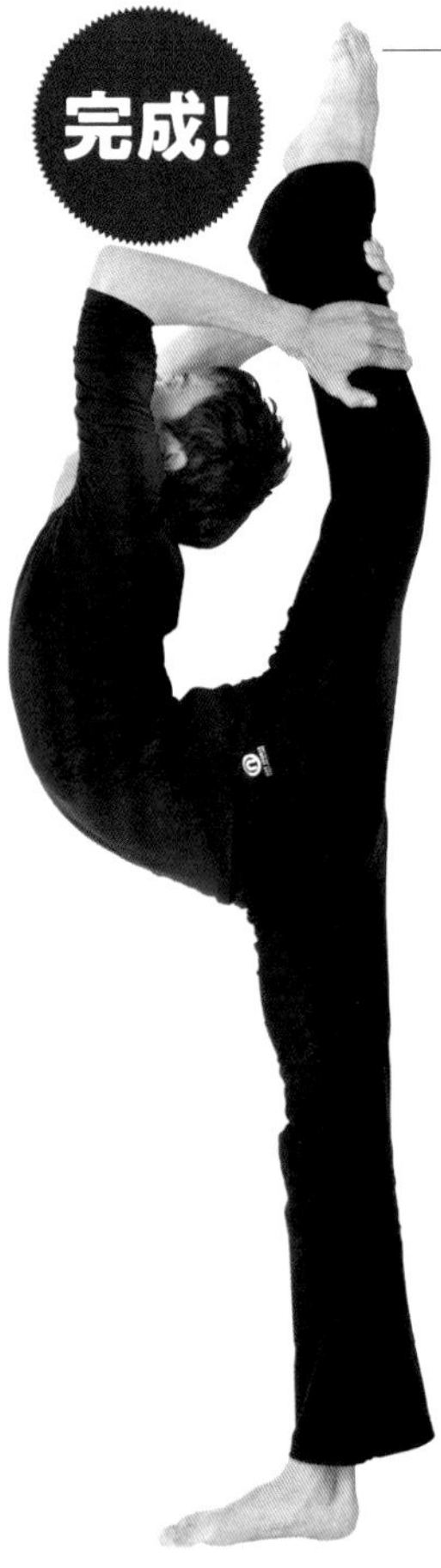

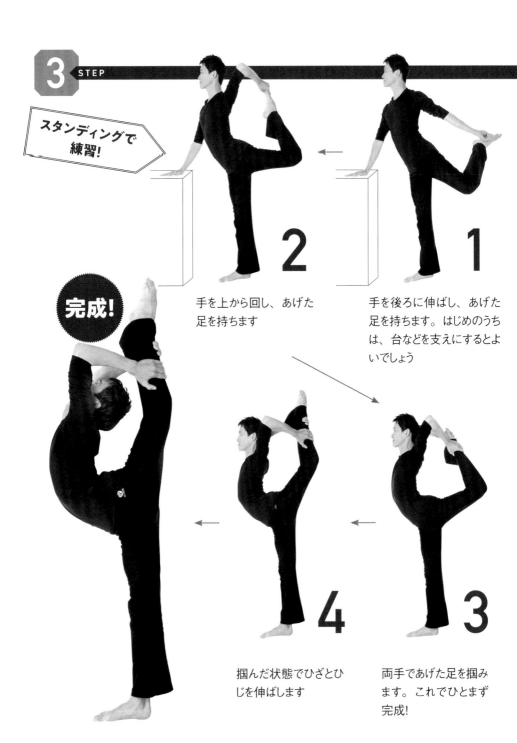

柔軟王子が教える！

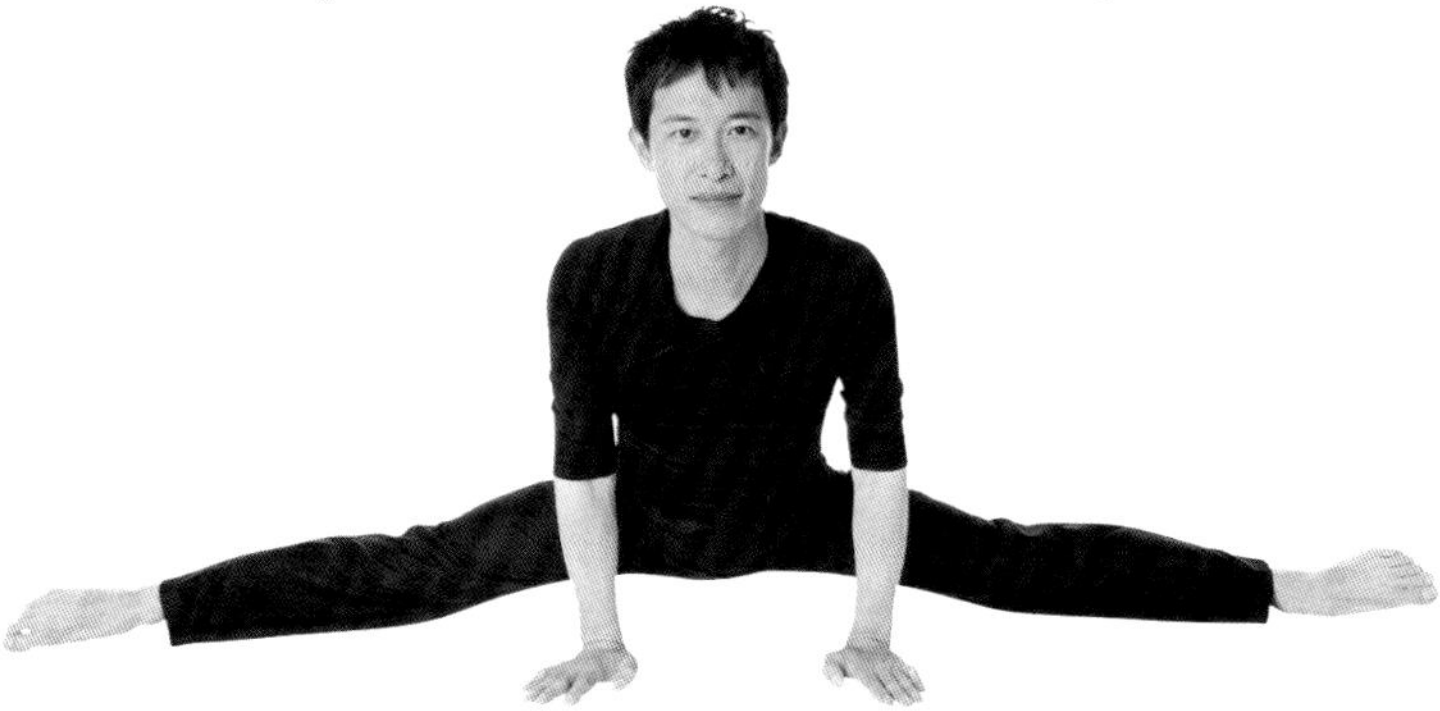

もっとカラダを変えたい人のためのストレッチ Q&A

せっかくやるなら、 正しく、 効率よく続けたい！
2万人以上を柔軟にしてきた巧さんが、
いまさら聞けないストレッチの
素朴な疑問に答えます

Q

ストレッチはどの時間帯に行うのがよいのでしょうか？

A

時間帯はいつでも構いません。朝と決めてやるのもいいでしょう。スッキリとカラダを目覚めさせ、活力を持って1日のスタートを切ることができます。

また、入浴後は、カラダが温まっていてストレッチ効果が高められます。もし時間があれば、朝と入浴後の両方をストレッチタイムにできればいいですね。

ベストなのは、ストレッチを自然に日常生活の中に組み入れることです。ごはんを食べるように、あるいは睡眠時間を取るように……、毎日の欲求としてストレッチを行うようにしていくのです。

あえて時間を決めなくても、ちょっとしたスキマ時間に無意識のうちに行う「ストレッチぐせ」を身に付けましょう。そうなった時、あなたのカラダは究極に柔軟になります。

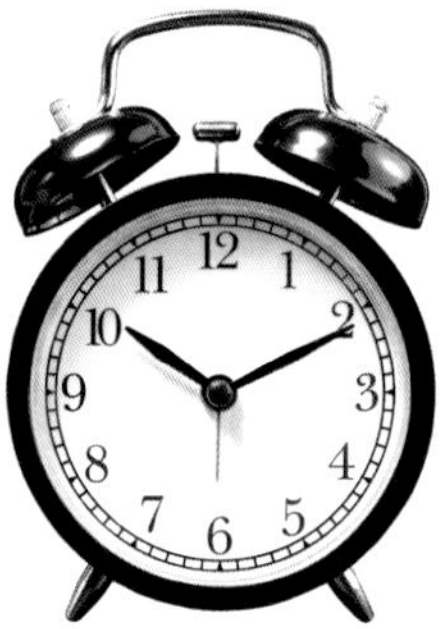

Q

「カラダが硬い」「カラダが柔らかい」は、遺伝によるものではないでしょうか？

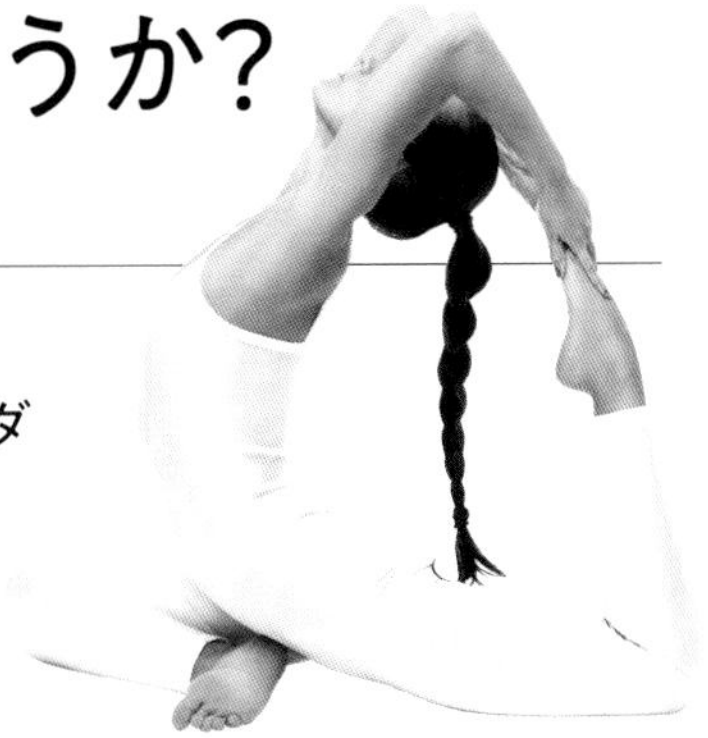

A

そんなことはありません。カラダの硬さを遺伝によるものだと考えているならば、それは大きな間違いです。

カラダが硬い、柔らかいは、遺伝の影響というよりも、生活してきた環境によるところが大きいように思います。

たとえば、お父さんやお母さんが毎日ストレッチを行っていれば、子どもも一緒にやるようになります。逆に親から「私はカラダが硬いから、あなたも硬いのよ」と言われ続けたならば、どうでしょう。

「そうなんだ。遺伝的に自分はカラダが硬いんだ」と思い込んでしまうのではないでしょうか。

そして、諦めてストレッチを行うことがなければ実際にカラダは硬化してしまいます。影響が大きいのは「遺伝」ではなく、「環境」です。

Q

「短距離走の前にストレッチをするのはよくない」と聞きましたが本当でしょうか?

A

いかなるスポーツでもウォーミングアップをせずに始めるのは危険です。ケガを招きかねません。よって、スポーツを始める前のストレッチは必要です。

ただ、競技によっては、カラダをほぐし過ぎないほうがよい場合もあります。ある程度のカラダの強度を必要とする競技、たとえば陸上競技の短距離走の前に筋肉をゆるめ過ぎてしまうと、しっかり踏み込めずうまく走れないことでしょう。

そのため、プロのスポーツ選手たちは、必要な状態にカラダを持っていくようにストレッチのやり方をうまく調整しています。

「スポーツの前にストレッチをやってはいけない」のではなく、最高のパフォーマンスを求めて、「必要なストレッチを行うこと」が必要なのです。

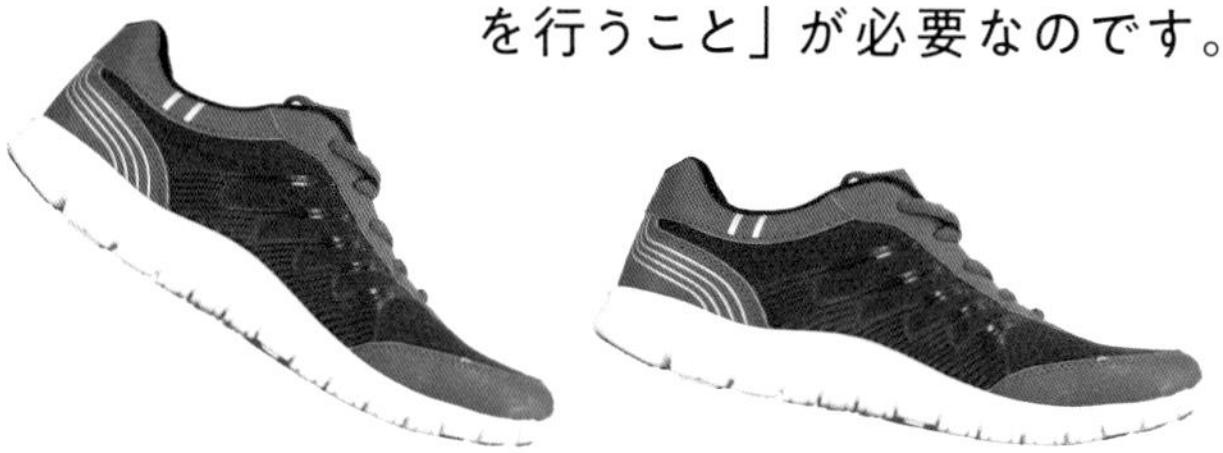

Q

ストレッチを1年近く続けてやっているのですがあまり効果が出ません。なぜでしょうか?

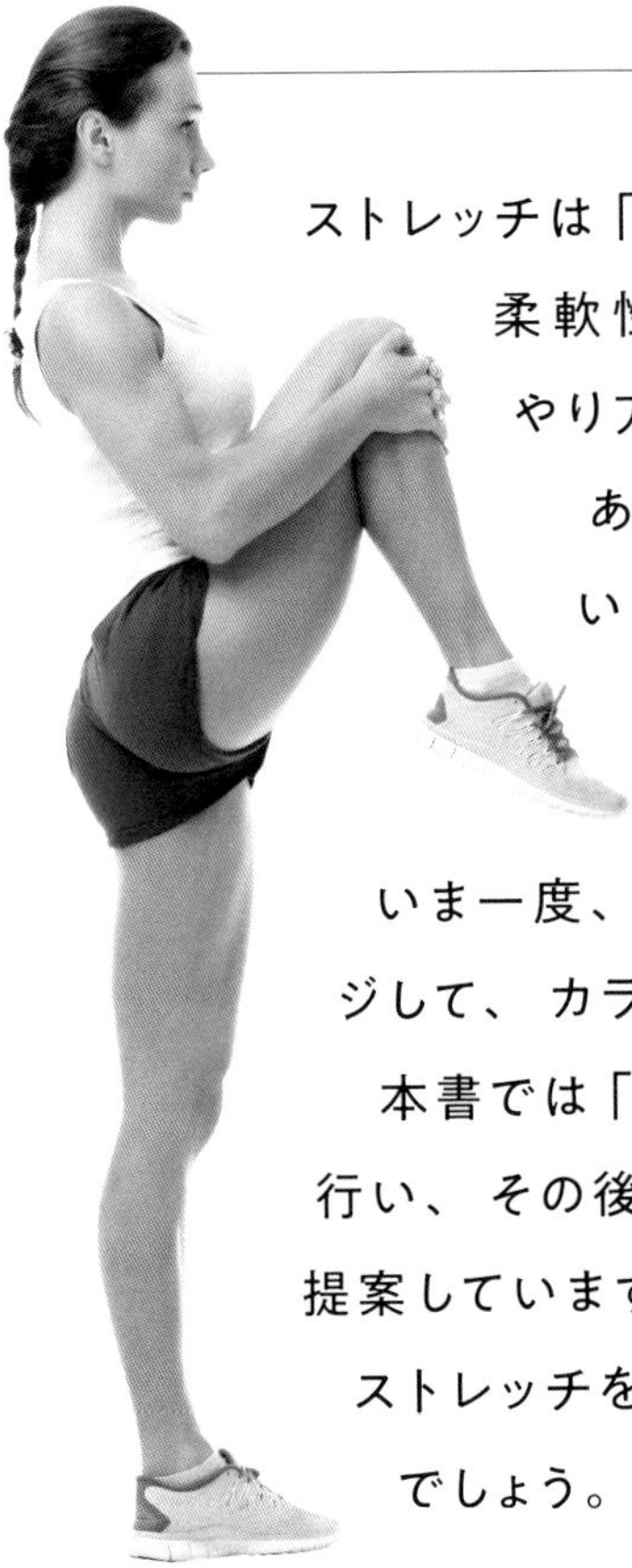

A

ストレッチは「正しいやり方」で継続して行えば、必ず柔軟性がアップします。効果が出ないのは、やり方を間違えている可能性が大です。

あなたは形だけを真似てストレッチを行っていませんか? もし、そうであればNGです。

ストレッチは、伸ばす箇所にしっかりと意識を置いて行うことで効果が出ます。

いま一度、「正しいやり方」でストレッチにチャレンジして、カラダに柔軟性を宿しましょう。

本書では「脳科学アプローチ」「筋膜アプローチ」を行い、その後で一般的なストレッチを行うプログラムを提案しています。動画も参考にして「正しいやり方」でストレッチを続ければ、必ずや効果を実感できることでしょう。

Q

「カラダが硬い」＝「筋肉が硬い」ということでしょうか？

A

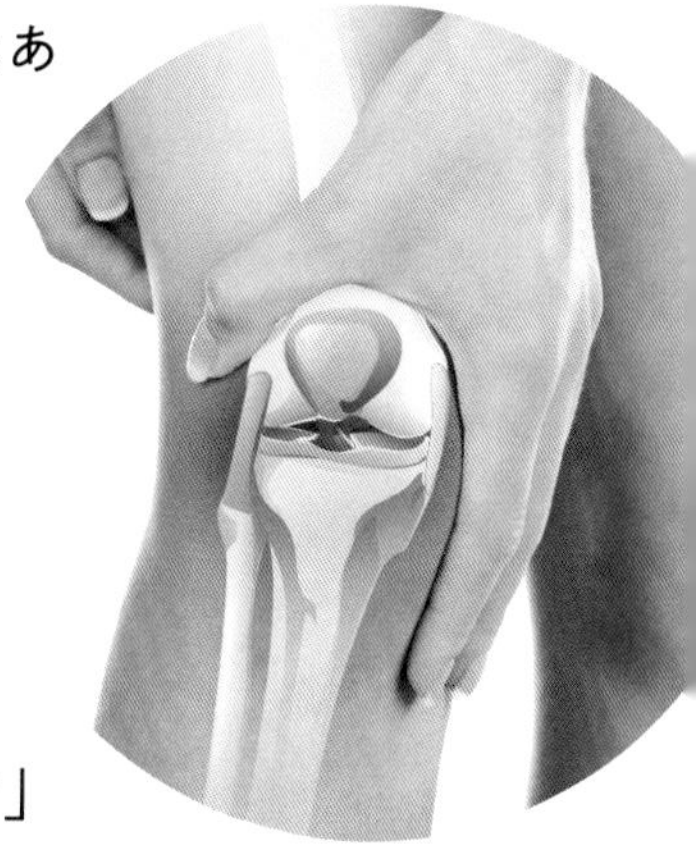

間違ってはいません。でも、それだけではありません。

「カラダが硬い」とは、筋肉の硬さよりも、関節の可動域が狭いことを指します。つまり、ストレッチによって得られるメリットは、関節の可動域を広げられることなのです。

「歩く」「走る」「飛ぶ」「持ち上げる」「押す」「引く」などの日常生活におけるカラダの動きは、筋肉によってのみ行われるわけではありません。骨の動きが、とっても重要なのです。関節の可動域を広げるとは、骨どうしの動きを良化させることでもあります。

「カラダが硬い」、それは関節の可動域が狭まっている状態を示すのです。

Q

50歳を過ぎてから ストレッチを始めても カラダは柔軟になりますか?

A

10代、20代の頃からストレッチを始めて、それを習慣化し、常にカラダのケアをしていたなら、年齢を重ねても健康に過ごせる可能性は高いでしょう。ですから、若い時期に始めるのがベストです。

でも、ストレッチを始めるのに「遅すぎる」ということはありません。50歳、いや60歳を過ぎてから始めても十分な効果が得られます。実際に50歳を過ぎてからストレッチを始めた方の指導をしましたが、継続して行うことでみな、カラダに柔軟性を宿せています。もちろん、個人差はありますが、何歳から始めても「自分史上最高の柔軟性」を目指せます。

つまり、思いついた時、やる気になった時が始め時なのです。

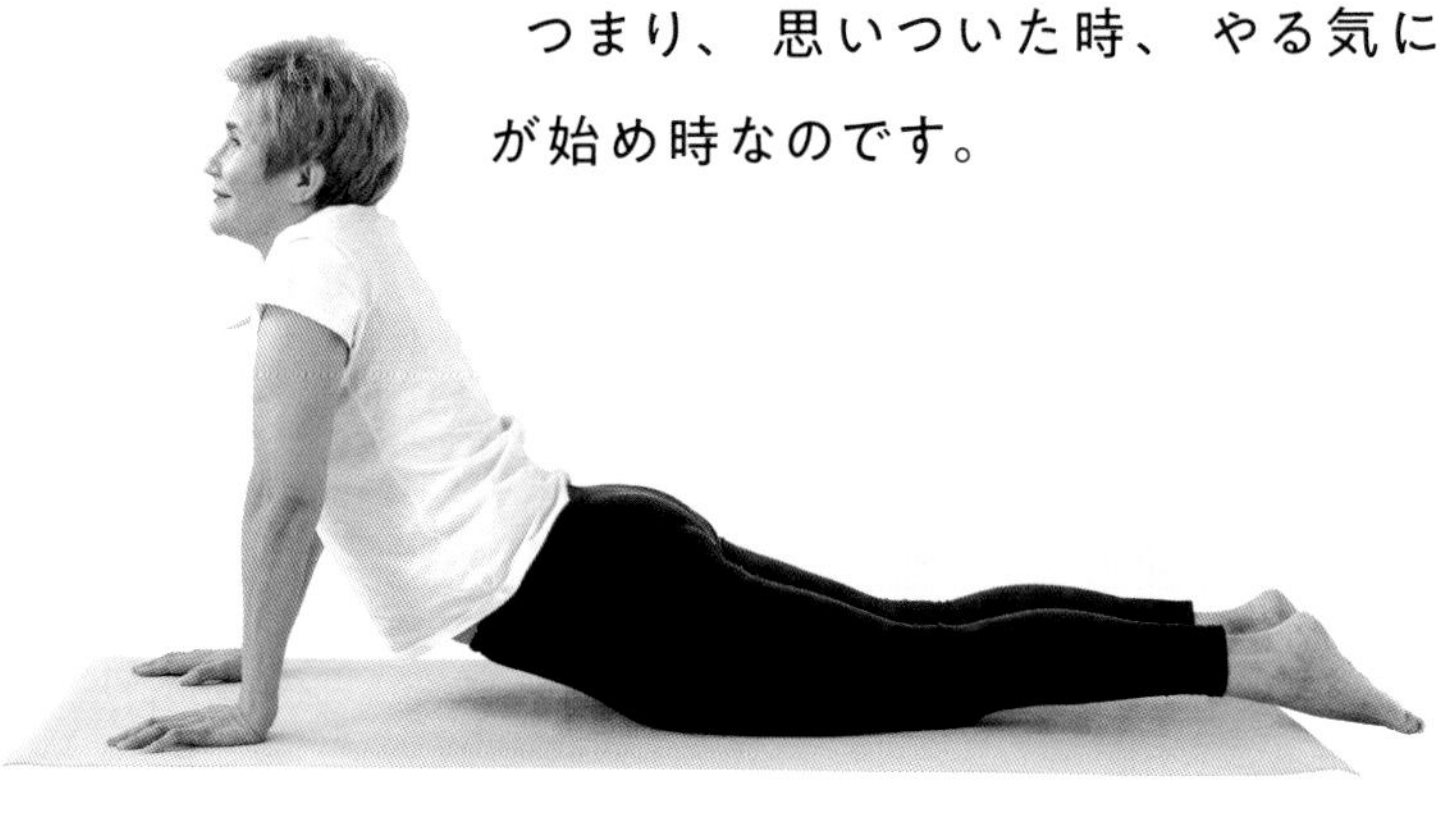

おわりに

トップギアストレッチで生活の質を一変させましょう！

全国各地でストレッチセミナーを開催し、数多くの生徒様と接するなかで、さまざまな質問をいただきます。その中で、「自分はどのストレッチをすればいいのか分からないのでプログラム化してほしい」というリクエストをよく頂戴します。

そこで、マガジンハウス様と協力し、目的別のストレッチプログラムをご紹介する形で出版させていただいたものが本書になります。本文中でご紹介したプログラムを参考にストレッチを習慣化することで、みなさまのお悩みが解消へと繋がれば幸甚です。

レッスンにおいて効果のある方法や出にくい方法、また体質の違いによる効果の違いなど新たな気付きも多く、私自身も日々学ばせていただいております。その経験をもとに指導方法の改善に努め、トップギアストレッチを唯一無二のメソッドに昇華させていきたいと考えております。

何より、ダイエットや筋トレと違って、すぐに柔らかくなった効果を実感することができるのがトップギアストレッチの特徴です。効果を実感していただけることでさらにモチベーションが上がり、ストレッチを日々継続することができれば……、その時こそ、あなたの生活の質は一変するはずです。

老若男女問わず、カラダが変わる――。ここまで本書を読んできたあなたであれば、この言葉がけっして眉唾ではないことがわかるはずです。即効性を持つストレッチプログラムで、ぜひあなたのカラダの柔軟性をよみがえらせて、生活を１８０度変えてください！

末筆ながら本書の出版に当たっては、前著に引き続きモデル・企画・執筆協力まで全面的にご支援を頂いたビラボディの早田孝司様をはじめ、さまざまな方に支えられました。この場を借りてお礼を申し上げます。

私はこれからも全国出張にて柔軟ストレッチ指導を行ってまいります。どこかで皆様とお会いできます事を心より祈念しております。

最後までお付き合いいただきましてありがとうございました。

村山　巧

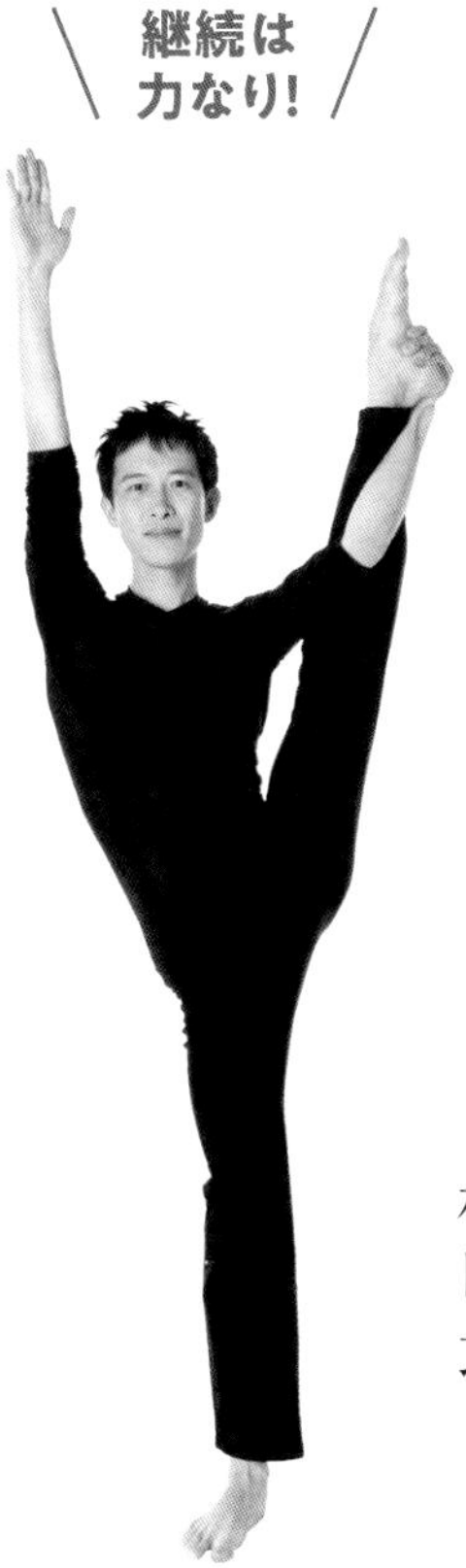

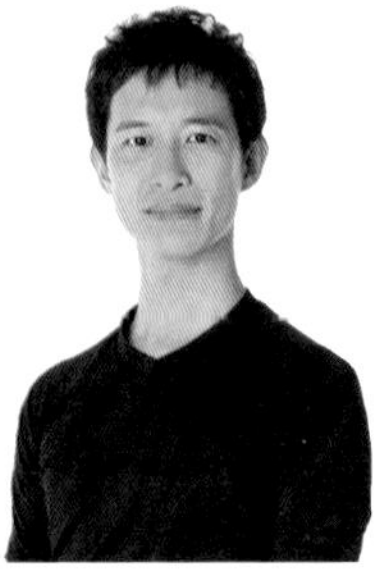

村山 巧（むらやま・たくみ）

柔軟美®トレーナー。1984年生まれ。前屈しても手が床に届かない超合金のような状況から、27歳の時に趣味で始めたアイススケートをきっかけに柔軟な体を手に入れようと決意。ヨガや解剖学を含め、国内外のさまざまな書物・セミナーに触れ、自分自身の体を通じて柔軟性の研究を重ね、驚異の柔らかさを手に入れる。2016年に柔軟美トレーナーとして活動を開始し、銀座や渋谷のスタジオを拠点に少人数のセミパーソナル指導による柔軟クラスを全国で開催。プロフィギュアスケーターやチアダンサーの指導経験も持つ。これまで指導してきた人の数は延べ2万人。短時間で劇的な変化を導き出すことで参加者から絶大な支持を集め、高いリピート率を誇っている。国内はもとより海外からのオファーが絶えない。著書に『自分史上最高の柔軟性が手に入るストレッチ』（かんき出版）がある。

構成　近藤隆夫、早田孝司
撮影　中島慶子（マガジンハウス）
ヘア&メイク　TOYO
モデル　阿部舞佳、武林優香、早田孝司、武藤智広
動画モデル　石沢美希、早田孝司
ブックデザイン　鈴木大輔・江﨑輝海（ソウルデザイン）

カラダを柔らかくしてあらゆる悩みを解決!

超速効ストレッチ

2020年3月31日　第1刷発行

著　者　村山 巧
発行者　鉄尾周一
発行所　株式会社マガジンハウス
〒104-8003
東京都中央区銀座3-13-10
書籍編集部　☎03-3545-7030
受注センター　☎049-275-1811
印刷・製本所　大日本印刷株式会社

ISBN978-4-8387-3086-5 C2075